Wczesna interwencja terapeutyczna

Nie opuszczę cię, dopóki nie staniesz się sobą.

V.E. Frankl

Dedykujemy naszym mężom:
Jankowi i Zbyszkowi, których wsparcie emocjonalne
i intelektualne pozwoliło nam napisać tę książkę.

Jagoda Cieszyńska
Marta Korendo

Wczesna interwencja terapeutyczna

Stymulacja rozwoju dziecka
Od noworodka do 6. roku życia

Wydawnictwo Edukacyjne
Kraków

Projekt okładki i strony tytułowej: Przemysław Dębowski
Ilustracje: Łukasz Zabdyr
Na zdjęciach: na okładce – Miłosz Korendo, s. 26 – Tolek Kulpiński, s. 31 – Szymek Kuźma
Redakcja i korekta: Joanna Cybula

ISBN 978-83-89434-19-7

Łamanie: MONOS
Przygotowanie do druku: Dariusz Piskulak
Druk: Drukarnia Skleniarz, Kraków 2020

Wydawnictwo Edukacyjne, Kraków, ul. Wielkotyrnowska 35
tel. 12 626 08 18, 12 638 00 50 • e-mail: handel@we.pl • www.we.pl
Dyrektor naukowy WE: prof. zw. dr hab. Bolesław Faron

SPIS TREŚCI

V

VI

OD AUTOREK

Książka ta powstała na podstawie wieloletnich doświadczeń klinicznych autorek. Liczne obserwacje, zgromadzone w trakcie terapii dzieci z zaburzeniami rozwoju (w tym niesłyszących, autystycznych, upośledzonych, z zespołem Aspergera oraz dyslektycznych i zagrożonych dysleksją), pokazały, jak ważna jest znajomość prymarnych i sekundarnych etapów rozwoju dziecka zdrowego. Wiedza ta daje podstawy do tworzenia programów terapeutycznych, które nie mogą być „uniwersalne". Nie istnieją bowiem instrukcje, według których należy postępować w przypadku konkretnych jednostek chorobowych. Każde dziecko to osobny przypadek, cechą upodabniającą nie jest ani wiek, ani rodzaj uszkodzenia. Aby sprostać zadaniu budowania indywidualnych programów stymulacyjnych, terapeuta powinien dysponować wiedzą na temat rozwoju dziecka oraz zaburzeń poszczególnych sfer poznawczych. Oznacza to konieczność znajomości zagadnień z różnych dyscyplin, ponieważ terapia dziecka z zaburzonym rozwojem wymaga integrowania informacji z wielu obszarów nauki.

Dla ułatwienia diagnozy publikacja ta została podzielona na rozdziały, w których opisujemy sfery rozwojowe dziecka (rozwój motoryczny i manualny, spostrzegania wzrokowego, percepcji słuchowej, mowy, zabawy, zachowań społecznych i emocji oraz dominacji stronnej), omawiamy także zagadnienia dotyczące pamięci oraz wczesnej nauki czytania jako stymulacji rozwoju dziecka w wieku poniemowlęcym i przedszkolnym. Każdy terapeuta powinien jednak nieustannie pamiętać o tym, że faktyczne oddzielenie funkcji poznawczych (zarówno w diagnozie, jak i w terapii) nie jest możliwe. Dziecko (człowiek) jest jednością i jakość jego funkcjonowania poznawczego i społecznego jest uzależniona od harmonijnego kształtowania się wszystkich możliwości psychicznych i fizycznych. Poszczególne sfery poznawcze silnie wpływają na siebie i wzajemnie się warunkują. Nie można zatem oceniać jednej sfery bez odnoszenia jej do pozostałych (na przykład nie można diagnozować spostrzegania wzrokowego bez analizy rozwoju motorycznego i słuchowego). O znaczeniu bodźców odbieranych wielozmysłowo oraz integracji informacji polisensorycznych wielokrotnie Czytelnikom przypominamy.

Mamy nadzieję, że próba usystematyzowania wiedzy o rozwoju dziecka wraz z propozycjami ćwiczeń poszczególnych obszarów funkcjonowania poznawczego, motorycznego oraz społecznego będzie cenną pomocą dla terapeutów, studentów oraz rodziców.

Bardzo dziękujemy naszym koleżankom logopedom: Wacławie Zuziowej, Agnieszce Fabisiak-Majcher, Beacie Halastrze, Alicji Kabale, Zdzisławie Orłowskiej, Katarzynie Sedivy, Elżbiecie Szmuc, Dagmarze Śmiałkowskiej, Annie Świątek, Jolancie Trzos-Frankowskiej oraz Ewie Zawiszy-Masłyk, których wiedza i twórcze myślenie działają bardzo inspirująco.

W szczególny sposób dziękujemy jednak naszym Synom – Jędrkowi i Miłoszowi – którzy pokazali nam, jak ważna jest dla dziecka wczesna stymulacja rozwoju oraz jak wspaniale jest wykorzystywać w trakcie ćwiczeń z małymi dziećmi ich naturalne potrzeby poznawania i radość, którą czerpią ze współpracy z dorosłym – przewodnikiem po tajemniczym, fascynującym świecie.

WPROWADZENIE

Stymulację (pobudzenie) rozwoju małego dziecka, a więc jego terapię, należy rozumieć jako świadome, systemowe oddziaływanie specjalistów i środowiska domowego na wszystkie sfery poznawcze, w celu optymalnego niwelowania skutków zaburzeń spowodowanych uszkodzeniami genetycznymi lub okołoporodowymi. Dzięki nieustannemu dopływowi świadomie organizowanych bodźców, w każdym tygodniu życia dziecka kształtują się nowe umiejętności i utrwalają osiągnięte sprawności. Skuteczność oddziaływań terapeutycznych zależy od wiedzy na temat etapów rozwoju funkcji poznawczych niemowlęcia i przedszkolaka zdrowego. Terapeuta (specjalista wczesnej interwencji), kierując się chronologią względną, działa tak, by wspierać strefy najbliższego rozwoju. Należą do nich te umiejętności, których pojawienie się oczekiwane jest rozwojowo. Jest to uwarunkowane statystycznie wyliczoną normą. Częstotliwość występowania danego zachowania pozwoliła ustalić normy, które określają osiągnięty poziom czynności psychicznych i ruchowych spotykanych **najczęściej** w danej **grupie wiekowej**.

Podawane przez nas, podczas omawiania poszczególnych funkcji psychicznych, przedziały wiekowe służą jedynie ogólnej orientacji dotyczącej przebiegu rozwoju każdego dziecka. Na ich podstawie terapeuta nie stwierdza upośledzeń, ale dokonuje wyboru poziomu podstawowego, od którego rozpocznie stymulację.

U dzieci z niską wagą urodzeniową, u noworodków z zaburzeniami oddychania i u przedwcześnie urodzonych częściej obserwuje się zaburzenia rozwojowe. Stąd ta grupa powinna być objęta wczesną stymulacją już od pierwszego miesiąca życia.

Dzieci zbyt małe jak na swój wiek mają obniżone napięcie mięśniowe i słabe odruchy orientacyjne. Wcześniaki, czyli potomstwo urodzone przed zakończeniem trzydziestego ósmego tygodnia ciąży, także charakteryzują się słabszym napięciem mięśniowym, mają mniej dojrzałe wzorce mózgowe, trudniej je uspokoić, wolniej przystosowują się do zmiennych bodźców.

Jednakże w procesie terapii nie chodzi jedynie o powtarzanie rozwoju dziecka zdrowego, ale o kreatywne dostosowanie ćwiczeń do indywidualnego dojrzewania każdego dziecka potrzebującego wczesnej interwencji terapeutycznej. Nie ma więc wątpliwości, że twórcza intuicja terapeuty ma ogromne znaczenie. Zdolność ta nie jest terapeucie **dana**, jedynie **zadana**, a jej kształtowanie, choć w pierwszym rzędzie zależy od zdobytego wykształcenia, jest także funkcją liczby dzieci objętych opieką, godzin pracy i nieustannego pomnażania swojej wiedzy: psychologicznej, logopedycznej, medycznej i filozoficznej.

Warto w tym miejscu przytoczyć słowa wybitnego terapeuty Viktora E. Frankla. Tak pisze on o psychoterapii w dziele *Homo Patiens*: „[...] w praktyce psychoterapeutycznej [...] nie do pomyślenia jest postępowanie inne niż eklektyczne. Przecież psychoterapia jest w pewnym sensie jakby równaniem [...] z dwiema »niewiadomymi« niedającymi się obliczyć, ze zmiennymi czynnikami, których nie można ująć w żadnym rachunku: z jednej strony z indywidualnością pacjenta, a z drugiej – z osobowością lekarza. Każda metoda postępowania psychoterapeutycznego musi być modyfikowana zależnie od indywidualności pacjenta, a także zmieniana zależnie od osobowości lekarza. Należy przy tym i to mieć na uwadze, że jeśli chodzi o pacjenta, to psychoterapię trzeba dostrajać nie tylko do jego osoby, ale także zmieniać ją w zależności od tej lub innej jego sytuacji. Nigdy nie wolno nam tutaj schematyzować, nigdy nie można dosyć indywidualizować i improwizować" (s. 25).

Słowa te, opisujące proces psychoterapeutyczny, mają szczególne odniesienie do wczesnej stymulacji w przypadku zakłóceń rozwojowych. Frankl podkreśla wagę systemowego podejścia w każdej terapii, głosi także konieczność uwzględnienia czynnika duchowego. Taki ogląd problemu organizowania terapii pozwala nam spojrzeć na egzystencję całej rodziny w perspektywie poszukiwania sensu życia i wypełniania wartości (Frankl, 1998). Terapeutyczne rozpatrywanie ludzkiej egzystencji oznacza u Frankla zrozumienie idei wolności i odpowiedzialności. „Uświadomienie sensu i wartości to tyle, co uświadomienie bytu **powinnościowego** [*Sein-sollen 'jaki być powinienem'* – przyp. autorek], zaś uprzytomnienie sobie wolności i odpowiedzialności znaczy tyle, co uprzytomnienie sobie **bytu możnościowego** [*Sein-koennen 'jaki być mogę'* – przyp. autorek]" (Frankl, 1998, s. 21). Należy zaznaczyć, iż rozumiemy oba byty jako odnoszące się w tym samym stopniu do dziecka i jego rodziny, jak i do osoby prowadzącej terapię. Skutkiem odniesienia wczesnej interwencji do dzieła Frankla jest także ujęcie psychologicznego problemu związanego z „wejściem" terapeuty w życie rodziny i wspólne poszukiwanie możliwości przeżywania cierpienia związanego z chorobą dziecka.

Mimo iż uczniowie Jeana Piageta dokonali modyfikacji rozwijanej przez tego psychologa teorii rozwoju, wiele jego twierdzeń ma ponadczasowy charakter.

Dotyczy to przede wszystkim wymiaru terapeutycznego, wobec organizacji którego Piaget sformułował cztery zasady mówiące, że:

1. prowadzone z dzieckiem ćwiczenia stymulujące rozwój muszą mieć odniesienie do istniejących realnie możliwości i umiejętności.
2. zbyt łatwe lub zbyt trudne zadania nie mają wartości terapeutycznej.
3. nie można ułożyć programu terapii bez przeprowadzenia diagnozy wszystkich funkcji poznawczych[1].
4. dziecko kształtuje i rozwija swoje umiejętności jedynie poprzez działanie (aktywność własną), a nie bierne przyswajanie.

Ponieważ, jak zaznaczyłyśmy, terapeuta zajmujący się dzieckiem w wieku niemowlęcym, poniemowlęcym i przedszkolnym nie może kierować się chronologią bezwzględną, czyli normą wiekową ustaloną statystycznie, omówimy kolejne etapy sprawności w linearnych ciągach rozwojowych. Na podstawie wzajemnego następstwa umiejętności w poszczególnych sferach będzie można ustalić zakres oddziaływań dla każdej osoby indywidualnie. Podczas terapii utrwalane będą już osiągnięte przez dziecko zdobycze i jednocześnie ćwiczone te sprawności, które są wstępujące (oczekiwane rozwojowo). Zasada chronologii, ustalona przez Romana Jakobsona w rozwoju języka, obowiązuje wobec wszystkich funkcji poznawczych. Pojawienie się elementów sekundarnych uwarunkowane jest osiągnięciem etapów prymarnych.

Terapeuta, prowadzący wczesną stymulację rozwojową, powinien pamiętać o każdorazowym odwoływaniu się do umiejętności źródłowych (prymarnych, podstawowych). Bez względu na wiek życia w terapii odnosimy się do wieku umysłowego, to znaczy do etapu osiągniętego dla danej funkcji psychicznej. Jeśli więc dziecko nie potrafi gryźć, nie będzie mogło uczyć się mówić, jeśli nie skupia wzroku na twarzy dorosłego, nie będzie mogło oglądać obrazków i uczyć się rozumienia nazw przedmiotów. Jeśli nie chwyta, przeciwstawiając kciuk, nie będzie mogło manipulować przedmiotami. Istotne jest więc przeanalizowanie etapów rozwoju wszystkich funkcji poznawczych. Oznacza to dokładne zapoznanie się z przebiegiem rozwoju:

- sprawności motorycznych i manualnych,
- sprawności spostrzegania wzrokowego,
- sprawności spostrzegania słuchowego,
- mowy,
- zabawy,

---

1. Funkcje poznawcze – percepcja (dotyk, wzrok, słuch, węch, smak), mowa, pamięć, myślenie (rozumowanie i podejmowanie decyzji) oraz uczenie się.

- budowania kontaktów społecznych,
- formowania się dominacji stronnej,
- funkcjonowania pamięci,
- umiejętności czytania.

Należy zaznaczyć, iż opisane sprawności może nabyć tylko to dziecko, którego rozwój przebiegał **bez zakłóceń**[2]. Skonstruowany przez nas model jest więc, w terminologii Frankla, modelem powinnościowym. Świadomie nie chcemy nazywać go normą, bowiem w sytuacji wielu zaburzeń stosujemy inne kryteria oceniania osiągnięć rozwojowych. W terapii dążymy do opanowania sprawności na kolejnych poziomach. To może oznaczać, iż opisany przez nas program dla dziecka rocznego będzie realizował dwulatek, a program czterolatków - sześciolatek. Książka pełni funkcję podręcznika zawierającego niejako rozkład materiału dla poszczególnych funkcji poznawczych dziecka. Zwracamy baczną uwagę na chronologię, następstwo etapów, równoległość rozwoju wszystkich funkcji, a nie na normę wyznaczoną statystycznie.

Podjęcie decyzji **„od czego rozpocząć”** zajęcia jest uwarunkowane etapem, który dziecko już w pełni osiągnęło. Wobec poszczególnych funkcji poznawczych może to oznaczać odniesienie do różnego wieku życia, bowiem rozwój nie zawsze przebiega harmonijnie. Terapeuta ustala więc poziom wyjściowy dla każdej funkcji oddzielnie i rozpoczyna ćwiczenia, które mają pomóc osiągnąć kolejny etap.

Jedno wszakże jest pewne, konieczne jest przestrzeganie linearnej struktury rozwoju psychicznego oraz rozumienie, iż terapia jest zawsze oddziaływaniem na pełnię osobową dziecka. Oznacza to uwzględnienie psychicznego, fizycznego i duchowego aspektu prowadzonej terapii.

---

2. Zakłócenia rozwoju mogą dotyczyć okresu prenatalnego, czasu porodu i okresu noworodkowego. Czynnikami zakłócającymi rozwój są: uszkodzenia genetyczne, choroby matki podczas ciąży (szczególnie w pierwszym trymestrze), urazy mechaniczne, niedotlenienie w czasie akcji porodowej, wcześniactwo, przedłużający się pobyt w inkubatorze, wszystkie choroby dziecka.

ROZWÓJ SPRAWNOŚCI MOTORYCZNEJ I MANUALNEJ

Rozwój dziecka zdrowego przebiega w sposób harmonijny i dzięki temu możemy zaobserwować, że wszystkie pojawiające się i doskonalone w ontogenezie funkcje tworzą trudno poddające się podziałom *continuum*. Dopiero patologia wskazuje na konieczność sztucznego wydzielenia ogólnych kategorii, analizowanych osobno dla większej dokładności diagnostycznej.

Choć o rozwoju sprawności ruchowej dziecka mówi się najczęściej w kontekście powiązań motoryki i funkcji poznawczych (rozwój psychoruchowy), wskazanie poszczególnych etapów nabywania sprawności ruchowej we wczesnym stadium rozwoju ma głębokie uzasadnienie terapeutyczne i diagnostyczne. Przede wszystkim braki (opóźnienia) w rozwoju motorycznym bardzo często sygnalizują opóźnienia w rozwoju poznawczym, emocjonalnym i społecznym. W pierwszych miesiącach życia deficyty motoryczne mogą stanowić jedyny sygnał nieprawidłowości, który są w stanie odebrać rodzice i terapeuci. Brak rozwojowych sprawności ruchowych jest wystarczającym powodem dla opiekunów, lekarzy i terapeutów do natychmiastowego przeprowadzenia diagnozy i rozpoczęcia terapii.

Sprawności motoryczne pojawiają się i doskonalą u dziecka pod wpływem czynników zarówno genetycznych, jak i środowiskowych. Dowodem zaprogramowania genetycznego jest fakt, że u prawidłowo rozwijających się niemowląt umiejętności pojawiają się zwykle w tej samej kolejności i mniej więcej w tych samych momentach życia. Z kolei istnienie znacznych różnic jednostkowych dowodzi, że rozwój motoryczny nie odbywa się według ściśle określonego programu genetycznego (Vasta i inni, 1995). Daje to podstawy do stwierdzenia, że dużą rolę w przebiegu tego procesu odgrywa stymulacja środowiskowa oraz bodźce płynące z zewnątrz, a służące do zachęcania dziecka do wykonywania określonych ruchów (czynności). Informacja o wpływie bodźców zewnętrznych (stymulacji środowiskowej) ma ogromne znaczenie terapeutyczne – dostarcza terapeutom (i rodzicom) argumentów potwierdzających, że przemyślane, oparte na rzetelnej wiedzy działania wpływają pozytywnie na rozwój dziecka i pozwalają niwelować ewentualne wczesne uszkodzenia czy opóźnienia. Trzeba wyraźnie podkreślić, że w przypadku oceny sprawności motorycznej niebezpieczne jest stosowanie zasady dojrzewania biologicznego, która każe wierzyć, że dana sprawność pojawi się sama, we właściwym dla danego dziecka momencie. Diagnostyczne przeoczenie momentu krytycznego dla rozwoju określonej umiejętności może spowodować trwałe upośledzenie danej funkcji, a w konsekwencji pogłębić problemy rozwojowe dziecka.

Omawiając rozwój motoryczny niemowlęcia, wspomina się najczęściej o rozwoju lokomocji, postawy oraz manipulacji, by w konsekwencji, u dziecka w wieku przedszkolnym, analizować poziom rozwoju małej i dużej motoryki oraz praksji oralnej. Na prawidłowe funkcjonowanie wymienionych kategorii ogólnych składa się właściwe nabywanie i rozwijanie konkretnych sprawności i umiejętności.

Oto jak wyglądają etapy rozwoju poszczególnych sprawności.

1. ROZWÓJ MOTORYCZNY W PIERWSZYM ROKU ŻYCIA

1.1. Ruchy głowy

Właściwie już w pierwszym miesiącu życia prawidłowo rozwijające się dziecko potrafi na krótko unieść głowę, gdy leży na brzuchu na płaskiej powierzchni. Początkowo mogą to być ruchy pozwalające niemowlęciu jedynie na oderwanie nosa od materaca, po ukończeniu drugiego miesiąca życia podnosi ono głowę już pod kątem 45°, a po trzecim miesiącu pod kątem 90°. W wieku czterech i pół do pięciu miesięcy prawidłowo rozwijające się dziecko umie, leżąc na brzuchu, podnieść klatkę piersiową na wyprostowanych ramionach. Zdolność unoszenia główki pozwala na zmianę jej pozycji, a w szczególności na zwracanie się w określonym kierunku i reagowanie na bodźce, głównie dźwiękowe (głos matki, nagłe trzaśnięcie drzwi), ale również wzrokowe (światło, barwa) i ruchowe (poruszająca się postać, przedmiot).

Piąty i szósty miesiąc przynoszą zdolność swobodnego poruszania głową w czasie leżenia na brzuchu i obracania jej w kierunku odbieranych bodźców. O ile pięciomiesięczne niemowlę ta czynność może jeszcze dość szybko męczyć, o tyle dziecko sześciomiesięczne trzyma wysoko uniesioną głowę długo i bez wysiłku obraca ją w dowolnym kierunku, nawet do tyłu.

Ważną sprawnością, nabywaną stopniowo przez dziecko, jest również umiejętność pionowego utrzymywania głowy. Około trzeciego miesiąca życia powinno ono już utrzymać sztywno główkę w pozycji pionowej przez około jedną minutę. Umiejętność ta jest systematycznie doskonalona wraz z umiejętnością unoszenia głowy w pozycji leżącej. W wieku sześciu miesięcy dziecko ma na tyle wykształconą zdolność sztywnego utrzymywania główki, że może przystąpić do zdobywania kolejnej ważnej sprawności - siedzenia.

Tab.1. Rozwój ruchów głowy w poszczególnych miesiącach życia

WIEK W MIESIĄCACH	UMIEJĘTNOŚCI OCZEKIWANE ROZWOJOWO
1	odrywanie nosa od materaca, niskie unoszenie głowy
2	unoszenie głowy pod kątem 45°
3	unoszenie głowy pod kątem 90°, utrzymanie sztywnej główki przez około jedną minutę podczas pionowego trzymania
4	unoszenie głowy pod kątem 90°, utrzymywanie sztywnej główki podczas pionowego trzymania
5	unoszenie się na przedramionach, odwracanie głowy w kierunku bodźca
6	swobodne odwracanie głowy w kierunku bodźca, utrzymywanie sztywnej główki w pozycji pionowej

Źródło: Tabela opracowana przez autorki na podstawie literatury (patrz bibliografia do rozdziału I) oraz badań i obserwacji własnych.

ĆWICZENIA

Ze względu na szybkie męczenie się dziecka w czasie ćwiczeń należy rozpoczynać terapię od kilkuminutowych sesji, powtarzanych 3–5 razy w ciągu dnia. Niektóre dzieci reagują silnym płaczem na próby ułożenia ich na brzuchu - należy jednak pamiętać, że zdolność wykonywania prawidłowych ruchów głowy warunkuje właściwy rozwój poznawczy i w przypadku stwierdzenia nieprawidłowości ćwiczenia te są konieczne dla dalszego prawidłowego rozwoju dziecka.

Unoszenie głowy w pozycji na brzuchu.

Terapeuta:

- przesuwa przed oczami dziecka czerwony, duży klocek i w chwili, gdy dziecko podąża za nim wzrokiem, podnosi klocek lekko do góry w odległości około 15 cm od oczu dziecka. Wysokość podniesienia zmienia się wraz z doskonaleniem przez dziecko umiejętności unoszenia głowy.

- wykonuje powolne pionowe ruchy (od dołu ku górze) czarno-białą zabawką na sznurku. Można wykorzystać samodzielnie pomalowaną piłeczkę wielkości mniej więcej piłeczki tenisowej.
- przesuwa ruchem pionowym, od dołu ku górze, karton formatu A4 z narysowanym dowolnym czarno-białym wzorem o wyraźnych konturach. Karton musi być oddalony od oczu dziecka o około 15 cm.
- mówi do dziecka melodyjnym głosem „z góry", stojąc nad dzieckiem. To ćwiczenie można stosować dopiero po ukończeniu przez niemowlę trzeciego miesiąca, wtedy gdy zaczyna ono lokalizować źródło dźwięku.

1.2. Umiejętność siedzenia

Umiejętność siedzenia kształtuje się stopniowo, począwszy od trzeciego miesiąca życia, i uzależniona jest od siły mięśni tułowia oraz zdolności do utrzymywania głowy w pozycji pionowej.

Tab. 2. Rozwój umiejętności siedzenia w poszczególnych miesiącach życia

WIEK W MIESIĄCACH	UMIEJĘTNOŚCI OCZEKIWANE ROZWOJOWO
3	pierwsze krótkie próby siedzenia z całkowitą pomocą opiekuna (warunek – dziecko utrzymuje sztywno główkę)
4	dalsze doskonalenie umiejętności siedzenia z całkowitym podparciem i z pomocą opiekuna
5	samodzielne siedzenie z podparciem
6	samodzielne siedzenie bez podparcia (zwykle dziecko przytrzymuje się jeszcze np. łóżeczka)
7	samodzielne siedzenia bez podparcia, zdolność wykonywania ruchów w pozycji siedzącej
8	samodzielne siadanie z pozycji leżącej (w dowolny sposób)

Źródło: Tabela opracowana przez autorki na podstawie literatury (patrz bibliografia do rozdziału I) oraz badań i obserwacji własnych.

Początkowo dziecko potrafi siedzieć z podparciem (około piątego miesiąca życia), w szóstym miesiącu powinno już siedzieć, trzymając się łóżeczka lub rąk rodzica (terapeuty), a w siódmym miesiącu życia powinno już samodzielnie siedzieć bez podparcia.

Należy odróżnić umiejętność samodzielnego siedzenia od umiejętności samodzielnego siadania. Chociaż w siódmym miesiącu życia dziecko powinno już stabilnie siedzieć, zdolność samodzielnego uniesienia się do pozycji siedzącej pojawia się dopiero w ósmym miesiącu. Wcześniej już jednak niemowlak potrafi - podciągając się za pomocą rąk - unieść głowę i przyciągnąć ją do klatki piersiowej.

Techniki samodzielnego siadania są silnie zindywidualizowane i zależą od siły fizycznej oraz stopnia rozwoju określonych partii mięśni. Niektóre dzieci chwytają się czegoś i unoszą tułów do pozycji siedzącej, inne natomiast najpierw wykonują półobrót lub obrót na brzuch, a następnie siadają. Obydwa sposoby są prawidłowe - o stwierdzeniu opóźnienia decyduje w tym przypadku czas pojawienia się umiejętności, a nie sposób jej wykonania.

ĆWICZENIA

Umiejętność siedzenia w bezpośredni sposób warunkuje poznawczy rozwój dziecka. Pozycja siedząca pozwala na dokładną obserwację otoczenia i dostarcza bodźców, które wcześniej były dziecku nieznane. Z tego powodu bardzo często dzieci, które nauczyły się siedzieć, nie chcą już spędzać czasu, leżąc w łóżeczku. Jeżeli niemowlę ma trudności z doskonaleniem umiejętności siedzenia, należy rozpocząć terapię (rehabilitację). Podobnie jak w przypadku stymulowania umiejętności unoszenia głowy, pierwsze sesje terapeutyczne powinny być krótkie (aby wzmacniając mięśnie, nie nadwerężyć kręgosłupa), powtarzane 3–5 razy w ciągu dnia.

Terapeuta:

- sprawdza, czy dziecko, podciągane lekko do góry, przyciąga brodę do klatki piersiowej. Ruch ten warunkuje rozpoczęcie prób samodzielnego siadania i siedzenia.
- lekko podciąga za rączki leżące na plecach dziecko. Niemowlę powinno uchwycić kciuki dorosłego, co pozwala na wzmacnianie chwytu oraz zabezpiecza przed ześlizgnięciem się rączek dziecka i upadkiem. W trakcie ćwiczenia terapeuta może użyć czerwonych rękawiczek.
- daje dziecku do uchwycenia kolorowe (najpierw czerwone) obręcze, następnie lekko pociąga za nie, stymulując niemowlę do uniesienia się.

- sadza dziecko na płaskiej, niezbyt miękkiej powierzchni, a następnie przytrzymuje biodra i nogi niemowlęcia (ćwiczenie może być wykonywane po ukończeniu przez nie pięciu miesięcy).

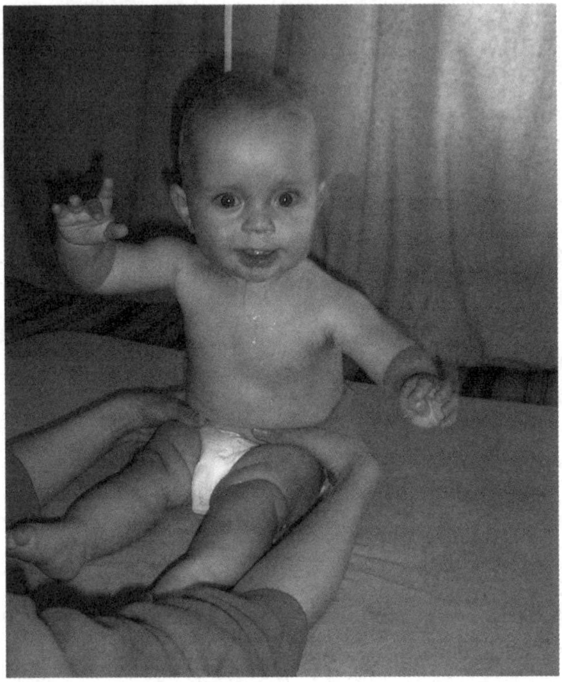

1.3. Postawa wyprostowana

Mniej więcej w tym samym czasie (po ukończeniu trzeciego miesiąca życia) kiedy dziecko – przytrzymywane – jest w stanie przyjmować pozycję siedzącą, wykazuje również pierwsze oznaki chęci i umiejętności utrzymywania się w pozycji wyprostowanej. Również, tak jak w przypadku siedzenia, podstawowym warunkiem osiągnięcia tej umiejętności jest zdolność sztywnego utrzymywania główki. W czwartym miesiącu życia małe dziecko, podtrzymywane pod pachy, zaczyna opierać nóżki o podłoże i utrzymywać na nich ciężar swojego ciała. Charakterystycznym odruchem w tej pozycji jest jednoczesne prężenie obu nóg.

Po ukończeniu sześciu miesięcy dziecko często potrafi, podciągane za rączki, przejść od pozycji leżącej do stania. W tym czasie bowiem uczy się utrzymywania prostych i usztywnionych w kolanach nóżek. Podobną postawę przyjmuje podtrzymywane pod pachy. Zaczyna nawet w tej pozycji podejmować pierwsze próby stawiania kroków.

Tab. 3. Rozwój umiejętności stania w poszczególnych miesiącach życia

WIEK W MIESIĄCACH	UMIEJĘTNOŚCI OCZEKIWANE ROZWOJOWO
3	pierwsze próby przyjmowania pozycji stojącej, dziecku udaje się na krótko usztywnić nogi w kolanach
4	podtrzymywane pod pachy niemowlę opiera nóżki o podłoże i utrzymuje na nich ciężar ciała
5	niemowlę doskonali umiejętność utrzymywania sztywno prostych nóżek
6	podciągane za rączki przechodzi z pozycji leżącej lub siedzącej do stojącej; w pozycji stojącej podejmuje pierwsze próby stawiania kroczków
7	dziecko samodzielnie stoi
8	pierwsze próby samodzielnego wstawania po uchwyceniu się podpory i podciągnięciu
9	dziecko doskonali umiejętność podnoszenia się, korzystając z niewielkiej podpory
10	pierwsze próby samodzielnego podniesienia się z klęku lub raczkowania

Źródło: Tabela opracowana przez autorki na podstawie literatury (patrz bibliografia do rozdziału I) oraz badań i obserwacji własnych.

Rozwój mięśni nóg i tułowia pozwala dziecku na samodzielne stanie w siódmym lub ósmym miesiącu życia. Podciągnięte za rączki wstaje zarówno z pozycji siedzącej, jak i leżącej (Franus, 1984). W tym samym czasie dziecko próbuje już samodzielnie wstawać. Może tego dokonać jedynie wtedy, gdy chwyci się czegoś i podniesie. Najczęściej dokonuje tej sztuki z pozycji klęczącej. Z czasem jednak dziecko osiąga umiejętność wstawania przy niewielkim podparciu, by po ukończeniu dziesięciu miesięcy podjąć próby podniesienia się z pozycji klęczącej lub z raczkowania. Oznacza to rozpoczęcie etapu stania bez podparcia, co oczywiście warunkuje późniejsze samodzielne chodzenie. Wiele dzieci w tym wieku, stojąc w łóżeczku lub kojcu, wykonuje charakterystyczne ruchy podrzucania się na nogach (Franus, 1984, s. 82), które przypominają próby podskakiwania. Ruchy te są typowym ćwiczeniem motorycznym wykonywanym przez większość dzieci.

Na pewno dziesięciomiesięczne dziecko powinno już pewnie stać, przytrzymując się podpory. Stabilna postawa wyprostowana pozwala na wykonywanie ruchów - pojawiają się próby samodzielnego stania lub przytrzymywania się tylko jedną ręką. Wiele dzieci po skończeniu dziesięciu miesięcy przemieszcza się już swobodnie, przytrzymując się mebli lub brzegu kojca. Jest to ostatni etap poprzedzający chodzenie.

ĆWICZENIA

Stanie przyśpiesza rozwój poznawczy, ponieważ rozszerza pole obserwacji oraz ułatwia kontakty społeczne. Dziecko swobodnie może oglądać wszystko, co dzieje się w pomieszczeniu oraz wchodzić w interakcje z rodzicami. Właściwy rozwój tej umiejętności warunkuje również pojawienie się kolejnej ważnej sprawności - chodzenia. Proponowane poniżej ćwiczenia - tak jak poprzednie - należy wprowadzać stopniowo i również stopniowo trzeba wydłużać czas ich wykonywania.

Terapeuta:

- trzymając niemowlę mocno pod paszki, opiera („stawia") jego gołe stópki na płaskim, twardym podłożu (warunek: dziecko samodzielnie sztywno utrzymuje już główkę), stymulując do usztywniania kolan.
- leżące lub siedzące dziecko podciąga delikatnie za rączki, próbując podnieść je do pozycji stojącej.
- wiesza w łóżeczku kolorowe (w tym czerwone) uchwyty (najlepiej w kształcie pierścieni o średnicy około 10 cm) stymulujące dziecko do chwytania i podciągania się.

1.4. Chodzenie

Chodzenie sprawia, że dziecko na dobre zaczyna poznawać świat. Może nie tylko patrzeć na otaczające je przedmioty, ale również dotknąć, powąchać i posmakować ich. Robiło to już oczywiście wcześniej, ale teraz samo może wybierać z otoczenia to, co wydaje mu się najciekawsze. W dziecku rośnie również poczucie sprawstwa; jak pisze Vasta: „dzięki rozwojowi motorycznemu dziecko uzyskuje kontrolę nad swoim ciałem, które z kolei zaczyna być używane jako narzędzie" (Vasta i inni, 1995, s. 199).

Chodzenie jest sprawnością, w nabywaniu której obserwujemy największe różnice czasowe u poszczególnych dzieci. Niekiedy niemowlęta chodzą już w dziesiątym miesiącu życia, zdarzają się jednak przypadki, kiedy osiągają tę umiejętność w czternastym miesiącu. Jeśli dziecko nie chodzi po przekroczeniu piętnastego miesiąca życia, jest to już na pewno wyraźny sygnał ostrzegawczy. Czas, kiedy zaczyna ono chodzić, zależy od wielu czynników, między innymi od jego siły fizycznej oraz wagi.

W trakcie nabywania umiejętności samodzielnego chodzenia można wyróżnić kilka etapów. Dziecko nie musi przechodzić przez wszystkie, a nawet większość opisanych faz, aby samodzielnie pomaszerować. Obserwujemy tutaj duże zindywidualizowanie technik, czasu trwania poszczególnych etapów oraz momentu pełnego usamodzielnienia.

Jak wspomniano już wcześniej – sześciomiesięczne dziecko, podtrzymywane pod pachy, wykonuje ruchy nóżkami przypominające stąpanie. Ta umiejętność doskonali się w siódmym i ósmym miesiącu, kiedy dziecko samodzielnie zaczyna stawać, a w pozycji stojącej czuje się na tyle pewnie, że zaczyna wykonywać dodatkowe ruchy (rękami i nóżkami), pozwalające na przemieszczanie się w obrębie podpory (na przykład łóżeczka, kojca, niekiedy mebli).

Dalsze stabilizowanie się postawy stojącej pozwala dziecku na podjęcie próby przemieszczania się z pomocą rodzica, który przytrzymuje niemowlę za rączki – takie próby podejmowane są przez malucha zwykle po ukończeniu ósmego lub dziewiątego miesiąca życia. Podporą dla małego podróżnika mogą być również wszelkie przedmioty, dające wystarczające oparcie dla obu rączek – dziecko więc chętnie porusza się, przesuwając przed sobą krzesło, wózek itp. Ta zdolność pojawia się najczęściej w okresie od około dziesiątego do jedenastego miesiąca życia.

Kolejnym etapem doskonalenia umiejętności chodzenia jest przemieszczanie się z podparciem jedną ręką. Niemowlę czuje się już na tyle pewnie, że samo odrzuca pomoc opiekunów podających obie ręce. Chodzenie za jedną rączkę otwiera przed dzieckiem nową, dawno pożądaną możliwość nadawania kierunku. Teraz ono decyduje, w którą stronę zmierza i co poznaje. Tak jak poprzednio – zdobywszy nową umiejętność, skupia się głównie na niej i doskonali ją. Nie chce być już prowadzone za dwie rączki, co znacznie ogranicza zdobytą właśnie samodzielność, od tej chwili nie lubi również siedzieć lub stać w łóżeczku czy kojcu. Bywa to okres trudny dla rodziców, ponieważ ich jedynym w tym czasie zajęciem jest prowadzenie małego odkrywcy. Dostarczanie jednak dziecku odpowiedniej ilości bodźców oraz stymulowanie potrzeby odkrywania i badania stanowią niezbędne podwaliny pod dalszy prawidłowy rozwój poznawczy niemowlęcia. Dziecko, przemieszczając się, zaczyna poznawać również przestrzeń, rozumieć relacje przestrzenne. Kształtowanie się tych zdolności następuje wtedy, kiedy samodzielnie zaczyna ono chodzić, a więc najczęściej między dwunastym a czternastym miesiącem życia. Dzięki uzyskanej kontroli nad swoim ciałem, dziecko może samodzielnie już przemierzać przestrzeń. Jak zauważył Vasta: „kontrolowanie przez dziecko ruchów ciała prowadzi również do oceniania znaczenia odległości i wysokości" (Vasta i inni, 1995, s. 201). Kształtowanie się pojęć związanych z przestrzenią stanowi krok milowy w rozwoju poznawczym.

Należy jeszcze raz podkreślić, że opisane etapy nabywania umiejętności chodzenia nie wyznaczają dokładnego scenariusza, według którego kształtuje się omawiana sprawność. W przypadku chodzenia obserwujemy silne zindywidualizowanie technik. Ważne jest jednak, aby dziesięcio- do dwunastomiesięczne niemowlę podejmowało próby przemieszczania się na stojąco w dowolny sposób.

Tab. 4. Rozwój umiejętności chodzenia w poszczególnych miesiącach życia

WIEK W MIESIĄCACH	UMIEJĘTNOŚCI OCZEKIWANE ROZWOJOWO
6	pierwsze próby stawiania kroków podczas przytrzymywania pod pachy
7	samodzielne stanie z podparciem, próby wykonywania małych kroczków
8	doskonalenie sprawności zdobytych w siódmym miesiącu
9	stawianie kroków z równoczesnym przytrzymywaniem się obiema rączkami, np. brzegu łóżeczka lub mebli
10	chodzenie z prowadzaniem za obie rączki
11	chodzenie z przesuwaniem przed sobą, jako podpory, np. krzesła, wózka, chodzika
12–14	samodzielne chodzenie

Źródło: Tabela opracowana przez autorki na podstawie literatury (patrz bibliografia do rozdziału I) oraz badań i obserwacji własnych.

ĆWICZENIA

Ćwiczenia stymulujące chodzenie można rozpocząć dopiero wtedy, gdy dziecko samodzielnie i pewnie utrzymuje się na nogach i w pozycji stojącej jest w stanie wykonywać ruchy głową, rączkami i nóżkami. Ponieważ podczas prób chodzenia często odczuwa obawę, a nawet strach, dobrze jest, jeśli blisko znajduje się matka (powinna ona prowadzić ćwiczenia pod okiem terapeuty). Podczas wszystkich ćwiczeń matka powinna spokojnie mówić do dziecka lub śpiewać mu. Wpłynie to pozytywnie na jego emocje, ułatwi przeprowadzanie ćwiczeń. Należy także często w trakcie sesji włączać spokojną muzykę, która również złagodzi negatywne emocje.

Terapeuta/rodzic:

- chwyta zwrócone do siebie twarzą dziecko pod paszki, opiera jego gołe stópki na twardym podłożu i zachęca do zrobienia kilku kroków. Niemowlę widzi twarz matki, słyszy jej głos, dzięki czemu czuje się pewniej i chętniej podejmuje próby.
- ubrany w czerwoną bluzkę, chwyta dziecko (nadal zwrócone do siebie twarzą) za rączki i pociąga lekko ku sobie. Nie przestaje mówić, nie puszcza jego rączek.
- podaje dziecku do chwycenia czerwony drążek, który sam trzyma na zewnątrz rączek niemowlęcia – w ten sposób dziecko nie ma już bezpośredniego podparcia w rękach osoby dorosłej, ale jednocześnie czuje jej bliskość oraz bezpośrednią pomoc. Na następnym etapie niemowlę może chwytać się małych, kolorowych obręczy o średnicy około 20 cm.

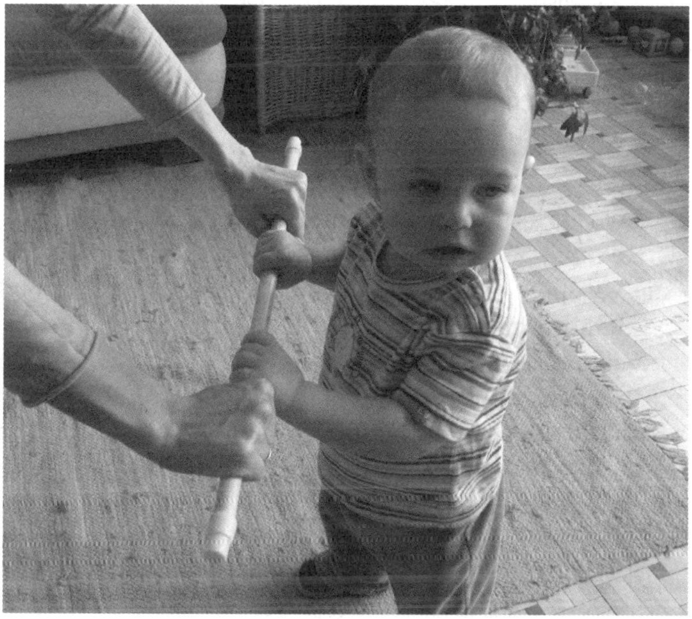

- stawia w pokoju, w odległości kilku kroków od dziecka, przyciągającą jego uwagę – kolorową i świecącą – zabawkę. Chwyta je za rączki i w chwili, gdy zauważy ono zabawkę, prowadzi niemowlę w jej kierunku. Pozwala również dziecku wziąć zabawkę do ręki i pobawić się nią, aby wzmocnić kształtujące się właśnie poczucie sprawstwa.

- ubrany w czerwoną bluzkę, do której przyczepia błyszczące ozdoby, stawia dziecko na sztywnym podłożu, a następnie robi krok do tyłu i wyciąga do niego ręce, zachęcając do samodzielnego przejścia 2–3 kroków. Cały czas mówi spokojnym, melodyjnym głosem. Wyciągnięte ręce terapeuty czy rodzica powinny znajdować się w bezpośrednim pobliżu dziecka, aby chronić malucha przed ewentualnym upadkiem. Ważne jest, aby nie przewróciło się ono podczas pierwszych prób, ponieważ może to obniżyć jego motywację do kontynuowania ćwiczeń.

1.5. Chwytanie i manipulowanie

Umiejętność chwytania i manipulowania przedmiotami stopniowo rozwija się u dziecka od momentu przyjścia na świat. Stały wzrost sprawności w tym zakresie pozwala mu na zdobywanie wrażeń czuciowych i wzrokowych, a w późniejszym wieku na sprawne wykorzystywanie ręki jako cennego i głównego narzędzia. Początkowo niemowlę odbiera bodźce czuciowe całym ciałem - dotyka wszystkiego, co jest dookoła, natrafia na przeszkody w przestrzeni. Affolter tak przedstawia to z perspektywy dziecka: „Badam świat, poruszając ciałem, rękami, nogami, tułowiem. Poruszam się, dopóki nie poczuję oporu, doznając wrażenia dotyku. Mówimy wtedy o *kontakcie: takt* wskazuje na czucie [łac. *tactus* - dotknięcie, czucie - przyp. tłum.], *kon* - znaczy z, wespół, razem, czyli zetknąć się, poczuć się nawzajem! Gdy ja czuję ciebie, a ty mnie, wówczas czujemy się »nawzajem«, wchodzimy w *kontakt*. Dotykając, natrafiam na opór. Ten opór to podstawa poznania - czuję, że oprócz mnie jest tu coś jeszcze, jest »świat«. Dotyk stanowi więc wstęp do interakcji między mną a światem" (Affolter, 1997, s. 19).

Choć na początku dziecko bada otoczenie całym ciałem, dość szybko uprzywilejowaną pozycję zaczyna zajmować ręka, a raczej ręce. Razem z rozwojem lokomocji, rozwój zdolności chwytania i manipulowania otwiera przed nim nową możliwość - działania (Affolter, 1997).

Dziecko przychodzi na świat ze zdolnością chwytania, chwyt jest bowiem jednym z podstawowych odruchów niemowlęcia[1]. W chwili urodzenia jednak chwytanie nie jest jeszcze czynnością dowolną, dziecko nie wie, do czego służą ręce i nie używa ich jako narzędzi. Niekiedy już po ukończeniu drugiego miesiąca potrafi chwycić włożoną mu w rączkę zabawkę. Najczęściej ta umiejętność pojawia się dopiero po ukończeniu trzech miesięcy.

1. O odruchach - patrz rozdział 1.6.

O rozwoju umiejętności chwytania możemy mówić od czwartego miesiąca, wtedy gdy pojawia się zdolność chwytania dowolnego. Trzymane przedmioty najczęściej kierowane są wprost do buzi, gdyż usta stanowią w tym okresie bardzo ważne narzędzie poznania. Rozwój umiejętności chwytania i manipulowania zależy w bezpośredni sposób od rozwoju analizatora wzrokowego. Od wczesnych więc faz rozwoju dziecka widać ścisłe powiązania intermodalne.

Przełom w zdolnościach ujmowania przedmiotów przynosi piąty miesiąc, kiedy dziecko uczy się wyciągać rączkę po zabawkę znajdującą się nad jego głową, a następnie podawaną mu z boku. Przedmioty podawane z góry chwyta zwykle dwiema rączkami, a z boku – jedną, bliższą (Franus, 1984). W tym samym mniej więcej czasie pojawia się umiejętność przekładania zabawki z rączki do rączki. Od tego momentu dziecko doskonali umiejętność chwytania i manipulowania jedną ręką. Jeszcze przez jakiś czas będzie to ręka bliższa, a nie dominująca[2].

Wraz z rozwojem umiejętności chwytania, zmienia się również sposób wykonywania tej czynności.

Pierwszym rodzajem chwytu jest chwyt prosty, zwany czasami również małpim. Dziecko obejmuje przedmiot całą dłonią od góry, jakby nakładało rękę na przedmiot. Ten rodzaj chwytu jest stosowany z powodu słabej jeszcze koordynacji ruchowej. Wraz z doskonaleniem precyzji manipulowania pojawia się chwyt dłoniowo-łokciowy: dziecko uruchamia staw łokciowy i zaczyna chwytać dłonią, ale z wyłączeniem kciuka. Jest to faza przejściowa, w której wyłączenie kciuka pozwala na większą sprawność chwytania. Początkowo dziecko zaczyna przywodzić kciuk do pozostałych palców (tzw. chwyt nożycowy), by ostatecznie w ósmym lub dziewiątym miesiącu uruchomić chwyt pęsetowy, polegający na przeciwstawianiu kciuka i palca wskazującego (Harwas-Napierała, Trempała, 2000). Pojawienie się tego chwytu świadczy o znacznym zwiększeniu koordynacji, precyzji oraz sprawnym funkcjonowaniu analizatora wzrokowego. Bez prawidłowo funkcjonującej koordynacji wzrokowo-ruchowej chwytanie opuszkami palców: wskazującego i kciuka, byłoby niemożliwe na tak wczesnym etapie rozwoju.

Chwyt pęsetowy pojawia się u ośmio- lub dziewięciomiesięcznego dziecka. Zmiany, jakie zachodzą u dziecka w dziewiątym miesiącu życia, nazywane są niekiedy „rewolucją dziewiątego miesiąca". Według Tomasello, właśnie w tym czasie niemowlęta zaczynają przejawiać mnóstwo nowych zachowań, które świadczą o radykalnej zmianie w ich sposobie pojmowania świata (2005, s. 85). Dotyczy to głównie sfery kontaktów społecznych, ale objawia się m.in.

2. O kształtowaniu się przewagi ręki – patrz rozdział VII.

zachowaniami motorycznymi. Wtedy na przykład pojawia się tak ważny dla rozwoju poznawczego i społecznego gest wskazywania palcem. Również w dziewiątym miesiącu obserwujemy początki dominacji stronnej, gdyż niektóre dzieci przejawiają już skłonność do używania jednej ręki. Tendencje te utrwalają się następnie w trakcie manipulacji, kiedy dziecko zaczyna używać różnych przedmiotów jako narzędzi (na przykład łyżki, kredki, grzebienia). Nawet jeśli ruchy są jeszcze nieporadne, konsekwentne wybieranie jednej ręki przez dzieci z prawidłowo kształtującą się dominacją stronną staje się coraz bardziej widoczne.

W trakcie zajęć terapeutycznych z małymi dziećmi autorki zaobserwowały pewną prawidłowość – otóż te praworęczne wcześniej wybierały dominującą rękę. U leworęcznych, oburęczność utrzymywała się znacznie dłużej.

Tab. 5. Rozwój umiejętności chwytania i manipulowania w poszczególnych miesiącach życia

WIEK W MIESIĄCACH	UMIEJĘTNOŚCI OCZEKIWANE ROZWOJOWO
0–2	odruch chwytny bez kontroli woli
3	chwytanie zabawki włożonej w rączkę
4	chwyt dowolny, sposób chwytania: chwyt prosty
5	wyciąganie rączki po przedmiot, przekładanie zabawki z rączki do rączki, sposób chwytania: chwyt prosty
6	utrwalanie umiejętności chwytania i manipulowania jedną ręką, sposób chwytania: chwyt dłoniowo-łokciowy, niespecyficzna manipulacja przedmiotami (wszystkie przedmioty używane w ten sam sposób)
7–8	doskonalenie umiejętności nabytych w szóstym miesiącu, pojawia się chwyt nożycowy
9–12	„rewolucja dziewiątego miesiąca", początki manipulacji specyficznej, pierwsze oznaki kształtowania się dominacji stronnej, sposób chwytania: chwyt pęsetowy

Źródło: Tabela opracowana przez autorki na podstawie literatury (patrz bibliografia do rozdziału I) oraz badań i obserwacji własnych.

Chociaż zdolność chwytania przedmiotów jedną ręką pojawią się i utrwala w szóstym miesiącu życia, dziecko nie potrafi jeszcze używać przedmiotów w sposób celowy. Każdą chwyconą rzecz traktuje tak samo, poznając ją polisensorycznie – patrząc na nią, dotykając, biorąc do buzi. Jak pisze Szuman: „Manipulacja przedmiotami jest w pierwszej fazie nierzeczowa, subiektywna. Dziecko wykonuje przedmiotami czynności niewłaściwe, nieodpowiadające charakterowi i funkcji danego przedmiotu; np.: rozrywa je, miętosi, stuka i puka nimi, rzuca je i bierze do ust. W następnej fazie, dzięki zapoznaniu się z charakterem materialnym i funkcjonalnym danego przedmiotu, samodzielnie, przez opisane powyżej czynności lub przez naśladownictwo, manipulacje i zabawy przedmiotami stają się coraz bardziej dostosowane do specyficznego charakteru danego przedmiotu" (Szuman, 1985, s. 34).

Pierwsza opisana przez Szumana faza rozpoczyna się od momentu, kiedy dziecko zaczyna chwytać przedmioty i trwa do końca pierwszego roku życia. Dopiero na początku drugiego roku manipulacje nabierają charakteru specyficznego. Początkowo – głównie poprzez naśladownictwo – dziecko inaczej zaczyna manipulować łyżką, a inaczej klockami. Odkrywa i naśladuje różne przeznaczenie i funkcje przedmiotów. Następnie potrafi również wykorzystać przedmioty jako symbole: klocek może być autkiem, miś małym dzieckiem, a koraliki ugotowanym właśnie obiadem. Zdolności motoryczne pozwalają więc kształtować i doskonalić niezwykle ważną (z punku widzenia rozwoju poznawczego i językowego) funkcję – myślenie symboliczne.

ĆWICZENIA

Stymulowanie chwytania i manipulowania przedmiotami jest niezwykle istotne dla prawidłowego rozwoju poznawczego. Należy pamiętać, że pojęcie przedmiotu tworzy się w umyśle dziecka poprzez integrację bodźców płynących z różnych zmysłów (Cieszyńska, 2000; Szuman, 1985). Tylko wtedy, kiedy dziecko będzie mogło: dotknąć, chwycić, obejrzeć ze wszystkich stron, powąchać, włożyć do ust itp., w jego umyśle ma szanse powstać właściwe wyobrażenie poznawanej rzeczy. Należy pamiętać, że jedynie przez pierwsze półtora do dwóch lat dziecko ma naturalne tendencje do chwytania wszystkiego, co znajduje się w pobliżu rączek. Z czasem te tendencje słabną – w tym okresie bowiem poznanie polisensoryczne zastępowane jest przez poznanie jednozmysłowe, najczęściej wzrokowe (Szuman, 1985).

Terapeuta:

- kładzie rozebrane dziecko na materacyku. W pobliżu jego ciała układa przedmioty o różnej twardości, strukturze materiału, np. dmuchaną piłkę, wałek z gąbki, różne poduszki. Dziecko – poruszając się – powinno „natrafiać" na przedmioty swoim ciałem, poznawać je przez dotyk.

- rozebrane dziecko układa na materacyku i stymuluje do zabawy własnym ciałem, głównie nóżkami i rączkami. Na jego stopy można założyć luźne, czerwone skarpetki, które, pod wpływem prób chwytania, zsuną się z nóżek.
- wkłada w rączki (raz w jedną, raz w drugą) dziecka kolorowe zabawki, łatwo dające się uchwycić (najlepiej, jeśli niemowlę może zacisnąć rączkę wokół obręczy grubości 1 cm). Zabawka nie może być zbyt ciężka, początkowo powinna być czerwona, biało-czerwona lub biało-czarna, może również wydawać dźwięki. Jeśli dziecko nie chwyta samo zabawki, terapeuta delikatnie przytrzymuje jego rączkę na zabawce i potrząsa nią przed oczami niemowlęcia. Pozwala mu zbliżać zabawkę do ust.
- podaje dziecku kolorową (na początku czerwoną lub biało-czarną) zabawkę nad jego głową. Zachęca do zauważenia i skupienia wzroku na przedmiocie. Prowokuje do wyciągnięcia rączki po zabawkę.
- podaje zabawkę raz z prawej, raz z lewej strony. Nieprzerwanie mówi do niemowlęcia spokojnym, melodyjnym głosem.
- przed leżącym na brzuszku dzieckiem kładzie czerwoną lub czarną kostkę wykonaną ze sztywnej gąbki. Początkowo może mieć wymiary 3 na 3 cm, stopniowo należy zmniejszać przedmiot - jednak nie może być on mniejszy niż 1 cm. Dorosły zachęca do chwytania, obserwuje sposób wykonywania czynności.

1.6. Odruchy

Dziecko przychodzi na świat wyposażone w zachowania pozwalające automatycznie odpowiadać na to, co dzieje się wokół, na wrażenia zupełnie jeszcze dla niego obce. Stopniowo uczy się reagować na bodźce, początkowe automatyzmy warunkują jednak przetrwanie i świadczą o rozwijającym się i dojrzewającym układzie nerwowym. Zespół zachowań, o których mowa, nazywamy odruchami. Odruchy, z którymi dziecko przychodzi na świat, podzielić można na dwie grupy: te, które zanikają w miarę właściwego rozwoju układu nerwowego oraz te, które pozostają obecne także w zachowaniach ludzi dorosłych (Harwas-Napierała, Trempała, 2000).

Odruchy stałe:

- bardzo istotnym odruchem jest umiejętność **ssania**. Chociaż jest ona właściwa również dla ludzi dorosłych, u małego dziecka odgrywa nieporównywalnie większą rolę, w znacznym stopniu warunkując jego przeżycie. Odruch ten nie obejmuje jedynie samej czynności ssania, ale zespół zachowań towarzyszących przyjmowaniu pokarmu. Dziecko, które jest głodne i w związku z tym niespokojne, w chwili wzięcia na ręce wyraźnie uspokaja się, zaczyna wykonywać ruchy ssania oraz poruszać główką w poszukiwaniu piersi. Również dotknięcie okolic ust kilkudniowego niemowlęcia powoduje u niego uspokojenie oraz poruszanie ustami (czasami szerokie ich otwieranie), a podrażnienie policzka – zwrócenie głowy w tym kierunku oraz ułożenie ust dowodzące gotowości do przyjęcia piersi (**odruch Rittiga**). Właściwe wykształcenie się odruchu oraz prawidłowa technika ssania stanowią także motoryczną podstawę do prawidłowego rozwoju mowy. Dzieci, których odruch ssania kształtował się niewłaściwie, albo technika ssania była niepoprawna, stanowią grupę zagrożoną wystąpieniem wad wymowy lub opóźnionym rozwojem mowy.

- **połykanie** – jest silnie skojarzone ze ssaniem, podobnie jak umiejętność ssania warunkuje przetrwanie niemowlęcia. Prawidłowa technika połykania (tak jak ssanie, a potem gryzienie) stanowi motoryczne podłoże prawidłowego rozwoju mowy, głównie artykulacji.
- **odruch źrenicowy** – źrenice zwężają się pod wpływem światła. Początkowo reakcja dziecka na silny strumień światła jest nagła – odrzuca ono głowę w tył i zaciska oczy. Jest to tzw. **odruch oczno-karkowy Peipera**. Stopniowo zanika nagłe odrzucenie głowy, ale pozostaje reakcja zaciskania powiek.
- **mruganie** – kiedy dotykamy rogówki oka (zarówno dziecka, jak i osoby dorosłej), powieka zamyka się lub kilkakrotnie mruga. Jest to odruch obronny, chroniący oko przez niepożądanymi bodźcami dotykowymi.
- **wydalanie moczu i kału** – odruchy towarzyszące dziecku od chwili narodzin, niezmiennie przez całe życie.

Odruchy typowe jedynie dla noworodka lub niemowlęcia:

- **odruch marszu automatycznego** – przy zetknięciu stóp z podłożem dziecko zaczyna wykonywać ruchy nóżkami przypominające chodzenie. Jest to odruch zanikający już w drugim miesiącu życia.
- **odruch chwytny** – zdolność silnego zaciśnięcia rączek wokół przedmiotu drażniącego dłonie niemowlęcia. Chwyt może być tak mocny, że dziecko można nawet unieść w górę, podnosząc przedmiot, wokół którego zaciśnięte są jego rączki. Odruch ten słabnie i zanika około trzeciego do czwartego miesiąca życia.
- **odruch toniczno-szyjny** – jeśli noworodek leży na wznak, a jego główkę przekręcimy w lewo, to lewa ręka prostuje się, a prawa przykurcza. Podobna reakcja występuje wtedy, gdy przekręcimy głowę w prawą stronę – prawa ręka zostaje wyprostowana, a lewa przykurczona. Odruch ten zanika około trzeciego do czwartego miesiąca życia. Niekiedy interpretuje się go jako przygotowanie dziecka do wykonywania obrotów w ślad za ruchem głowy (Franus, 1985).

- **odruch Moro** – zwany również odruchem obejmowania. Polega na nagłym wyprostowaniu rączek i nóżek, odgięciu główki ku tyłowi, a następnie wykonaniu powolnego ruchu rączkami, przypominającego obejmowanie klatki piersiowej. Odruch ten zanika około piątego miesiąca życia. Jego brak lub utrzymywanie się po ukończeniu szóstego miesiąca życia u niemowlęcia wskazuje na nieprawidłowości rozwoju układu nerwowego. Zachowanie to jest zwykle reakcją na silny bodziec, przede wszystkim dźwiękowy lub czuciowy.
- **odruch Babińskiego** – jeden z głównych odruchów noworodka, ważny ze względu na diagnostyczność neurologiczną. Polega na charakterystycznym odgięciu do góry dużego palca u nogi podczas drażnienia podeszwy. Około szóstego do siódmego miesiąca odruch ten zanika i zastępowany jest odruchem podeszwy – typowym także dla osób dorosłych – zwijaniem palców w stronę podeszwy podczas drażnienia. Utrzymywanie się odruchu Babińskiego po ukończeniu szóstego miesiąca życia świadczy o nieprawidłowym rozwoju centralnego układu nerwowego.

Tab. 6. Czas zaniku niemowlęcych odruchów bezwarunkowych

ODRUCH	CZAS ZANIKU – WIEK W MIESIĄCACH
marszu automatycznego	2–3
chwytny	3–4
toniczno-szyjny	3–4
Moro	5
Babińskiego	6–7

Źródło: Tabela opracowana przez autorki na podstawie literatury (patrz bibliografia do rozdziału I) oraz badań i obserwacji własnych.

ĆWICZENIA

Pomimo tego, że większości odruchów nie możemy stymulować, informacja o ich występowaniu i czasie zaniku jest niezwykle istotna ze względów diagnostycznych. Brak odruchów lub zbyt długie utrzymywanie się ich może wskazywać na nieprawidłowości neurologiczne. Sygnałów takich nie należy nigdy ignorować, ponieważ na wczesnym etapie życia dziecka mogą być jedynym dowodem zaburzeń rozwojowych.

Należy więc uważnie kontrolować czas pojawiania się i zaniku odruchów bezwarunkowych. Dzieci niedojrzałe (głównie wcześniaki) bardzo często mają niewykształcony odruch ssania. W związku z tym:

terapeuta/rodzic:
- dotyka okolic ust niemowlęcia, stymuluje delikatnie palcem wargi i twarz w ich pobliżu, a następnie wkłada do ust dziecka mały palec i sprawdza, czy dziecko wykonuje ruchy ssące.
- dotyka delikatnie policzka dziecka, stymulując zwracanie głowy w stronę dotyku.

Dodatkowym sposobem ćwiczenia wrażliwości czuciowej oraz pracy mięśni ust jest:
- stymulacja ust miękkim pędzelkiem lub gąbką - terapeuta wykonuje ruchy, jakby malował usta dziecka, delikatnie wykonuje również ruchy okrężne.
- smarowanie ust dziecka cieniutką warstwą miodu - powoduje to uwrażliwienie warg, zachęca dziecko do pracy języczkiem, uruchamia odruch połykania.
- dotykanie ust dziecka kostką lodu - należy wykonywać ruchy jak podczas malowania, równomiernie stymulując powierzchnię warg lub dotykać punktowo w różnych miejscach.

1.7. Rozwój ruchów

Motoryczny rozwój człowieka przebiega etapami ściśle od siebie uzależnionymi. Ponieważ nie warunkuje go dokładny program genetyczny, nie u każdego dziecka kolejne umiejętności pojawiają się w tym samym czasie, a niektóre stadia są silnie zindywidualizowane. Zawsze jednak przejście na wyższy etap uwarunkowane jest istnieniem i utrwaleniem niższego (na przykład, jeśli dziecko nie trzyma sztywno głowy, nie zacznie siedzieć, a tym samym nie będzie również chodziło).

W związku z tym, w trakcie planowania i prowadzenia terapii, należy zawsze pamiętać, że nieistotny jest wiek chronologiczny dziecka, a jedynie faza jego rozwoju. Rozdział ten - będący niejako podsumowaniem etapów rozwoju motorycznego - służy wskazaniu kolejności pojawiania się poszczególnych ruchów (umiejętności) niemowlęcia. Podane wskazania czasowe pojawienia się danej sprawności (zarówno w tym, jak i w pozostałych rozdziałach tej książki) służą ogólnej orientacji w etapach rozwoju dziecka zdrowego, nie wyznaczają natomiast momentu rozpoczęcia określonych ćwiczeń (na przykład: jeśli dziecko nie siedzi, nie możemy rozpocząć ćwiczeń stymulujących chodzenie). Indywidualne podejście oraz twórcze myślenie terapeuty są niezbędnymi warunkami skutecznej terapii.

Tuż po urodzeniu dziecko spędza najwięcej czasu, śpiąc w tzw. pozycji embrionalnej. Nóżki i rączki pozostają zgięte i przykurczone, piąstki zaciśnięte. Noworodek nie wykonuje ruchów w trakcie snu, dopiero po przebudzeniu rozprostowuje rączki i nóżki, przeciągając się. Już wtedy natomiast potrafi na krótko i nisko podnieść główkę, leżąc na brzuchu. Od mniej więcej trzeciego tygodnia życia noworodek jest w stanie (nadal w pozycji na brzuchu) przełożyć głowę z jednego boku na drugi, unosząc ją lekko nad materacykiem. Zwykle dziecko szybko się męczy w tej pozycji, ale ćwiczenie omawianej umiejętności jest dla niego bardzo korzystne.

Systematycznie następuje doskonalenie czynności unoszenia głowy w pozycji na brzuchu i trzymiesięczne dziecko potrafi już unieść ją całkiem wysoko, by w tej pozycji obserwować otoczenie[3]. W czwartym miesiącu pojawia się także ruch podnoszenia głowy w pozycji leżącej.

Przykurczone w pozycji embrionalnej rączki zaczynają powoli prostować się i służyć jako narzędzie. Dziecko do trzeciego miesiąca nie chwyta jeszcze przedmiotów, ale dotyka ich i patrzy na nie, jednocześnie zbierając wrażenia płynące z różnych analizatorów.

Dla trzymiesięcznego niemowlęcia bardzo ciekawe staje się własne ciało, które może poznawać dotykiem. W związku z tym dziecko porusza rączkami i nóżkami, dotykając się, często również kładzie dłonie na własnej głowie lub przesuwa po niej rączki (Franus, 1985). Coraz sprawniejsze ruchy rąk pozwalają natrafiać na to, co znajduje się w pobliżu – pościel, zabawki, łóżeczko. Polisensoryczne poznanie powoduje, że każdy zmysł jest tak samo ważny dla właściwego tworzenia się pojęć w umyśle. Wraz z rozwojem sprawności motorycznej dotyk zmienia się w chwyt pozwalający na coraz sprawniejsze manipulowanie trzymanymi przedmiotami[4].

W czwartym i piątym miesiącu życia dzieci doskonalą, oprócz ruchów rąk, również ruchy pozostałych części ciała. Chęć poznawania otaczającej przestrzeni mobilizuje niemowlęta do podjęcia prób zmiany, mało już atrakcyjnej, pozycji leżenia na plecach. Początkowo – sięgając po zabawki lub kierując wzrok w stronę bodźca – obracają się na bok. Po ukończeniu piątego miesiąca dziecko potrafi już najczęściej wykonać pełny obrót z pleców na brzuszek. Samodzielne układanie się na brzuszku staje się szybko docenianą umiejętnością, ponieważ stanowi kolejną fazę zdobywania i oswajania przestrzeni.

Przewrót z pleców na brzuszek jest dla niemowlęcia łatwiejszy niż ruch w odwrotną stronę, a poza tym dziecko odczuwa większą mobilizację do wykonania go z powodu nowych wrażeń, które są jego udziałem podczas leżenia na brzuchu. Powrót na plecy nie jest już interesujący, dodatkowo dziecko po

---

3. O rozwoju ruchów głowy – patrz rozdział 1.1.
4. O rozwoju chwytu – patrz rozdział 1.5.

wykonaniu ruchu z pleców na brzuch i obserwacji otoczenia w tej pozycji - jest już zmęczone, więc przewrót z brzuszka na plecy pojawia się najczęściej trochę później - w szóstym miesiącu życia.

Szósty miesiąc jest również ważny ze względu na zmiany w postawie niemowlęcia - w tym czasie zaczyna ono większość czasu spędzać na siedząco, początkowo z podparciem, później już samodzielnie.

Razem z doskonaleniem umiejętności siedzenia (około siódmego miesiąca życia), pojawiają się u dzieci pierwsze próby lokomocji - przemieszczania się, najczęściej w kierunku zabawki. Początkowo wykonywane ruchy przypominają pełzanie (czołganie się), ponieważ tułów i biodra nadal mają kontakt z podłożem, a dziecko przesuwa swoje ciało przy pomocy ruchów rąk i nóg, nie zawsze w pożądanym kierunku. Często na tym etapie łatwiej przesunąć mu się do tyłu lub obrócić w kółko, niż posunąć się do przodu. Ruchy te są jednak przygotowaniem do następnego etapu - raczkowania, które pojawia się zwykle w ósmym miesiącu życia i stanowi kolejną fazę rozwoju sprawności lokomocyjnej. Tułów zostaje oderwany od podłoża, ręce i nogi zaczynają wykonywać skoordynowane ruchy, dzięki czemu niemowlę zyskuje zdolność przemieszczania się kierunkowego, choć nie zawsze do przodu. Kiedy dziecko nie potrafi wykonywać ruchów skoordynowanych, a chęć lokomocji motywuje je do podjęcia prób przemieszczania, wówczas powstają indywidualne sposoby przemierzania przestrzeni - na przykład ruchem na pośladkach z charakterystycznym podwinięciem jednej nogi. Sposobów poruszania się może być wiele - obserwujemy tu duże zindywidualizowanie metod. Najistotniejszą jednak sprawą jest podjęcie prób przemieszczania się najpóźniej w ósmym miesiącu życia i stopniowy wzrost koordynacji ruchów rąk i nóg.

Początkowo dziecko raczkuje na kolanach i rękach, potem podnosi także pupę do góry i przemieszcza się na stopach i rękach. Stąd już tylko krok dzieli je od samodzielnego wstania i poruszania się na nogach. Równolegle z rozwojem lokomocji, dziecko zmienia również swoją postawę. Od samodzielnego siedzenia przechodzi do stania z podparciem, a następnie do stania bez podparcia. Około dwunastego miesiąca życia rozwój ruchowy (postawy i lokomocji) pozwala już niemowlęciu samodzielnie, na własnych nogach i o własnych siłach, przemierzać tak ciekawą dla niego przestrzeń[5].

Przez cały czas dziecko, oprócz zmiany postawy i zdolności przemieszczania się, doskonali umiejętność chwytania i manipulowania przedmiotami. Kiedy ręce nie muszą już podpierać i stabilizować całego ciała oraz nie służą do przemieszczania się, stają się bardzo cennymi narzędziami, które dziecko wykorzystuje coraz bardziej precyzyjnie.

---

5. O rozwoju stania i chodzenia - patrz rozdziały 1.3. i 1.4.

Rozwijając swoje umiejętności we właściwym tempie, niemowlę wkracza w drugi rok życia gotowe do samodzielnego przemieszczania się, odkrywania przestrzeni oraz budowania relacji z innymi osobami.

Tab.7. Rozwój ruchów niemowlęcia w poszczególnych miesiącach życia

WIEK W MIESIĄCACH	RUCH	ETAP OBOWIĄZKOWY TAK/NIE
1	postawa embrionalna	tak
2-3	ruchy rąk – dotyk własnego ciała i tego, co jest blisko	tak
3	unoszenie głowy w pozycji na brzuchu	tak
4	unoszenie głowy w pozycji na plecach	tak
4	chwyt dowolny	tak
4–5	obrót na bok	nie
4–5	manipulacja niespecyficzna	tak
5	obrót z pleców na brzuch	tak
6	obrót z brzucha na plecy	tak
6	siedzenie z podparciem	tak
7	siedzenie samodzielne	tak
7	pełzanie	nie[6]
7	stanie z podparciem	tak
8	raczkowanie	nie[6]
8	wstawanie	tak
9–10	stanie samodzielne	tak
12	manipulacja specyficzna	tak
12–13	chodzenie	tak

Źródło: Tabela opracowana przez autorki na podstawie literatury (patrz bibliografia do rozdziału I) oraz badań i obserwacji własnych.

6. Jak podaje Vasta (Vasta i inni, 1995) oraz jak wynika z badań własnych autorek, istnieje pewna grupa dzieci, które omijają etap pełzania i raczkowania. Zwykle jednak zastępują one te pierwsze próby lokomocji innymi technikami, na przykład ruchami na pośladkach, lub szybciej niż dzieci raczkujące domagają się prowadzania za rękę. Brak prób przemieszczania się w dowolny sposób do dziewiątego miesiąca życia jest wystarczającym powodem do przeprowadzenia diagnozy rozwoju motorycznego dziecka.

ĆWICZENIA

Ćwiczenia usprawniające określone umiejętności (ruchy) zostały podane w poprzednich rozdziałach. Tu należy jeszcze raz podkreślić, że przystępując do budowania programu terapeutycznego dla dziecka, nie możemy kierować się wiekiem chronologicznym (wynikającym z daty urodzin), a jedynie etapem rozwoju. Jeśli dziewięciomiesięczne dziecko nie siedzi, stymulację jego rozwoju motorycznego rozpoczynamy od ćwiczeń usprawniających tę funkcję, nie zaś od stymulacji lokomocji, jak wynikałoby z wieku dziecka. Podawany w niniejszej książce czas pojawienia się kolejnych umiejętności dotyczy dzieci prawidłowo rozwijających się i służy orientowaniu się, kiedy brak określonych funkcji należy uznać za niepokojący.

2. ROZWÓJ MOTORYCZNY I MANUALNY W WIEKU PONIEMOWLĘCYM

2.1. Rozwój motoryczny w drugim roku życia

Zmiany, jakie zachodzą w rozwoju motorycznym w drugim roku życia, nie są już tak nagłe i skokowe, jak te obserwowane w ciągu pierwszych dwunastu miesięcy. Dziecko wkracza w drugi rok życia zwykle z umiejętnością chodzenia lub zdobywa ją na początku omawianego okresu i przez następne miesiące doskonali zdolność lokomocji. Stopniowo wydłuża przemierzane odległości, coraz mniej korzysta z pomocy rodziców, nie podpiera się przedmiotami. Ręce przestają stabilizować ciało, zaczynają służyć do manipulacji. W tym czasie możemy mówić już o rozwoju dużej i małej motoryki oraz praksji oralnej.

2.1.1. Rozwój dużej motoryki

Ćwiczenia chodzenia powodują zmiany w sposobie wykonywania tej czynności. Początkowo dziecko czuje się niepewnie, więc ręce oddalone są od tułowia, a cały tułów lekko wychylony do przodu. Przez cały drugi rok życia dziecko doskonali umiejętność poruszania się na własnych nogach, w związku z tym ciało zostaje wyprostowane, krok staje się dłuższy, ręce zbliżają się do tułowia. Co prawda ręce nie wykonują jeszcze ruchów skoordynowanych z ruchami nóg, ale nie są już w takim stopniu, jak na początku, używane do stabilizowania pozycji ciała. Około szesnastego do osiemnastego miesiąca życia dobrze chodzące dziecko zaczyna biegać. Nadal nie wykonuje jeszcze skoordynowanych ruchów rąk (ręce w czasie biegu najczęściej znajdują się blisko ciała i chaotycznie poruszają się), ale krok zostaje wydłużony, kolana wyżej uniesione, a tempo przemieszczania zwiększone. Lepsza sprawność ruchowa i stabilność powodują, że dziecko zdobywa nowe umiejętności – potrafi kucnąć i podnieść zabawkę. Wstawanie do pozycji pionowej nie zawsze udaje się za pierwszym razem, ale z czasem i ta umiejętność zostaje wypracowana. Młody zdobywca sięga również po nowe obszary otaczającej go przestrzeni – zaczyna się wspinać na meble oraz wchodzić po schodach. W tym czasie (od około szesnastego do siedemnastego miesiąca) dziecko potrafi wykorzystać już każdy przedmiot, na który może wspiąć się (krzesło, kanapę, ławę itp.), aby sięgnąć wyżej po interesujące je przedmioty. Zwykle robi to w charakterystyczny sposób, podwijając jedną nogę, kładąc kolanko na zdobywanym przedmiocie (łóżku, krześle itp.) oraz podciągając się przy pomocy rąk. Znacznie później – około dziewiętnastego do dwudziestego miesiąca życia – dziecko zaczyna wchodzić po schodach, przytrzymując się poręczy. Wchodzenie jest znacznie łatwiejsze (i bezpieczniejsze) niż schodzenie. Początkowo, do około trzydziestego miesiąca życia, dzieci wchodzą po schodach, dostawiając jedną nogę do drugiej. Jest to dobra okazja, aby rozpocząć obserwację kształtowania się dominacji stronnej. Jeśli dziecko konsekwentnie wchodzenie (a później schodzenie) zaczyna od prawej (lewej) nogi, a następnie dostawia drugą, może to świadczyć o dominacji nogi, którą rozpoczyna czynność. Obserwacja ruchów wykonywanych rękami, a następnie badanie dominacji oka już około trzeciego roku życia daje nam obraz kształtowania się dominacji stronnej[7].

W drugim roku życia następuje rozwój umiejętności nazywanych zabawą. Większość swojego aktywnego czasu dzieci spędzają, bawiąc się, co jest podstawą ich rozwoju poznawczego oraz dowodem rozwoju społecznego[8]. Znakomita większość czynności wykonywanych przez dzieci na początku drugiego roku polega na naśladowaniu czynności (ruchów) wykonywanych przez dorosłych. Do czynności tych należą zabawy piłką. Początkowo dziecko jest w stanie turlać piłkę po podłodze. Nie nadaje jej jeszcze kierunku, popycha ją zwykle przed siebie, wprawiając w ruch. Ta zabawa może pojawić się przed ukończeniem pierwszego roku życia, na początku jednak drugiego roku ruchy stają się bardziej precyzyjne, dziecko pcha z większą siłą. Około szesnastego miesiąca

7. O kształtowaniu się dominacji stronnej – patrz rozdział VII.
8. O rozwoju zabawy – patrz rozdział V.

zaczyna również kopać piłkę. Nie zawsze udaje mu się jednak trafić w nią, nie umie też nadawać odpowiedniego kierunku, próbuje jednak wprawić ją w ruch za pomocą nogi. Łatwiejsze oczywiście jest trafienie w nieruchomą piłkę, również z powodu słabej jeszcze koordynacji wzrokowo-ruchowej.

W tym samym czasie lub nieznacznie później dziecko zaczyna rzucać piłkę. W siedemnastym miesiącu wykonuje rzut na niewielką odległość, nie podnosząc piłki do góry.

Wprawianie piłki w ruch – każdym z opisanych powyżej sposobów – jest łatwiejsze, niż łapanie przedmiotu będącego w ruchu. W drugim roku życia dziecko najczęściej nie potrafi jeszcze złapać piłki, ale wyciąga już ręce w kierunku lecącego przedmiotu i stara się go uchwycić.

Drugi rok życia to również czas pierwszych prób jazdy na rowerku. Dziecko chętnie siada na rowerku, ale samo nie potrafi jeszcze jeździć. Nie tylko nie umie samodzielnie naciskać pedałów, ale przede wszystkim nie potrafi zsynchronizować ruchów rąk i nóg, w związku z czym ma kłopoty z utrzymaniem właściwego kierunku jazdy.

Tab. 8. Etapy rozwoju dużej motoryki w drugim roku życia

WIEK W MIESIĄCACH	UMIEJĘTNOŚCI OCZEKIWANE ROZWOJOWO
12–13	samodzielne chodzenie
13	przysiad
16	kopanie piłki
16–17	wspinanie się
17	rzucanie piłki
16–18	bieganie
19–20	wchodzenie po schodach
21–22	pierwsze próby rozbierania się
22–23	podskakiwanie
21–24	pierwsze próby jazdy na rowerku

Źródło: Tabela opracowana przez autorki na podstawie literatury (patrz bibliografia do rozdziału I) oraz badań i obserwacji własnych.

W tym czasie dzieci uczą się samoobsługi. Wiąże się to ściśle ze stopniowym przyzwyczajaniem do kontrolowania potrzeb fizjologicznych. Pod koniec drugiego roku próbują rozbierać się i ubierać. W tym wieku są w stanie wykonać tylko najprostsze czynności – na przykład zsunąć części ubrania częściowo zdjęte już przez rodziców. Stopniowe doskonalenie oraz nauka korzystania z nocnika powoduje, że dzieci samodzielnie zaczynają ściągać, a następnie wkładać części swojej garderoby. Długo jednak jeszcze nie będą umiały rozpiąć i zapiąć guzików, kłopoty sprawia im również ściąganie przylegających do nóżek skarpetek. Czynności te wymagają bowiem precyzji ruchów, której brakuje jeszcze dwulatkom.

Przed ukończeniem drugiego roku dzieci uczą się trudnej sztuki podskakiwania – pierwsze próby wykonują wtedy, kiedy rodzice trzymają je za ręce i lekko unoszą do góry. Następnie dziecko próbuje powtórzyć tę czynność samodzielnie, choć na początku nie jest w stanie oderwać równocześnie obu nóg od podłoża. Dwulatek szybko opanowuje tę umiejętność i ćwiczy ją z całą zapamiętałością, dając dowód niespożytym pokładom swej energii.

ĆWICZENIA

W drugim roku rozwój dużej motoryki nie jest już tak skokowy, jak obserwowaliśmy to w ciągu pierwszych dwunastu miesięcy życia. Dziecko doskonali te umiejętności, które zdobyło, i wykorzystuje je do zdobywania większych obszarów przestrzeni. W swoich działaniach staje się bardziej samodzielne i wykazuje dużą inicjatywę w procesach eksploracyjnych i badawczych. Stanowi to główny motor rozwoju poznawczego.

Terapeuta/rodzic:

- stymuluje niemowlę do przemierzania coraz dłuższych odcinków przestrzeni. Dorosły stopniowo zwiększa odległość między dzieckiem a sobą i zachęca do pokonania tej odległości. Cały czas mówi ciepłym, spokojnym głosem. Może trzymać w ręce atrakcyjną zabawkę.
- na miękkiej wykładzinie układa kilka kolorowych i/lub świecących zabawek. Zachęca dziecko do pokonywania odległości między zabawkami i schylania się po nie. Powinno ono wykonywać to ćwiczenie boso lub w samych skarpetkach.
- umieszcza kolorową, atrakcyjną dla dziecka zabawkę na podwyższeniu, w takiej odległości, aby nie mogło jej dosięgnąć. Jeśli nie próbuje ono wspiąć się, kładzie jego kolanko na przedmiocie czy meblu, na którym znajduje się zabawka i lekko unosi jego pupę do góry, ułatwiając mu wejście. Z czasem stopniowo ogranicza te ułatwienia.

- siada na drugim stopniu schodów, spokojnie mówiąc, zachęca dziecko do pokonania jednego schodka. Jeśli dziecko nie wspina się jeszcze w ogóle, ćwiczenie powinno wykonywać w pozycji raczkującej. Terapeuta układa jego kolanko na stopniu i pomaga jak w poprzednim ćwiczeniu. Stopniowo to samo ćwiczenie powinno ono wykonywać w pozycji stojącej.
- ustawia na podłodze kolorową lub czerwoną piłkę, sam staje razem z dzieckiem naprzeciwko, kopie ją, mówiąc *bam* lub *gol*. Następnie ponownie stawia piłkę w pobliżu dziecka, jeśli ono samo nie próbuje naśladować czynności, powtarza ją wielokrotnie, zawsze konsekwentnie wypowiadając to samo słowo.
- zachęca malucha do naśladowania ruchów podczas składania kartki (pierwsze próby tego ćwiczenia można rozpocząć z dzieckiem mającym około dwudziestu dwóch miesięcy) – terapeuta siedzi obok (a nie naprzeciwko!) niego, wykonuje ruch i zachęca dziecko do dokładnego odtworzenia go. Jeśli maluch ma z tym kłopot, powoli wykonuje ruch rękami dziecka.
- buduje z dzieckiem wieżę z klocków oraz konstrukcje na płaszczyźnie (np. pociąg).

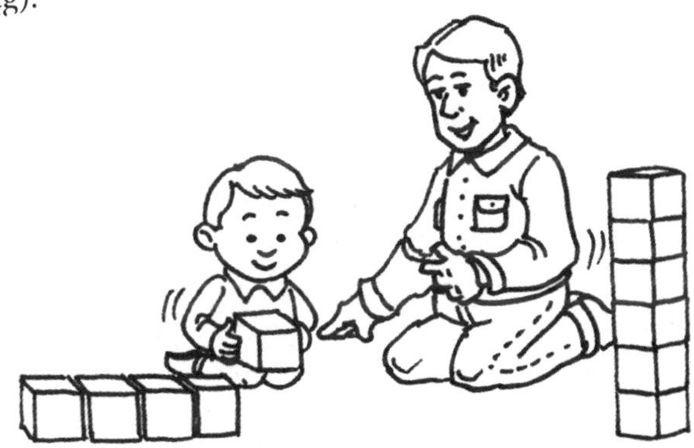

2.1.2. Rozwój małej motoryki

Wykształcony wcześniej chwyt pęsetowy pozwala dwulatkowi na precyzyjne ujmowanie małych przedmiotów. Doskonalenie umiejętności chwytu oraz manipulacji przedmiotami oznacza gotowość do posługiwania się narzędziami.

Ważnym osiągnięciem tego wieku jest zamiana manipulacji niespecyficznej na specyficzną. Dzięki temu, pod koniec pierwszego roku, dziecko zaczyna używać przedmiotów w sposób celowy, intencjonalny, zgodny z ich przeznaczeniem.

Bolesnym dla rodziców dowodem zdobycia nowych sprawności są rysunki na ścianach oraz plamy po zupie na dywanie. Dziecko odkrywa bowiem radość czerpaną z samodzielności, za którą nie nadąża jeszcze precyzja działania. Pojawia się natomiast wiedza o tym, że kredka służy do rysowania, łyżka do jedzenia, a kubek do picia. Samodzielności dziecka w zakresie posługiwania się narzędziami nigdy nie należy hamować, nie wolno mówić, że „jeszcze nie potrafi, jest jeszcze za małe". Tylko wielokrotne, początkowo zupełnie nieporadne, powtarzanie czynności powoduje zwiększenie precyzji i doskonalenie umiejętności. Ważna staje się liczba powtórzeń.

Na tym etapie rozwoju kształtuje się właśnie lateralizacja. Jeśli dwulatek, w czasie posługiwania się narzędziami typu: ołówek, łyżka, młoteczek, szczoteczka do zębów, konsekwentnie wybiera prawą lub lewą rękę, wskazuje to na przewagę przeciwległej półkuli w zakresie czynności manualnych. Ostatecznie „wybór" ręki potwierdza się około trzeciego do czwartego roku życia, choć w przypadku niektórych dzieci dwuręcznych (posługujących się raz prawą, raz lewą ręką) proces ostatecznego wyboru trwa znacznie dłużej.

Konsekwencją doskonalenia precyzji chwytu oraz rosnącej koordynacji wzrokowo-ruchowej są nowe umiejętności i zabawy. Dziecko potrafi bowiem wykonać określone ruchy precyzyjne i włożyć na przykład klocek w otwór. Około szesnastego miesiąca życia pojawia się także zdolność do samodzielnego mycia zębów. Czynność tę dziecko wykonuje przez naśladownictwo. Widząc, jak dorośli myją zęby, dziecko powtarza ich ruchy, ucząc się w ten sposób bardzo ważnych umiejętności.

W tym czasie dzieci rozwijają także swoje zdolności manualne, które bardzo ściśle połączone są z postrzeganiem wzrokowym, ponieważ to właśnie współpraca rąk i oczu zapewnia stały wzrost precyzji wykonywania różnych czynności. Niezależnie od płci, w drugim roku życia dzieci podejmują próby układania przedmiotów jeden na drugim – najczęściej wykorzystują do tego klocki. Początkowo (około szesnastego do osiemnastego miesiąca) zbudowana wieża składa się z dwóch do trzech klocków, w dziewiętnastym z czterech, w dwudziestym pierwszym miesiącu z pięciu, a kiedy dziecko kończy drugi rok życia, potrafi zbudować wieżę nawet z sześciu klocków. Umiejętność tę kształci nadal w trzecim roku. Dodatkowo pod koniec drugiego roku pojawiają się konstrukcje na płaszczyźnie, na przykład budowanie pociągu, węża, które wymagają ustawiania klocków jeden za drugim (Harwas-Napierała, Trempała, 2000). W czasie takich manipulacji trudno już rozdzielić funkcje analizatora wzrokowego od udziału pracy mięśni i zwiększania precyzji działania. Umiejętności takie i ich rozwój wymagają sprawnego działania wielu funkcji mózgowych.

Wzrost sprawności manualnej powoduje też, że dziecko zaczyna wykonywać czynności, które wcześniej były dla niego zbyt trudne, na przykład odkręcać butelki, tubki, małe słoiczki. Początkowo robi to w sposób nieprzemyślany, odkręcając pokrywki w przypadkowym kierunku. Stopniowo odkrywa zasadę i wykonuje ruchy precyzyjnie i celowo. Wszystkie zdobyte w drugim roku sprawności dziecko doskonali w kolejnych fazach rozwoju.

Tab. 9. Etapy rozwoju małej motoryki w drugim roku życia

WIEK W MIESIĄCACH	UMIEJĘTNOŚCI OCZEKIWANE ROZWOJOWO
13–14	doskonalenie chwytu pęsetowego
13–15	nieporadne posługiwanie się łyżką lub widelcem
13–15	rysowanie znaczków, bazgranie
13–16	picie z kubka
13–18	wkładanie klocka w otwór w deseczce
16–17	pierwsze próby samodzielnego mycia zębów
16–18	budowanie wieży z 2 klocków
19	budowanie wieży z 4 klocków
21	budowanie wieży z 5 klocków
21–24	budowanie konstrukcji na płaszczyźnie
22–24	odkręcanie pokrywek
24	budowanie wieży z 6 klocków

Źródło: Tabela opracowana przez autorki na podstawie literatury (patrz bibliografia do rozdziału I) oraz badań i obserwacji własnych.

ĆWICZENIA

Wszystkie ćwiczenia wykonywane z dwulatkiem służą wypracowaniu w przyszłości prawidłowej techniki pisania i rysowania. Drugi rok życia to wspaniały czas na wykorzystanie naturalnej dla dziecka ciekawości i chęci posługiwania się właśnie odkrywanymi narzędziami. Ta typowa chęć do wykonywania nowych czynności powoduje, ze ćwiczenia można powtarzać wielokrotnie.

Terapeuta:

- rozsypuje na stoliku drobne przedmioty (kawałki gumki do mazania, kostki z pianki, małe kuleczki itp.). Stawia przed dzieckiem pojemnik, chwytając pierwszy przedmiot, wrzuca go, mówiąc: *bam* lub *bach*. Dziecko powinno zacząć naśladować ruchy terapeuty. Jeśli nie naśladuje – wykonujemy ćwiczenie rączką dziecka, za każdym razem konsekwentnie wymawiając to samo słowo.

- nakłada do miseczki ulubiony deser dziecka. Przed dzieckiem kładzie łyżkę, którą pozwala mu chwycić dowolną ręką. Jeśli dziecko nie zanurza samodzielnie łyżki w zawartości miseczki, trzeba zrobić to jego ręką. Początkowo należy unikać ćwiczeń z substancjami niejadalnymi, gdyż dziecko – przez naśladownictwo – zwykle będzie kierowało łyżkę do buzi.
- kładzie przed dzieckiem kartkę i ołówek, pozwala chwycić go dowolną ręką i wykonywać znaczki na kartce. Kolejnym etapem ćwiczenia jest prowadzenie rączki dziecka po kartce – na przykład podczas łączenia trzech narysowanych kropek, usytuowanych w linii prostej: poziomej lub pionowej.
- wkłada do otworów w deseczce klocki w kształcie kół, trójkątów lub kwadratów i zachęca dziecko do wykonania tej samej czynności. Jeśli dziecko nie naśladuje – wykonuje ćwiczenie jego rączką, za każdym razem, po skończonym ćwiczeniu, mówiąc: *brawo*.
- jeśli dziecko przejawia chęć rysowania po ścianach pokoju, należy okleić je szarym papierem, aby nie niszcząc ścian, mogło ćwiczyć sprawność manualną.
- od około osiemnastego miesiąca życia zachęca dziecko do samodzielnego picia z kubeczka. Początkowo powinien to być kubek z ustnikiem, a następnie zwykły, plastikowy i bez pokrywki.

2.1.3. Rozwój praksji oralnej

Prawidłowe ruchy narządów mowy zależą w dużej mierze od poprawnego wykonywania takich czynności, jak: ssanie, oddychanie czy gryzienie. Dzieci z błędnymi technikami lub słabym odruchem ssania należą do grupy zagrożonych rozwojem wad wymowy. Obserwacja rozwoju praksji oralnej w dużej mierze pozwoli wyeliminować problemy artykulacyjne o tej proweniencji.

W drugim roku życia dziecko zaczyna wypowiadać pierwsze zdania. Tylko część artykułowanych słów jest zrozumiała dla odbiorcy innego niż rodzice. Oprócz wielu obserwowanych w mowie dziecka zjawisk językowych (metatezy, uproszczenia, upodobnienia, neologizmy itp.), jednym z najczęściej spotykanych są substytucje, spowodowane zwykle trudnościami artykulacyjnymi związanymi z niedojrzałością funkcjonalną narządów mowy. Ruchy języka, szczęki, podniebienia miękkiego są powolne i słabe, jeszcze długo dzieci mają problemy z ruchami naprzemiennymi. Chociaż dwulatek potrafi już zwykle podnieść język do wałka dziąsłowego, jedyną głoską dziąsłową, którą wypowiada jest „l" (np. w wyrazie *lala*). Problemy z szybką zmianą miejsca artykulacji powodują, że dziecko często reduplikuje sylaby (np. *pa pa, mama, tata, baba, dada, koko*). Słabo wykształcone ruchy warg nie pozwalają na właściwe dla wielu głosek (zwłaszcza dziąsłowych, np. „sz", „ż", „cz", „dż") ułożenie ust w tzw. dzióbek. W tym wieku dzieci mogą również nie wypowiadać jeszcze tylnojęzykowych głosek „k", „g", ze względu na konieczność cofnięcia masy języka ku tyłowi. Naturalnym ruchem artykulacyjnych jest unoszenie środka języka ku podniebieniu, co powoduje charakterystyczne zmiękczenie większości spółgłosek. Cecha ta – przy prawidłowym rozwoju mowy – zanika około trzeciego roku życia.

ĆWICZENIA

Terapeuta:

- bawiąc się z dzieckiem samolotem, raz naśladuje wysoki lot, mówiąc jednocześnie: *uuuuuuu*, z wyraźnym ułożeniem ust w tzw. dzióbek, następnie pokazuje lot w dół, mówiąc: *iiiii* z wyraźnym rozciągnięciem ust[9]. Zachęca dziecko do naśladowania zarówno ruchów, jak i dźwięków.
- włącza cicho muzykę lub gra kilka dźwięków na instrumencie, śpiewając wolno: *la la la* z charakterystycznym wysokim uniesieniem języka do wałka dziąsłowego.
- naśladuje dźwięk galopującego konika.
- naśladuje głosy wydawane przez zwierzęta, zabawki (np. świnka: *iii*, pociąg: *fu fu*, samolot: *uuuu*, krówka: *mu*, piesek: *au au* lub *hau hau* w zależności od możliwości artykulacyjnych dziecka).
- zachęca dziecko do powtarzania sekwencji samogłosek, początkowo dwóch, np. *a-e*, *u-i*, *e-o*, potem trzech, np. *a-o-u*, *e-i-a*.

2.2. Rozwój motoryczny i manualny w trzecim roku życia

2.2.1. Rozwój dużej motoryki

Trzeci rok życia to okres harmonijnego rozwoju. Dziecko bez trudu porusza się już samodzielnie, jego krok jest wydłużony, stopniowo pojawiają się ruchy rąk skoordynowane z ruchami nóg i tułowia. Trzylatek częściej biega, niż chodzi.

---

9. O sposobach wywoływania i wizualizacji głosek patrz: J. Cieszyńska, 2003, *Metody wywoływania głosek*, Kraków.

Ręce, które nie służą już w bezpośredni sposób stabilizowaniu ciała, mogą teraz sprawnie manipulować lub trzymać pewnie jakiś przedmiot, nawet w trakcie chodzenia. Malec chętnie więc przyniesie wskazaną przez opiekuna rzecz, poradzi sobie nawet wówczas, jeśli jest to szklanka z wodą. Już na początku trzeciego roku życia dziecko próbuje naśladować stanie na jednej nodze. W charakterystyczny sposób unosi jednak kolano do góry, a nie – jak dorośli – zgina nogę ku tyłowi. Początkowo traci równowagę już w chwili unoszenia kolana, stopniowo jednak zdolność utrzymania równowagi wydłuża się do kilku sekund.

Pełne energii dziecko w wieku trzech lat potrzebuje wiele ruchu, który przybiera różne formy: chodzenia, biegania, skakania, wspinania się itp. Najczęściej udaje mu się pokonać większość barier lokomocyjnych. Dzieci zdobywają więc meble, oparcia foteli i kanap, schody itp. Trzylatek potrafi również zwykle jeździć na trójkołowym rowerku, samodzielnie pedałując i kręcąc kierownicą.

Zabawy z piłką stają się ulubionym zajęciem – dziecko umie zarówno kopać, jak i rzucać piłkę. Stara się nadać jej właściwy kierunek, tak aby dotarła do partnera zabawy. W trakcie rzucania jedną ręką pracuje nadal tylko stawem łokciowym, stopniowo uruchamiając barkowy. Nie wykonuje natomiast ruchów całym tułowiem, nabierając charakterystycznego rozmachu. Ten ruch typowy jest dla tzw. dojrzałego stadium rozwoju rzucania (por. Vasta i inni, 1995, s. 202).

Trzylatek próbuje także łapać lecącą w jego kierunku piłkę. Udaje mu się jednak tylko wtedy, gdy nie wymaga to wykonania żadnego dodatkowego ruchu (na przykład zrobienia kroku w tył lub w bok), a piłka nie została rzucona zbyt mocno.

Większa sprawność cechuje trzylatka w zakresie samoobsługi – po skończeniu trzydziestu miesięcy dzieci zwykle potrafią samodzielnie włożyć i zdjąć niektóre części garderoby, na przykład majteczki, spodenki, buciki (bez zapinania, niekiedy wkładając lewy but na prawą nogę). Potrafią także rozebrać się z rozpinanych sweterków, bluz, kurtek itp. Trudność sprawia im nadal samodzielne rozpinanie i zapinanie guzików oraz sznurowanie butów.

Osiągnięcia trzylatka w zakresie dużej motoryki:

- sprawnie chodzi i biega.
- pewnie trzyma przedmioty w czasie chodzenia.
- stoi 2–3 sekundy na jednej nodze.
- rzuca, kopie i próbuje łapać piłkę.
- jeździ na trójkołowym rowerku.
- samodzielnie wkłada i zdejmuje niektóre części garderoby.

ĆWICZENIA

Terapeuta:

- organizuje tor przeszkód, na przykład dziecko musi przebiec po prostym odcinku od piłki do piłki, wskoczyć do koła o średnicy 1 m i wyskoczyć po przeciwnej stronie, wejść na przeszkodę o wysokości 20 cm.
- zachęca dziecko do jak najdłuższego utrzymywania się na jednej nodze (na przykład, robiąc konkurs z drobnymi nagrodami dla tego: *kto utrzyma równowagę najdłużej*).
- organizuje zabawę tematyczną: ubieranie lalki lub misia. Zadaniem dziecka jest włożenie lalce określonej części garderoby, a następnie dokładne pokazanie, jak ono to zrobiło (ważna jest powtórzona sekwencja ruchów).
- organizuje zabawę tematyczną: karmienie lalki lub misia. Dziecko ma za zadanie nabierać na łyżkę lub nabijać na widelec substancje o różnej gęstości, teksturze, np. kaszę mannę, kaszę gryczaną, kawałki plasteliny, wodę, drobny makaron, oraz kierować w okolice ust zabawki.
- rysuje wyraźną kreskę w odległości 1 m od dziecka i zachęca, aby kopnęło piłkę poza linię. Stopniowo zwiększa odległość.

2.2.2. Rozwój małej motoryki

Ćwiczone przez cały czas aktywności dziecięcej ruchy rąk w trzecim roku życia pozwalają na wykonywanie precyzyjnych czynności, takich jak: wrzucanie krążków wielkości monet w otwór skarbonki lub nakładanie klocków na drewniany patyczek. Kształtująca się właśnie lateralizacja, doskonalenie koordynacji wzrokowo-ruchowej, wzrastająca zdolność koncentracji i komunikacji powodują, że dziecko chętniej wykonuje i powtarza czynności trudne i złożone. Doskonali więc umiejętność rozpinania guzików, chętniej sięga po kredki, a stawiając na kartce niewyraźnie znaki, nazywa je pociągiem lub autem. Dziecko trzyletnie potrafi już narysować koło, pionową i poziomą kreskę oraz złączyć je w formie krzyżyka. Nie potrafi natomiast zamalować określonej powierzchni bez przekraczania jej granic, ponieważ podczas rysowania wykonuje jeszcze ciągle długie i energiczne ruchy, uruchamiając staw łokciowy, a nie głównie nadgarstek, jak dzieje się to na późniejszym etapie rozwoju małej motoryki.

W tym wieku rośnie także wysokość budowanych wież z klocków – prawidłowo rozwijające się motorycznie dziecko potrafi zbudować wieżę nawet z ośmiu elementów. Umie także odwzorować konstrukcje zarówno przestrzenne, jak i płaskie (np. klocki ułożone w formie mostku, pociągu czy czekoladki).

Trzylatek sprawnie posługuje się łyżką, widelcem i kubkiem. Potrafi zwykle zarówno nabrać pokarm na łyżkę (widelec), jak i donieść taką porcję do ust. Jego samodzielność rozszerza się również na czynności higieniczne – samodzielnie korzysta z toalety oraz myje i wyciera ręce.

W tym wieku dziecko potrafi też włożyć w otwory klocki różnego kształtu, a korzystając z doskonalącego się spostrzegania wzrokowego, precyzyjnie ocenić, który klocek pasuje do którego otworu.

Osiągnięcia trzylatka w zakresie małej motoryki:
- rysuje pionową i poziomą linię prostą, krzyżyk oraz koło.
- buduje wieżę z ośmiu elementów.
- posługuje się łyżką, widelcem i kubkiem.
- samodzielnie wykonuje podstawowe czynności higieniczne.
- wkłada klocki różnego kształtu do właściwych otworów.

ĆWICZENIA

Terapeuta pokazuje dziecku ćwiczenie i zachęca do naśladowania czynności:
- wkłada w odpowiednie otwory klocki o różnym kształcie.
- rysuje na kartce, tablicy, folii itp. linie, krzyżyki i koła – ćwiczenie może przybierać różne formy: dziecko rysuje z terapeutą równolegle (naśladując czynności i ruchy), dostaje wzór na osobnej karteczce do przerysowania, wykonuje polecenie terapeuty, np.: *narysuj kółko*, łączy narysowane wcześniej kropki.
- prosi dziecko o uzupełnienie obrazka tematycznego: o dorysowanie kół do samochodu, komina do domu itp.

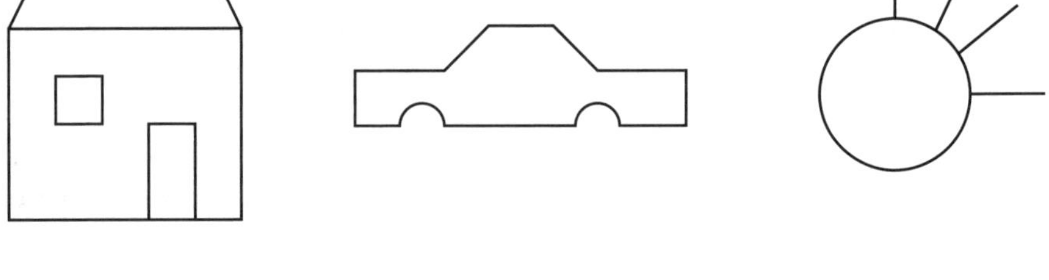

- nakłada drewniane klocki na patyczki, tworząc kategorie, np. klocki czerwone, zielone, niebieskie (bez względu na kształt) albo trójkąty, koła, kwadraty (bez względu na kolor).
- lepi z plasteliny różne kształty – może również uzupełniać brakujące elementy figurek lub rysunków tematycznych, np. koła samochodu, głowę bałwana, nogi lalki lub misia.
- ustawia na przemian z dzieckiem kolejne klocki, budując wieżę, dom, most.
- wrzuca w niewielkie otwory klocki, małe kulki, fasolki itp.
- myje dziecku i sobie ręce, a następnie pokazuje, jak wytrzeć je ręcznikiem. Prosi je o powtórzenie sekwencji ruchów (to ćwiczenie powinno wykonywać się z dzieckiem już na początku trzeciego roku życia).

2.2.3. Praksja oralna

W trzecim roku życia rośnie znacznie liczba słów, które odbiorca dziecięcej mowy potrafi zrozumieć. Ruchy narządów artykulacyjnych doskonalą się podobnie jak ruchy rąk czy nóg, stają się szybsze i bardziej precyzyjne. W związku z tym w dziecięcych zdaniach mniej jest uproszczeń, metatez oraz substytucji. Co prawda nie wszystkie głoski realizowane są jeszcze poprawnie – rozwój systemu fonetyczno-fonologicznego nadal trwa – ale w prawidłowo kształtującej się mowie dziecka trzyletniego brak najczęściej już tylko głosek dziąsłowych z wyjątkiem „l". Niektóre głoski mogą być jeszcze lekko zmiękczone, ale typowe dziecięce miękkie mówienie stopniowo zanika.

ĆWICZENIA

- terapeuta wymyśla język biedronek, samochodów, lalek, w którym słowa składają się z sekwencji sylab otwartych, np. *PU-MU, WA-NO, ME-TO-NA, SA-LA-WA* (każda sylaba powinna rozpoczynać się spółgłoską o innym miejscu artykulacji).
- dziecko odczytuje samogłoski wykonane z różnych materiałów – wycięte z papieru, zrobione z miękkiej pianki, drewna, modeliny itp., jednocześnie dotykając i patrząc.
- terapeuta z dzieckiem przygotowują teatrzyk kukiełkowy, w trakcie przedstawienia używają wielu wyrażeń dźwiękonaśladowczych (dorosły wypowiada je szczególnie wyraźnie, podkreślając ułożenie narządów artykulacyjnych).

3. ROZWÓJ MOTORYCZNY I MANUALNY W WIEKU PRZEDSZKOLNYM

3.1. Rozwój motoryczny i manualny w czwartym roku życia

Czwarty rok życia stanowi często dla dziecka przełomowy moment wyznaczony pójściem do przedszkola. Początek wieku przedszkolnego, zwyczajowo przypadający na ukończenie przez dziecko trzech lat, ma głębokie uwarunkowanie rozwojowe. Na początku czwartego roku w większości przypadków rozwój motoryczny, poznawczy, językowy i emocjonalny pozwala dziecku przebywać i odnaleźć się w grupie rówieśniczej, w podstawowym zakresie dokonywać samoobsługi oraz komunikować się z otoczeniem. Rozwój motoryczny nadal przebiega szybko, ale nie skokowo. Dziecko, doskonaląc posiadane już umiejętności, nabywa nowe.

3.1.1. Duża motoryka

Już trzylatek potrafi samodzielnie wejść i zejść po schodach. Często robi to jednak krokiem dostawnym, przytrzymując się poręczy lub ściany. W czwartym roku życia pojawia się umiejętność chodzenia po schodach krokiem naprzemiennym. Chodzenie po płaskim terenie nie sprawia już dziecku żadnej trudności, staje się nawet nudne, w związku z czym częściej dziecko skacze lub biega, niż spokojnie spaceruje. Rosnąca sprawność motoryczna, a wraz z nią większa wiara we własne siły, powodują, że czterolatek chętnie pokonuje różne przeszkody – zeskakuje ze stopni, przeskakuje przez zabawki, skacze, odbijając się obiema nogami od podłoża.

Nadal ulubioną zabawką jest piłka, którą dziecko równie chętnie kopie i rzuca. W czwartym roku życia coraz częściej udaje się mu ją złapać. Nie jest w stanie zrobić tego samymi dłońmi, dlatego najczęściej chwyta całymi przedramionami i przyciska do siebie. Jest to jednak wciąż jeszcze trudne zadanie dla czterolatka. Chętnie natomiast dzieci podrzucają, kopią i rzucają piłkę, próbując również bawić się nią w grupie.

Czterolatki doskonalą jazdę na trój- lub czterokołowym rowerku. I chociaż umiejętność tę nabyły już w trzecim roku życia, ćwiczenia powodują, że sprawniej wykonują manewr skręcania i szybciej pedałują. Sprzyja temu również rozwijający się zmysł równowagi. Dzięki temu w czwartym roku życia dzieci uwielbiają wchodzić na drabinki, przechodzić po wąskich murkach, ławeczkach, potrafią także stać długo na jednej nodze, ciągle jeszcze unosząc kolano do góry.

Osiągnięcia czterolatka w zakresie dużej motoryki:
- wchodzi i schodzi po schodach krokiem naprzemiennym.
- sprawnie kopie i rzuca piłkę.
- łapie piłkę przedramionami, przyciskając do siebie.
- potrafi podskoczyć, przeskoczyć przez przeszkodę i zeskoczyć z niej.

ĆWICZENIA

Terapeuta:
- organizuje dziecku konkursy biegowe, używając poleceń nieskomplikowanych językowo, np.: *biegnij szybko do piłki, a potem wróć do mnie, biegnij do mamy, weź od mamy piłkę i wrzuć do kosza.*
- ustala odległość, którą ma przebiec dziecko, a następnie rozpoczyna bieg poleceniem *start* lub *do biegu gotowy, start* (ćwicząc jednocześnie refleks i zdolność koncentracji).
- zachęca dziecko do wchodzenia na drabinki, wieszając, na wysokości odpowiedniej do jego umiejętności, małą nagrodę.
- organizuje zabawę polegającą na łapaniu i rzucaniu piłki z jednoczesnym wypowiadaniem słów, np. *ten, kto rzuca, mówi jakąś nazwę ubrania, jedzenia, zabawki.*

3.1.2. Mała motoryka

W czwartym roku życia dziecko robi duże postępy w zakresie pisania i rysowania. Jest w stanie odwzorować podstawowe kształty (oprócz opanowanych już wcześniej: linii prostej – poziomej i pionowej, krzyżyka oraz koła), potrafi narysować kwadrat lub prostokąt. Nabiera wprawy w rysowaniu po śladzie – jest wtedy w stanie „narysować" (oprócz podstawowych kształtów geometrycznych) proste szkice tematyczne: dom, misia, auto itp. Czwarty rok zwykle przynosi również ostateczne ukształtowanie się dominacji stronnej.

W związku z tym dziecko konsekwentnie posługuje się „wybraną" ręką jest to najlepszy czas, aby nauczyć je właściwych chwytów i ruchów. Taka pomoc potrzebna jest zwłaszcza dzieciom leworęcznym, choć praworęczne także niekiedy źle trzymają kredki lub długopisy. Tylko dzieci tzw. dwuręczne, u których proces kształtowania się lateralizacji jest znacznie wydłużony, nadal posługują się raz prawą, raz lewą ręką. Terapeuta nie może zlekceważyć tego faktu – dzieci te należą bowiem do grupy osób zagrożonych dysleksją i ich rozwój powinien być systematycznie oceniany przez specjalistę.

Dziecko czteroletnie swobodnie buduje konstrukcje z klocków, z niewielkiej odległości trafia do celu (piłką do narysowanego koła, kosza itp.), lepi z plasteliny proste kształty tematyczne, na przykład bałwana lub postać ludzką. Zwiększa samodzielność w zakresie samoobsługi (ubiera się i rozbiera z różnych części garderoby, myje i wyciera ręce, samodzielnie korzysta z toalety, czesze włosy, myje zęby, je samodzielnie łyżką i widelcem itp.).

Osiągnięcia czterolatka w zakresie małej motoryki:
- odwzorowuje linię, koło, kwadrat lub prostokąt i krzyżyk.
- rysuje po śladzie.
- usprawnia samoobsługę.
- zamalowuje powierzchnię kartki lub jej wyznaczony fragment (bez precyzyjnego trzymania się w ramach wyznaczonych granic).

ĆWICZENIA

Terapeuta:
- kontynuuje ćwiczenia rysowania równoległego lub odwzorowywania, w ramach tego ćwiczenia zaczyna tworzyć proste schematy tematyczne.

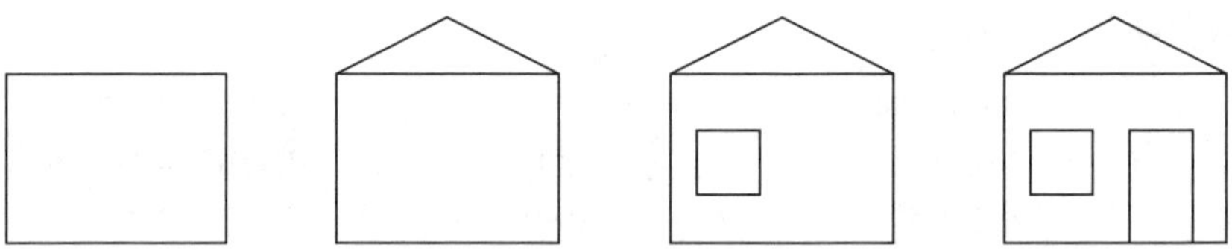

Terapeuta	Dziecko
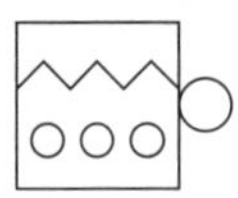	
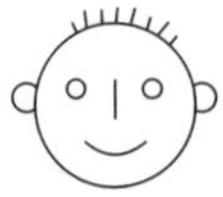	

Terapeuta	Dziecko
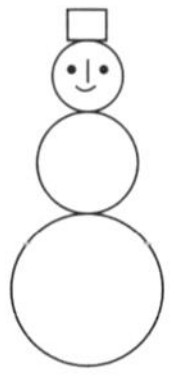	

- buduje razem z dzieckiem wieżę (jak najwyższą), tworzy inne budowle z klocków (np. dom, garaż, stół), organizując równocześnie zabawę tematyczną z naśladowaniem dźwięków wydawanych przez zabawki, postaci oraz z budowaniem prostych dialogów (dodatkowo ćwiczenie praksji oralnej, mowy i reguł społecznych).
- wyznacza dziecku płaszczyznę do zamalowania (nie może ona być zbyt mała).
- rysuje połowę obrazka, prosząc dziecko o dokończenie (np. słońca, kwiatka, motyla, drzewa).

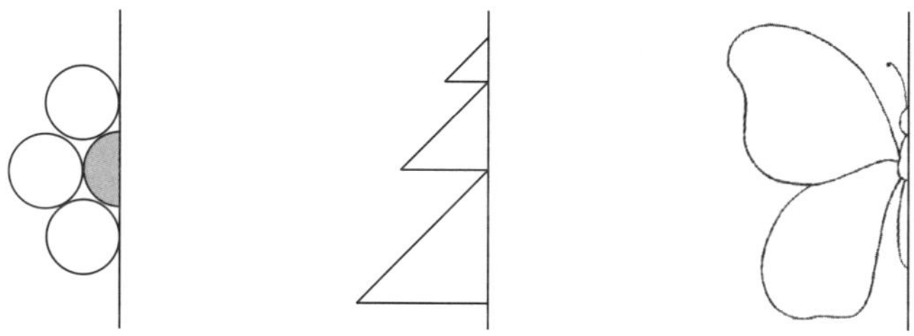

- prosi dziecko o dorysowanie brakującego elementu na obrazku, np. oczu człowieka, uszu psa, koła samochodu.
- zachęca dziecko do samodzielnego mycia zębów. Ćwiczenie jest wykonywane przy użyciu szczoteczki. Następnie terapeuta prosi malucha o odtworzenie sekwencji ruchów już bez przyborów toaletowych.

3.1.3. Praksja oralna

Pod koniec czwartego roku życia u wielu dzieci w mowie pojawiają się głoski dziąsłowe („sz", „ż", „cz", „dż"), z wyjątkiem „r". Niekiedy kolejność zostaje odwrócona i dziecko realizuje „r" przed pozostałymi głoskami dziąsłowymi, przypadki te stanowią jednak zdecydowaną mniejszość. Mowa dziecka czteroletniego, prawidłowo rozwijającego się, jest już zrozumiała dla odbiorców.

Radykalnie zmniejsza się liczba uproszczeń i metatez, pozostają jedynie substytucje (zwykle dotyczą niektórych głosek dziąsłowych).

ĆWICZENIA

Terapeuta:

- przykleja (jeśli dziecko na to pozwoli) kawałek opłatka do wałka dziąsłowego (w miejscu realizowania głosek dziąsłowych), a następnie prosi o zlizanie lub miarowe (jak najszybsze) uderzanie w to miejsce językiem (wypowiadając jednocześnie sylabę *LA LA LA* lub *DA DA DA* – w tej sylabie „d" wymawiane jest dziąsłowo, jak w wyrazie Andrzej).
- pokazuje dziecku, jak przykleić do czubka języka kawałek opłatka lub cienkiego wafelka i „zanieść" go do wałka dziąsłowego.
- zachęca dziecko do naśladowania: *jak chrapie dziadek, jak robi konik, jak ziewa małe dziecko, jak szumią drzewa* (wiatr).

3.2. Rozwój motoryczny i manualny pięcio- i sześciolatków

Piąty i szósty rok życia przynosi ugruntowanie się nabytych wcześniej umiejętności. Dziecko doskonali wiele sprawności, które umożliwiają mu częściowo samodzielne funkcjonowanie. Jest w stanie rozmawiać z rówieśnikami i dorosłymi oraz komunikować swoje emocje. Staje się dojrzałe do podjęcia nauki w szkole.

3.2.1. Duża motoryka

Piąty i szósty rok życia to czas dużej aktywności ruchowej i rozszerzania wachlarza nowych umiejętności. W tym wieku dzieci uczą się często jeździć na nartach lub łyżwach, tańczyć, pływać, a nawet jeździć na dwukołowym rowerze (Harwas-Napierała, Trempała, 2000). Sprzyja temu znaczący wzrost koordynacji ruchów oraz siły. Dodatkowym czynnikiem jest zdolność powtarzania sekwencji ruchowych – umiejętność niezwykle ważna ze względu na dalszy rozwój językowy i poznawczy dziecka. Sekwencje ruchowe warunkują rozwój sekwencji dźwiękowych i wzrokowych (istotnych dla rozwoju języka mówionego i pisanego). Badania dowodzą (Kimura, 2006), że na tym etapie rozwoju dochodzą do głosu różnice międzypłciowe. Okazuje się, że dziewczynki lepiej niż chłopcy radzą sobie z odtwarzaniem sekwencji ruchowych oraz z łączeniem w jedną całość wielu ruchów. Ta właściwość utrzymuje się również w życiu dorosłym.

Ćwiczone do tej pory sprawności stają się dla pięcio- i sześciolatka łatwe, bezpieczne i wykonywane są niemal automatycznie. Dziecko potrafi już nie tylko wchodzić po schodach krokiem naprzemiennym, bez przytrzymywania się poręczy, ale potrafi również po nich wbiegać. Także stanie, a nawet skakanie na jednej nodze nie stanowi już żadnej trudności - po skończeniu pięciu lat dziecko wykonuje tę czynność, zginając nogę w kolanie i unosząc stopę z tyłu, za plecami. Stopniowo kształtujący się zmysł równowagi sprawia, że sześciolatek potrafi też stać na jednej nodze z zamkniętymi oczami.

Dziecko sześcioletnie sprawnie zeskakuje na przykład z krzeseł oraz przeskakuje przez przeszkody. Potrafi również skakać ze skakanką (Franus, 1975).

Osiągnięcia pięcio- i sześciolatków w zakresie dużej motoryki:

- nowe umiejętności: taniec, pływanie, jazda na nartach, rowerze, łyżwach itp.
- zdolność powtarzania sekwencji ruchowych.
- stanie na jednej nodze z zamkniętymi oczami.
- skoki ze skakanką.

ĆWICZENIA

Terapeuta:

- wykonuje sekwencję ruchów, prosząc dziecko o jej powtórzenie (np. pokazuje sekwencję ruchów podczas mycia zębów, ubierania kurtki, robienia herbaty - stopniowo zwiększa poziom trudności).
- prosi dziecko o samodzielne pokazanie, jak ubiera buty, ścieli łóżko, myje naczynia itp. Ćwiczenie może przybrać formę zabawy: *co teraz robię?* - terapeuta i dziecko naprzemiennie pokazują i odgadują sekwencję ruchów charakterystyczną dla jakiejś czynności.
- zachęca dziecko, aby skakało ze skakanką, jednocześnie wypowiadając ciągi zautomatyzowane, np. dni tygodnia, nazwy cyfr od 1 do 10.
- pokazuje do rytmicznej muzyki układy choreograficzne (sekwencje ruchów) - prosi dziecko o odtworzenie.
- prosi dziecko, aby skakało na jednej nodze (naprzemiennie po 15-20 sekund) z zamkniętymi oczami.
- zachęca dziecko do łapania piłki (zabawę można urozmaicić dowolną grą językową).

3.2.2. Mała motoryka

U pięcio- i sześciolatków doskonalą się umiejętności w zakresie samoobsługi. W wieku pięciu lat dziecko potrafi już samodzielnie ubrać się i rozebrać, zapiąć i rozpiąć guziki, a niekiedy również zasznurować buty. Obecnie obserwuje się przesunięcie czasowe (nawet o rok) w nabywaniu przez dzieci umiejętności zapinania guzików oraz sznurowania butów. Wynika to z faktu, że coraz popularniejsze są buty zapinane na rzepy i bluzy zasuwane na zamek błyskawiczny, które ograniczają ilość ćwiczeń i potrzebę zdobycia sprawności w tym zakresie.

Dziecko sześcioletnie wykonuje wszystkie podstawowe czynności higieniczne samodzielnie – potrafi umyć twarz i ręce, wytrzeć się ręcznikiem, uczesać włosy grzebieniem lub szczotką, ubrać się i rozebrać z wszystkich części garderoby, zasznurować buty.

Doskonalą się także ruchy rąk wykonywane podczas pisania i rysowania. Powstają pierwsze rysunki tematyczne, na których przedstawione elementy mają wiele rozpoznawalnych cech. Rysując i pisząc, dziecko wykonuje ruchy głównie dłonią, uruchamiając przede wszystkim nadgarstek.

Także w zakresie małej motoryki na tym etapie ujawniają się różnice międzypłciowe. Ma to związek z lepszą u dziewczynek (a potem kobiet) kontrolą nad mięśniami dystalnymi (oddalonymi od centrum ciała, na przykład mięśniami palców) (Kimura, 2006, s. 47). Może to wpływać na zwykle lepszy poziom graficzny u dziewczynek (również na tzw. ładniejsze pismo). Chłopięca (a potem męska) przewaga widoczna jest natomiast w rzucaniu do celu oraz w łapaniu piłki (Kimura, 2006). Różnic tych nie można tłumaczyć jedynie budową fizyczną i siłą – ich źródło stanowią uwarunkowania mózgowe i hormonalne.

Osiągnięcia pięcio- i sześciolatków w zakresie małej motoryki:
- pełna samoobsługa.
- umiejętność tworzenia rysunków tematycznych.
- precyzyjne ruchy dłoni.

ĆWICZENIA

Terapeuta wyznacza dziecku zadania i zachęca do ich wykonania:
- posługiwanie się narzędziami – zabawy tematyczne: karmienie lalki, naprawa samochodu, czesanie lalki, porządki w domu (zamiatanie),

w biurze (spinanie spinaczami kartek, używanie dziurkacza, robienie pieczątek itp.).
- zamalowywanie płaszczyzn.

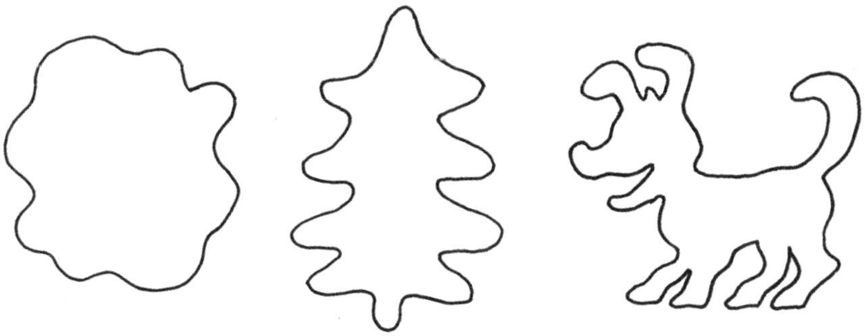

- kolorowanie według ustnych zasad, na przykład koła na zielono, kwadraty na czerwono, trójkąty na żółto.
- rysowanie w konturach, labiryntach itp.

- nawlekanie na sznurek sekwencji klocków (wzór podaje terapeuta).
- rysowanie tematyczne (ludzkiej postaci, zabawek, domu itp.).
- rysowanie przedmiotów według kategorii (zadaniem dziecka jest narysowanie trzech zabawek, trzech rodzajów pokarmu, trzech pojazdów itp.).
- smarowanie kromki chleba serkiem lub masłem.
- zapinanie guzików.
- sznurowanie butów.
- dorysowywanie elementu do zbioru.

3.2.3. Praksja oralna

W wieku sześciu lat system fonetyczno-fonologiczny dziecka jest w pełni ukształtowany. Realizuje ono wszystkie głoski poprawnie, także ostatnią rozwojowo: dziąsłową głoskę „r". Ruchy artykulacyjne są już bardzo sprawne – także ruchy naprzemienne, co decyduje o tym, że dziecko poprawnie wypowiada wszystkie sekwencje dźwięków, charakterystyczne dla języka macierzystego (w naszym przypadku – mówionej polszczyzny).

ĆWICZENIA

Jeśli system fonetyczno-fonologiczny jest w pełni ukształtowany, ćwiczenia praksji oralnej przestają być potrzebne. W przypadku, gdy dziecko nie realizuje jakieś głoski, należy rozpocząć intensywne ćwiczenia logopedyczne. W momencie rozpoczęcia szkoły powinno ono poprawnie wymawiać wszystkie dźwięki, aby wada wymowy lub niezakończony rozwój mowy nie wpływały na naukę czytania i pisania. Brak określonego dźwięku wymaga postępowania terapeutycznego dostosowanego do danego problemu[10].

10. O sposobach wywoływania dźwięków mowy i metodach terapeutycznych patrz: J. Cieszyńska, 2003, *Metody wywoływania głosek*, Kraków.

BIBLIOGRAFIA

Affolter F., 1997, *Spostrzeganie, rzeczywistość, język*, Warszawa.
Bogdanowicz M., 2000, *Integracja percepcyjno-motoryczna. Teoria – diagnoza – terapia*, Warszawa.
Cieszyńska J., 2000, *Od słowa przeczytanego do wypowiedzianego. Droga nabywania systemu językowego przez dzieci niesłyszące w wieku poniemowlęcym i przedszkolnym*, Kraków.
Cieszyńska J., 2001, *Nauka czytania krok po kroku. Jak przeciwdziałać dysleksji*, Kraków.
Cieszyńska J., 2003, *Metody wywoływania głosek*, Kraków.
Cieszyńska J., 2006, *Kocham uczyć czytać. Przewodnik metodyczny dla rodziców i nauczycieli*, Kraków.
Franus E., 1975, *Sprawdziany rozwoju dziecka*, Warszawa.
Franus E., 1984, *Rozwój niemowlęcia*, Warszawa.
Franus E., Franus-Urbańczyk B., 2000, *Treningi niemowlęcia*, Kraków.
Harwas-Napierała B., Trempała J. (red.), 2000, *Psychologia rozwoju człowieka*, t. 2, Warszawa.
Kimura D., 2006, *Płeć i poznanie*, Warszawa.
Szuman S., 1985, *Studia nad rozwojem psychicznym dziecka*, Warszawa.
Tomasello M., 2002, *Kulturowe źródła ludzkiego poznawania*, Warszawa.
Vasta R., Haith M., Miller S.A., 1995, *Psychologia dziecka*, Warszawa.
Wadsworth B., 1998, *Teoria Piageta. Poznawczy i emocjonalny rozwój dziecka*, Warszawa.

II

ROZWÓJ SPOSTRZEGANIA WZROKOWEGO

Analizator wzroku dostarcza człowiekowi wielu różnorodnych i istotnych dla życia informacji. Rozwój umiejętności spostrzegania jasności, barwy i kształtu, wyodrębniania elementów z tła rozwija się stopniowo. W pierwszych miesiącach życia dziecka zmysł wzroku jest niezwykle ważnym elementem funkcjonowania poznawczego. Stymulacja analizatora wzroku jest konieczna u wszystkich dzieci z zakłóceniami rozwoju, właśnie dlatego, że aktywne spostrzeganie (oglądanie świata) jest prymarnym (pierwszym, podstawowym) etapem rozwoju inteligencji oraz uczenia się komunikacji językowej.

U dziecka kilkumiesięcznego nie zawsze można zauważyć zaburzenia funkcji spostrzeżeniowych, w każdym przypadku podejrzeń nieprawidłowości rozwojowych należy uznać konieczność organizowania stymulacji zgodnie z etapami rozwoju dzieci zdrowych. Pobudzanie analizatora wzrokowego wpływa także w sposób naturalny (zgodny z etapami rozwojowymi) na funkcje motoryczne, szczególnie manualne.

Noworodki przebywające w inkubatorze mają mniejsze możliwości ćwiczenia funkcji wzrokowych, stąd wynika potrzeba prowadzenia stymulacji zaraz po opuszczeniu szpitala. Uwaga ta dotyczy także dzieci przedwcześnie urodzonych, charakteryzujących się słabym odruchem orientacyjnym na bodźce wzrokowe.

Stymulując rozwój małego dziecka, należy uwzględnić indywidualny rytm snu i czuwania. Ćwiczenia najlepiej przeprowadzać godzinę po karmieniu. Trzeba sprawdzić, czy dziecko ma suchą pieluszkę, czy wygodnie leży. Pokój powinien być przewietrzony. Konieczne jest zwrócenie uwagi rodzicom, aby nie przegrzewali pomieszczenia dla dziecka, a także by jak najczęściej dawali mu możliwość ruchu nieskrępowanego ubraniem. Istotne jest przekonanie rodziców o konieczności codziennej kąpieli noworodka, niemowlęcia i dziecka w wieku poniemowlęcym i przedszkolnym. Szczególnie w pierwszym roku życia każda zabawa w wannie jest etapem nabywania nowych doświadczeń proprioceptywnych[1], kinestetycznych, dotykowych, słuchowych i wzrokowych. Niemowlę, poruszając się w wodzie, uczy się swojego ciała i uczy się świata. W warunkach zbliżonych do bezpiecznego łona matki zaczyna budować swoje relacje ze światem.

Wieczorna toaleta umożliwia bliski kontakt z dorosłym, kształtowanie się poczucia bezpieczeństwa, zaufania do drugiej osoby. Jest także momentem wyciszenia dla dziecka i jego opiekuna. Po kąpieli zasypia ono szybciej, rodzice, a zwłaszcza matka, odczuwają podczas tych działań pozytywne emocje i przekazują je dziecku.

Należy podkreślić, iż przekonanie o niebezpieczeństwie chorób, na jakie narażone jest zakatarzone dziecko podczas kąpieli, jest nieuzasadnionym naukowo mitem. Dotyczy to także mycia główki. Delikatny masaż, który wykonuje rodzic, podczas mycia i wycierania dziecka, jest swego rodzaju dialogiem, pierwszą rozmową z drugim człowiekiem.

Ponieważ nadwrażliwe dzieci mogą płakać w kąpieli, warto zaproponować rodzicom, by spróbowali dodać do wody siemię lniane (należy zalać siemię ciepłą wodą na kilka godzin, następnie wlać macerat do wanny). Można także dodać napar z macierzanki z dodatkiem mleka. W przypadku dzieci z alergią białkową trzeba zrezygnować z mleka.

1. ROZWÓJ SPOSTRZEGANIA WZROKOWEGO W PIERWSZYM ROKU ŻYCIA

1.1. Skupiane wzroku i zatrzymywanie go na poruszającym się przedmiocie

Wyniki badań pokazują, że u noworodków obserwuje się tendencję do częstego patrzenia na obiekty tworzące jakiś wzór. Miesięczne dziecko patrzy najpierw na mocno skontrastowane krawędzie, na przykład skupia wzrok w miejscu styku barw białej i czarnej. Krawędzie dostarczają informacji o granicach przedmiotów, co w przyszłości ułatwi dziecku chwytanie zabawek.

---

1. Zmysł proprioceptywny – informuje o położeniu własnego ciała.

W ciągu pierwszych trzydziestu dni życia noworodka kształtują się następujące umiejętności spostrzegania wzrokowego:

- umiejętność skupiania wzroku na twarzy osoby dorosłej.
- śledzenie ruchu przedmiotu po łuku 90° (45° z każdej strony).
- skupianie wzroku podczas leżenia na brzuchu: na twarzy osoby dorosłej lub na przesuwanym po prześcieradle czerwonym pierścieniu.

U noworodków z zakłóceniami rozwoju nie pojawiają się wszystkie wymienione wyżej umiejętności. Należy wówczas kontynuować stymulacje pobudzające dziecko do rozpoczęcia pożądanych zachowań. Oznacza to konieczność wielokrotnego powtarzania zajęć w ciągu dnia oraz prowadzenie specjalnie organizowanych piętnastominutowych sesji, podczas których wykonywane są ćwiczenia będące bodźcami stymulującymi powstawanie tych trzech wymienionych umiejętności. Świadome (z pełnym zrozumieniem celów i wiedzą na temat efektów, do których dąży terapeuta) prowadzenie takich oddziaływań, powinno być kontynuowane przez matkę i pozostałych domowników. Możliwe staje się to dopiero po kilkakrotnym obserwowaniu pracy terapeuty przez rodzinę.

ĆWICZENIA

Ważne jest, aby zwrócić uwagę na prawidłowe oświetlenie twarzy. Twarz dorosłego powinna być zwrócona w kierunku okna, łóżeczko ustawione prostopadle do niego, tak by blask słońca nie raził oczu dziecka.

1. **Skupianie wzroku na twarzy osoby dorosłej.**
   Terapeuta:
   - pochyla się nad twarzą dziecka (odległość około 15 cm) i melodyjne wypowiada sylaby. Ponieważ skupia ono wzrok na poruszających się elementach twarzy, tak istotny jest efekt poruszających się ust. Kobiety powinny użyć jaskrawoczerwonej szminki do warg.
   - szybko zasłania i odsłaniania twarz z wykorzystaniem czarnej i czerwonej przesłony (koniecznie musi to być sztywny, owalny karton, najwygodniej umieścić go na cienkiej listewce).

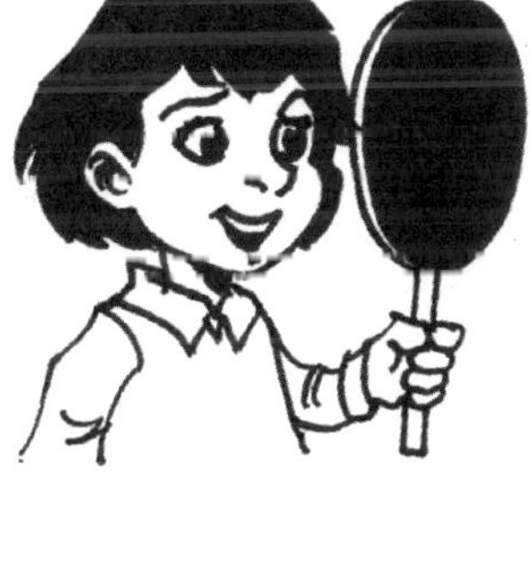

- wolno przesuwa twarz nad główką dziecka po łuku 90°.
- pokazuje dziecku karton owalnego kształtu (wielkości twarzy dorosłego człowieka) z narysowanymi dużymi oczami.

2. **Śledzenie ruchu przedmiotu po łuku 90°.**
Prowadzący ćwiczenia:
- przesuwa nad głową dziecka czerwony pierścień (średnica wewnętrzna 8 cm, grubość 2 cm) zawieszony na nitce.
- powoli przesuwa karton formatu A4 (ustawiony tak, by dziecko mogło dobrze widzieć całą powierzchnię) z narysowaną biało-czarną szachownicą (pola o wymiarach 6 na 6 cm).
- powoli przesuwa karton formatu A4 (ustawiony tak, by dziecko mogło dobrze widzieć całą powierzchnię) z narysowaną biało-czarną spiralą.

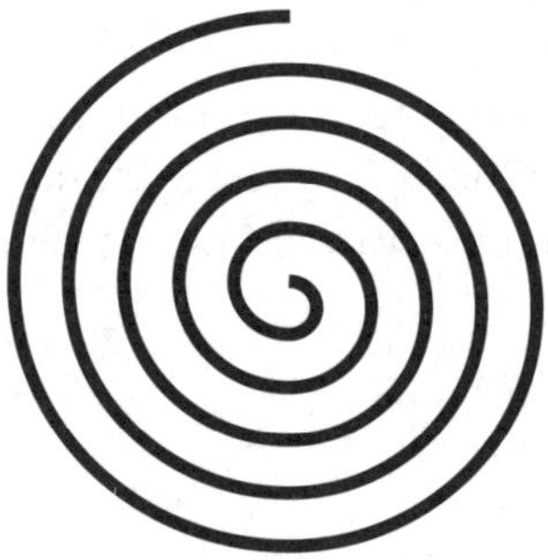

3. **Skupianie wzroku podczas leżenia na brzuchu.**
Terapeuta:
- przesuwa po białym prześcieradle czerwony pierścień (średnica wewnętrzna 4 cm, grubość 2 cm) tak, by dziecko mogło śledzić ten ruch, unosząc głowę.
- przemawia do dziecka, które próbuje unieść głowę, leżąc na brzuchu. Twarz musi być usytuowana w taki sposób, by oczy dorosłego znalazły się na jednej linii z oczami malucha.
- przesuwa po białym prześcieradle czarny klocek (długość boków 4 cm) tak, by dziecko mogło śledzić ten ruch, unosząc głowę.

Najważniejszą umiejętnością kształtującą się w pierwszym miesiącu życia dziecka jest skupiane wzroku na osobach i przedmiotach. Czynność ta będzie się nadal rozwijać i kształtować w ciągu kolejnych wielu miesięcy życia. Jest ona prymarna wobec wszystkich funkcji wzrokowych, warunkuje więc dalszy rozwój poznawania świata przez niemowlę.

1.2. Kontakt wzrokowy z osobami dorosłymi

Najważniejszą zdobyczą drugiego miesiąca życia dziecka jest kształtowanie się podstaw koniecznych do osiągnięcia pierwszych umiejętności społecznych. Dwumiesięczne niemowlę patrzy dłużej na schematyczny obraz twarzy niż na przypadkowy układ elementów. Śledzenie wzrokiem poruszającej się osoby ma także walor ćwiczeń motorycznych. Widać więc wyraźnie, że rozwój niemowlęcia trzeba postrzegać całościowo i dostrzegać wpływ rozwoju ruchowego oraz wszystkich analizatorów na kształtowanie się obrazu świata. Organizując ćwiczenia stymulujące, należy pamiętać, że niemowlęta dokładniej spostrzegają układy dynamiczne niż statyczne, ruch obiektów (przedmiotów i osób) jest więc niezbędną cechą prezentowanych bodźców.

U zdrowego dziecka po ukończeniu drugiego miesiąca życia pojawiają się następujące reakcje związane z analizatorem wzroku:

- reagowanie mimiką na twarz dorosłego,
- śledzenie wzrokiem osoby poruszającej się.

Łatwo dostrzec, że opanowanie tych umiejętności jest możliwe tylko wówczas, gdy dziecko osiągnie sprawności opisane w rozdziale 1.1[2]. W taki sposób urzeczywistnia się prawo implikacji sformułowane przez Jakobsona - wystąpienie elementów sekundarnych warunkowane jest przez pojawienie się elementów prymarnych (Jakobson, Halle, 1964).

Wzory, które proponujemy jako bodźce do ćwiczeń percepcji wzrokowej, mają ogromne znaczenie, bowiem między pierwszym a trzecim miesiącem życia dziecko zaczyna widzieć w obrazie wzrokowym organizację, a nie tylko szczegóły. „Rzecz w tym, że percepcja organizacji wzrokowej nie jest czymś, co zachodzi raz na zawsze dla wszystkich bodźców. Umiejętność organizowania zaczyna pojawiać się pomiędzy 1. i 2. miesiącem życia, ale rozwija się dalej" (Vasta i inni, 1998, s. 241). Rozwój ten dokonuje się dzięki zdobytym już doświadczeniom i stale prowadzoną stymulacją. Bez względu na wiek dziecka kontynuujemy ćwiczenia aż do momentu uzyskania osiemdziesięcioprocentowej reakcji na dostarczane bodźce. Dopiero wówczas można przejść do zadań z wyższego poziomu.

2. *Skupianie wzroku i zatrzymywanie go na poruszającym się przedmiocie.*

ĆWICZENIA

Istotne jest dla przebiegu oddziaływań terapeutycznych, by przekonać rodziców o znaczeniu odpowiedniej częstotliwości ćwiczeń.

1. **Reagowanie mimiką na twarz dorosłego.**

Terapeuta:

- pochyla się nad łóżeczkiem (odległość między twarzami powinna wynosić około 15 cm) i wypowiada zdania o różnej intonacji, dostosowując do nich mimikę. Dziecko dwumiesięczne chętnie patrzy na silnie skontrastowane kontury twarzy (na styku włosów i skóry, podbródka i odzieży), konieczne jest więc włożenie ciemnej bluzki, a osoby o jasnych włosach powinny włożyć ciemną czapkę.
- naśladuje mimikę dziecka, powtarzając melodyjnie sylaby otwarte (zakończone samogłoską).
- przemawia do dziecka, poruszając głową tak, by niemowlę miało okazję obserwować twarz dorosłego pod różnym kątem, także z profilu.

2. **Śledzenie wzrokiem osoby poruszającej się.**

Terapeuta:

- nachyla się nad łóżeczkiem, wypowiada sylaby i powoli oddala się, sprawdzając, czy dziecko podąża za nim wzrokiem.
- ubrany w czerwoną bluzkę, stara się zwrócić na siebie uwagę dziecka, odchodzi i zbliża się do łóżeczka.
- ubrany w bluzkę w czarno-biały wzór, stara się zwrócić na siebie uwagę dziecka, odchodzi i zbliża się do łóżeczka.
- umieszcza na głowie małą latarkę i porusza się w pobliżu łóżeczka (wieczorem przy zgaszonym świetle).

Drugi miesiąc życia zaznacza się formowaniem prymarnych (źródłowych, podstawowych) umiejętności dla procesu uczenia się systemu językowego – są to reakcje mimiczne pojawiające się w interakcji z dorosłym. Śledzenie wzrokiem poruszających się domowników jest równocześnie prymarnym etapem opanowywania przestrzeni. Minie jeszcze wiele miesięcy, zanim dziecko samo przemierzy odległość od łóżeczka do drzwi, ale umiejętność ta może pojawić się w oczekiwanym rozwojowo czasie, gdy funkcje wzrokowe będą się prawidłowo rozwijać od pierwszych miesięcy życia.

1.3. Uśmiech – niewerbalna rozmowa

Pierwsza reakcja społeczna dziecka, jaką jest uśmiech, pojawia się około trzeciego miesiąca życia i wyzwala u osób dorosłych wiele nowych reakcji niewerbalnych i werbalnych, zwiększa także ich częstotliwość. Widać więc wyraźnie, że dziecko stymuluje także rodziców i wpływa na ich zachowania, szczególnie te językowe. Rodzice i niemowlę rozpoczynają dialog i uczą się rozpoznawać, co czuje partner interakcji.

Dzieci z zaburzeniami rozwojowymi muszą być w specjalny sposób stymulowane i zachęcane do obserwowania uśmiechu dorosłych, a potem do naśladowania takich zachowań. Należy pamiętać, organizując ćwiczenia, że trzymiesięczne niemowlęta preferują barwy czerwoną i żółtą, patrzą też dłużej na obrazki, na których elementy są bardziej zagęszczone. Terapeuta musi wyjaśnić też rodzicom, czekającym przecież niecierpliwie na pierwsze objawy uczuć ze strony dziecka, że potrzebuje ono więcej czasu na nauczenie się tej typowo ludzkiej reakcji. Mimo braku uśmiechu z jego strony, rodzice powinni zwiększyć intensywność tego rodzaju kontaktu.

Pod koniec trzeciego miesiąca życia niemowlęcia pojawia się wiele nowych umiejętności związanych ze spostrzeganiem wzrokowym. Dzieje się tak dzięki początkom kształtowania się widzenia peryferyjnego. Ten rodzaj widzenia umożliwia percepcję wzrokową obrazów znajdujących się poza obszarem, na który patrzy dziecko.

Rozwój funkcji percepcyjnych pozwala niemowlęciu na:
- reagowanie uśmiechem na uśmiech.
- śledzenie obrazu znikającego z pola widzenia (obracanie głowy za przedmiotem lub osobą).

Niewątpliwie reakcja uśmiechem na uśmiech jest najważniejszym etapem w rozwoju społecznych zachowań dziecka. Tworzą się wówczas podwaliny dialogu, buduje się wspólnota komunikacyjna. Wymiana uśmiechów stymuluje dziecko do powtarzania, to znaczy działania podstawowego dla procesu uczenia się. Niemowlęta trzymiesięczne chętnie patrzą na elementy twarzy: oczy, nos i usta. Im intensywniejszy jest uśmiech na twarzy dorosłego, tym dłużej dziecko na nią patrzy.

Odwracanie głowy za znikającym przedmiotem lub osobą jest niezwykle ważną sprawnością warunkującą aktywne zdobywanie nowych informacji o otaczającym świecie. Dzięki aktywnemu przyglądaniu się przedmiotom położonym na stole, niemowlę przygotowuje się do zabaw manipulacyjnych, a kiedy słyszy nazwy wypowiadane przez dorosłego, tworzą się asocjacje słowo-desygnat[3]. „Gdy dzieci przesuwają wzrok po obrazku lub jego częściach zawierających liczne krawędzie, neurony mieszczące się w okolicy wzrokowej mózgu stają się aktywniejsze" (Vasta i inni, 1995, s. 237). Zdaniem autorów przytoczonych słów, dziecko zwiększa aktywność mózgu poprzez takie dostosowywanie położenia oka, że obrazy krawędzi padają na niewielki obszar położony blisko środka tylnej części oka, gdzie receptory ułożone są najgęściej. Aktywność wzrokowa we wczesnym niemowlęctwie powoduje utrzymanie aktywności komórek mózgowych na wysokim poziomie. Vasta pisze, że aktywność wzrokowa pomaga w utrwaleniu niezbędnych połączeń, podczas gdy nieaktywne ścieżki ulegają rozpadowi.

ĆWICZENIA

1. **Reagowanie uśmiechem na uśmiech.**
   Terapeuta:
   - pochylając się nad dzieckiem, śmieje się głośno i jednocześnie kiwa głową (to ważne ze względu łatwiejszą percepcję obrazu w ruchu).
   - kładąc rękę na piersi niemowlęcia, uśmiecha się i kiwa głową.
   - pochylając się nad dzieckiem, naprzemiennie uśmiecha się i formuje usta w tzw. dzióbek.
   - ubiera i zdejmuje duże okulary przeciwsłoneczne.

2. **Śledzenie obrazu znikającego z pola widzenia.**
   Terapeuta:
   - pochyla się nad łóżeczkiem, uśmiecha się i – śpiewając piosenkę – powoli znika z pola widzenia dziecka.
   - przesuwa nad głową dziecka zawieszony na nitce czerwony pierścień (średnica wewnętrzna 8 cm, grubość 2 cm) tak, by znikał z pola widzenia.
   - powoli przesuwa karton formatu A4, by znikał z pola widzenia (ustawiony tak, żeby dziecko mogło dobrze widzieć całą powierzchnię z narysowaną żółto-czarną szachownicą o układzie 8 na 12 pól).

3. Desygnat – przedmiot.

- powoli przesuwa karton formatu A4, by znikał z pola widzenia (ustawiony tak, żeby dziecko mogło dobrze widzieć całą powierzchnię z narysowaną żółto-czarną spiralą).

Koniec pierwszego trymestru w życiu niemowlęcia przynosi ważne umiejętności nawiązywania protodialogu (pierwszej niejęzykowej, przedjęzykowej rozmowy) poprzez uśmiech. Poszukiwanie wzrokiem przesuwających się obiektów jest źródłem kształtowania się pojęcia stałości przedmiotu, które pojawi się dopiero na przełomie ósmego i dziewiątego miesiąca życia. Przyglądanie się przedmiotom rozłożonym na stole jest prymarną czynnością w nauce czytania. Dlatego, jeśli dzieci starsze nie opanowały jeszcze prezentowanych umiejętności, cały wysiłek terapeuty skierowany być musi na ćwiczenie tych właśnie funkcji. Pomijanie podstawowych etapów w rozwoju dziecka czyni proces terapii nieefektywnym.

1.4. Obserwowanie działań własnych i dorosłego

Koordynowanie obrazów pochodzących z obu oczu oraz widzenie stereoskopowe (trójwymiarowe) rozpoczyna się w połowie czwartego miesiąca życia. Dzięki takim umiejętnościom niemowlę może doświadczać stałości kształtu i stałości wielkości[4]. Ta – zaczynająca się kształtować w czwartym miesiącu życia – stałość percepcyjna, niezależna od zmian sensorycznych, pozwala niemowlęciu rozpoznawać obiekty (twarze i przedmioty), które widzi z różnych odległości i odmiennych perspektyw. Brak tej umiejętności uniemożliwia rozpoznawanie twarzy najbliższych osób.

Na tym etapie najważniejsze zdobycze analizatora wzrokowego to:
- oglądanie grzechotki podczas potrząsania nią ruchem nieukierunkowanym.
- oglądanie małych przedmiotów położonych na stole.

4. Stałość kształtu – stabilność percepcji wzrokowej, mimo zmian kształtu obrazu powstałego w naszym oku. Ta zmiana spowodowana jest przemieszczaniem się przedmiotów w przestrzeni.
Stałość wielkości – stabilność percepcji wzrokowej, mimo zmian wielkości obrazu spowodowanych zmianą odległości.

ĆWICZENIA

1. **Oglądanie grzechotki podczas potrząsania nią.**
   Terapeuta:
   - przygotowuje kolorową grzechotkę z naklejonymi srebrnymi skrawkami folii. Umieszcza ją na linii wzroku dziecka, potrząsając w celu wywołania dźwięku. Wkłada dziecku do ręki i potrząsa zabawką, trzymając piąstkę dziecka w swojej dłoni (ze względu na kawałki folii aluminiowej, grzechotka może być wykorzystywana tylko do ćwiczeń, podczas których nie ma niebezpieczeństwa włożenia zabawki do ust).
   - podaje dziecku kulistą grzechotkę z naklejonym spiralnym żółto-czarnym wzorem.
   - podczas kąpieli wkłada dziecku do ręki ulubioną zabawkę.

2. **Oglądanie małych przedmiotów położonych na stole.**
   Dziecko „siedzi" na kolanach rodzica w taki sposób, że głowa oparta jest na jego piersiach. Rodzic trzyma dziecko tak, aby ramionami nie zasłaniać pola widzenia.
   Prowadzący ćwiczenia:
   - trzymając dziecko na kolanach, układa na stole kolorowe klocki, grzechotki, lalki, misie, samochodziki. Poruszając zabawkami, nazywa je, wypowiada także wyrażenia dźwiękonaśladowcze.
   - wysypuje z kolorowej buteleczki czerwone i żółte koraliki, a wrzucając je ponownie, wypowiada słowo *bach*.
   - drewnianą łyżką, pomalowaną w żółto-czarne paski, uderza w krawędź stołu.
   - układa na szachownicy pionki i porusza nimi.
   - układa na białej powierzchni wzory z dużych kolorowych guzików.
   - podczas kąpieli wrzuca do wanny kolorowe piłeczki.

Czwarty miesiąc życia niemowlę poświęca na doskonalenie umiejętności przyglądania się przedmiotom w ruchu. Widać, że tu właśnie znajduje się źródło koordynacji wzrokowo-ruchowej, która doskonalona będzie aż do etapu nauki pisania. Terapeuta musi widzieć te wszystkie zależności rozwojowe, by prowadzić ćwiczenia i wyjaśnić ich znaczenie rodzicom i dalszej rodzinie dziecka.

1.5. Obserwowanie otoczenia podczas zabawy

Piąty miesiąc życia dziecka przynosi niemowlęciu takie sprawności, które pozwalają mu spostrzegać zmiany w otoczeniu pomimo zainteresowania zabawką utrzymywaną w dłoni. To właśnie wtedy dziecko rozpoczyna ćwiczenie przerzutności uwagi. Aktywna obserwacja otoczenia jest możliwa dzięki osiąganej jednocześnie umiejętności siedzenia z podtrzymaniem. Niemowlę umieszczone w specjalnym krzesełku może, bawiąc się, oglądać działania domowników. Powinno się przenosić krzesełko dziecka do kuchni, łazienki, pokoju - wszędzie tam, gdzie wykonywane są codzienne czynności. Podczas pracy, zwracając się do dziecka, należy nazywać przedmioty i wykonywane czynności. Niemowlę jest wówczas szczególnie zainteresowane zmianami, jakie zachodzą w obserwowanych obiektach. Na podstawie badań stwierdzono, że dzieci w wieku pięciu miesięcy patrzą dłużej na czynności zmieniające stan obiektów, na przykład: zgniatanie kartki, wydmuchiwanie powietrza i gięcie gumowej piłki.

W piątym miesiącu życia dziecka stabilizują się takie oto funkcje wzrokowe:

- utrzymywanie zabawki w dłoni i koncentrowanie wzroku na innym przedmiocie.
- koncentrowanie wzroku na ustach mówiącej osoby dorosłej.

ĆWICZENIA

1. **Utrzymywanie zabawki w dłoni i koncentrowanie wzroku na innym przedmiocie.**

   Terapeuta:

   - podaje dziecku zabawkę i czeka na rozpoczęcie zabawy. Wyjmuje z pudełka kolorowy przedmiot i pokazuje dziecku. Istotne jest, aby podczas obserwacji działań dorosłego utrzymało ono w dłoni swoją zabawkę.
   - podaje dziecku grzechotkę i włącza mikser, odkurzacz czy elektryczną maszynkę do golenia. Tu ważne jest sprawdzenie, czy dźwięki te nie wywołują strachu dziecka. Osoba dorosła musi znajdować się w polu widzenia niemowlęcia.
   - podczas kąpieli podaje dziecku grzechotkę, po kilku sekundach zaczyna śpiewać lub melodyjnie przemawiać do niego.

2. **Koncentrowanie wzroku na ustach mówiącej osoby dorosłej.**
Terapeuta:
- pochyla się nad łóżeczkiem i mówi do dziecka melodyjnym głosem, z charakterystyczną wznoszącą intonacją.
- śpiewa tak, by jego usta były dobrze widoczne.
- śpiewa w ciemności, oświetlając swoje usta latarką.

Wszystkie opisane umiejętności pozwalają niemowlęciu na aktywne i samodzielne oglądanie świata. Czas ten jest także przygotowaniem do rozumienia przekazów werbalnych. Fakt, że pięciomiesięczne dziecko potrafi oderwać wzrok od zabawki trzymanej w dłoni i – nie wypuszczając jej – oglądać inne obiekty, jest źródłem umiejętności, która pojawi się miesiąc później. Chodzi tu o przyglądanie się przedmiotom i manipulowanie nimi.

W pierwszym roku życia niemowlęcia widać bardzo wyraźnie wszystkie umiejętności prymarne dla tych osiąganych w przyszłości. Dlatego często piszemy o danej umiejętności jako o źródle późniejszych zdobyczy poznawczych dziecka. Zwracamy też uwagę na konieczność kontynuowania ćwiczeń, bez względu na wiek dziecka, do czasu pojawienia się omawianych zachowań.

1.6. Początki koordynacji wzrokowo-ruchowej

Szósty i siódmy miesiąc życia pozwala niemowlęciu na doskonalenie chwytu przy użyciu czterech palców. Aktywność manipulacyjna może się dobrze rozwijać dzięki stabilizacji umiejętności siedzenia. Stopniowe uwalnianie rąk, które nie muszą już podtrzymywać ciała z przodu lub po bokach, pozwala dziecku chwytać przedmioty i manipulować nimi. Dzięki takim działaniom niemowlę poznaje obiekty polisensorycznie (wielozmysłowo). Ma też możliwość obserwowania skutków swoich działań. Najszybciej uczy się wykorzystywać przedmioty w celu uzyskiwania nowych efektów – dźwiękowych, wzrokowych, dotykowych, a nawet smakowych. W tym czasie obserwuje się także u niemowląt umiejętności korzystania z tzw. wskazówek jednoocznych[5] oraz wskazówek kinetycznych[6]. Kształtowanie się tych sprawności uwarunkowane jest oglądaniem przedmiotów z różnych perspektyw (dziecko jest noszone na rękach,

5. Wskazówki jednooczne – wskazówki wzrokowe, które są dostępne tylko dla jednego oka albo takie, które nie zależą od powiązania informacji pochodzących z obu oczu, na przykład przy ocenie wielkości różnych przedmiotów na fotografii.
6. Wskazówki kinetyczne – wskazówki wzrokowe, które pozwalają ocenić odległość obiektu na podstawie jego ruchu lub dzięki przemieszczaniu się w przestrzeni samego obserwatora.

wożone w wózku) oraz manipulowaniem tymi przedmiotami. Dzięki spostrzeganiu tych samych obiektów ze wszystkich stron i różnych odległości niemowlę może rozpoznawać przedmioty i osoby jako znane, nawet wówczas, gdy po raz pierwszy widzi coś z innej perspektywy. To bardzo ważna umiejętność, która pozwala tworzyć w umyśle kategorie. Na przykład na podstawie zasadniczych cech budowy ciała tworzy się „obraz" ptaka, psa, samolotu itp. Owe kategorie kształtują pojęcia, widać więc, w jaki sposób spostrzeganie wzrokowe nierozerwalnie powiązane jest z nabywaniem systemu językowego. Sama percepcja dokonuje się w działaniu, a manipulowanie przedmiotami kształtuje spostrzeganie i pozwala utrwalać zdobyte doświadczenia. Treść percepcji formuje nabywaną wiedzę o otaczającym świecie, a ta zależy od rodzaju i jakości dostarczanych przez otoczenie doświadczeń.

Szósty i siódmy miesiąc życia przynosi następujące zdobycze w rozwoju spostrzegania wzrokowego:

- oglądanie przedmiotów podczas manipulowania nimi.
- umiejętność oceniania odległości, w jakiej znajdują się przedmioty.
- spoglądanie za przedmiotem, który spadł ze stołu.

ĆWICZENIA

1. **Oglądanie przedmiotów podczas manipulowania nimi.**
   Terapeuta:
   - przygotowuje dla dziecka zabawki, które wydają dźwięki pod wpływem obracania nimi (nie muszą to być tylko grzechotki, łatwo wywołać interesujące dla dziecka dźwięki, wprawiając w ruch kółka autka lub skrzydełka wiatraczka).
   - pokazuje, jakie dźwięki można wywołać, postukując przedmiotami.
   - wsypuje do przeźroczystej buteleczki kolorowe guziki i przesypuje je, poruszając tym szczególnym instrumentem muzycznym.

2. **Umiejętność oceniania odległości, w jakiej znajdują się przedmioty.**
   Terapeuta:
   - pokazuje na półce zabawkę i powoli zbliża się z nią do dziecka.
   - umieszcza przed dzieckiem dwie takie same zabawki (piłki, klocki, autka) tak, by tylko jedną z nich mogło samo dosięgnąć ręką.

- siada z dzieckiem na materacyku pod stołem, z którego zwisają kolorowe szarfy. Terapeuta pociąga za jedną z nich, kiedy szarfa spadnie, zachęca malucha do podjęcia takiego samego działania.
- podczas kąpieli umieszcza w wanience pływające zwierzątka tak, by dziecko mogło tylko niektóre z nich uchwycić.

3. **Spoglądanie za przedmiotem, który spadł ze stołu.**
Terapeuta:
- sadza dziecko na kolanach matki lub swoich, przy stole lub na dziecięcym wysokim krzesełku z małym stoliczkiem. Na stole (stoliku) nie mogą znajdować się żadne przedmioty. Terapeuta kładzie przed dzieckiem czerwoną lub żółtą piłkę, kiedy dziecko skupi na zabawce wzrok, toczy piłkę do krawędzi blatu. Dziecko powinno przechylić górną połowę ciała tak, by móc zobaczyć przedmiot, który spadł.

Przełom szóstego i siódmego miesiąca życia to czas doskonalenia się koordynacji wzrokowo-ruchowej, która ma umożliwić dziecku podejmowanie na następnym etapie rozwoju działań intencjonalnych.

1.7. Zachowania intencjonalne

Ósmy i dziewiąty miesiąc życia przez niektórych psychologów (Tomasello, 2002) nazywany jest, o czym już wspomniano, „rewolucją dziewiątego miesiąca". Termin ten dotyczy formowania się u dziecka wspólnej z dorosłym uwagi. Dopiero świadomość wspólnego pola spostrzeżeniowego pozwoli niemowlęciu rozumieć mowę i – słuchając jej – uczyć się językowych znaczeń. Przejawem pojawienia się w umyśle dziecka świadomości, że jakiś oglądany przez nie obiekt (rzecz lub osoba) znajduje się także w polu widzenia dorosłego, jest umiejętność wskazywania na niego palcem. Pokazywanie przedmiotów, w celu ich uzyskania, jest intencjonalnym działaniem dziecka, potwierdzającym także rozumienie obiektywnego istnienia rzeczy i ludzi[7]. Właśnie wtedy formuje się umysłowa umiejętność oddzielania w działaniu środków od celów. Niemowlę potrafi także poszukiwać zabawki, która zniknęła z jego pola widzenia.

---

7. Gest wskazywania palcem, o istocie którego pisał już Szuman (1985), jest dziś jednym z podstawowych etapów rozpoczynania terapii dzieci autystycznych.

Wskazywanie przedmiotów może się kształtować u dziecka, które nauczyło się już oglądać obiekty także z różnych odległości i miało możliwości ich dotykania. Dlatego tak ważne są umiejętności opisane w poprzednich podrozdziałach. Rozwój spostrzegania wzrokowego w trakcie działań intencjonalnych harmonizuje z dojrzewaniem neuronów w korze mózgowej. Tworzą się wówczas rozległe połączenia między głównymi obszarami kory (także czołowej i asocjacyjnej).

Niemowlę na przełomie ósmego i dziewiątego miesiąca życia potrafi:

- przyglądać się przedmiotom, manipulując nimi (z przeciwstawieniem kciuka).
- poszukiwać przedmiotu, który zniknął z pola widzenia.
- śledzić ruch zabawek wyrzucanych z łóżeczka.
- przyciągać przedmiot, który może dosięgnąć, zmieniając położenie ciała.
- naśladować czynności dorosłego.

ĆWICZENIA

1. **Przyglądanie się przedmiotom podczas manipulowania nimi (z przeciwstawieniem kciuka).**

   Terapeuta:
   - przygotowuje dla dziecka różnokolorowe klocki, kolorowe plastikowe łyżeczki, drewniane piramidki - pokazuje dziecku, jak można się nimi bawić.
   - wrzuca do wiaderka lub pudełka różne zabawki i przedmioty.
   - podczas zabawy w wannie pokazuje, jak - uderzając rączką w wodę - wprawić w ruch pływające zabawki.

2. **Poszukiwanie przedmiotu, który zniknął z pola widzenia.**

   Terapeuta:
   - pokazuje dziecku zabawkę, potem ukrywa ją pod ściereczką (pieluszką).
   - wyjmuje z pudełka kolorowe klocki i piłki, ukrywa je w dłoniach.
   - imitując lot samolotu, jazdę samochodu, ukrywa zabawkę pod poduszką.
   - chowa czerwoną, gumową piłeczkę pod kubkiem.

- chowa żółty samochodzik pod plastikowym talerzem.
- wkłada małą, czerwoną, gumową piłeczkę do dużej plastikowej miseczki pływającej w wannie.

3. **Śledzenie ruchu zabawek wyrzucanych z łóżeczka.**
Terapeuta:
- przywiązuje do szarfy kolorową piłkę lub inną zabawkę, pokazuje dziecku i wyrzuca za łóżeczko.
- wrzuca piłeczki i klocki do pudełka stojącego obok łóżeczka na podłodze.
- podaje dziecku piłeczki i klocki, aby wrzucało je do pudełka.
- małą wanienkę dziecka umieszcza w dużej wannie, wyrzuca zabawki z wanienki tak, by wpadały do wanny.

4. **Przyciąganie przedmiotu, który dziecko może dosięgnąć, zmieniając położenie swego ciała.**
Terapeuta:
- pokazuje dziecku, siedzącemu przy stole na kolanach osoby dorosłej, zabawkę, a gdy ono próbuje jej dosięgnąć, terapeuta przesuwa ją poza zasięg ręki dziecka.

5. **Naśladowanie czynności dorosłego.**
Terapeuta:
- układając rączki dziecka, uczy je zabawy w *kosi kosi*, *sroczka* itp.
- pokazuje na sobie, *jak boli głowa*, *jaki tata jest duży* (obie ręce wyciągnięte nad głową), *jak lata motylek*, *jak mama tańczy*, *jak jedzie auto* (ruchy rąk imitujące obracanie kierownicą).
- pokazuje, *jak lala je* (z wykorzystaniem butelki, łyżeczki), *jak śpi* (kołysanie w ramionach), *jak mama czesze włosy* (użycie grzebienia), *jak jedzie auto*, *jak leci samolot* (z użyciem zabawek).

Niemowlę ośmio-, dziewięciomiesięczne zdobywa nową wiedzę o przedmiotach. Uczy się, że jeśli nawet znikają z pola widzenia, można je znaleźć, otrzymać od dorosłego, wyciągając rękę, pokazując palcem miejsce, w którym przedmiot jest ukryty. Przyglądanie się zabawkom nabiera nowych wymiarów dzięki manipulowaniu nimi z przeciwstawieniem kciuka. Eksploracje (poznawanie) stają się coraz bardziej zależne od własnej inwencji dziecka. Te umiejętności są źródłem wszelkich kreacji, także językowych. Jest to więc niezwykle ważny czas dla stymulacji rozwojowych.

1.8. „Czytanie" książeczek

Kolejne dwa miesiące życia przynoszą dziecku doświadczenia związane z intensywną percepcją ilustracji w książeczkach. Niemowlę dziesięcio-, jedenastomiesięczne uczy się odwracania stron w książkach o twardych kartkach. Gest wskazywania palcem odnosi się teraz do obiektów umieszczonych na obrazkach. Umiejętność stania bez podtrzymywania pozwala na zabawy przy muzyce, będące naśladowaniem rytmicznych ruchów dorosłego.

Najistotniejsza dla rozwoju funkcji poznawczych umiejętność tego okresu to:

- odwracanie kartek książki, oglądanie i pokazywanie obrazków.
- wyjmowanie przedmiotów z pudełka.
- dotykanie palcem wskazującym szczegółów zabawek.
- zamykanie pudełek.

ĆWICZENIA

1. **Odwracanie kartek książki.**
   Terapeuta:
   - przygotowuje zafoliowane i zbindowane duże, kolorowe ilustracje; ogląda je wspólnie z dzieckiem.
   - uczy dziecko odwracania kartek plastikowych książeczek.
   - uczy dziecko odwracania kartek w książkach.

2. **Oglądanie obrazków.**
   Terapeuta:
   - pokazuje dziecku (ważne, by kilkakrotnie pokazywać palcem wskazującym) pojedyncze ilustracje i nazywa je.
   - wskazuje obrazki na dużych ilustracjach i nazywa je.
   - wskazuje przedmioty w gazetkach reklamowych, gazetach, na opakowaniach, pudełkach.

3. **Pokazywanie obrazków.**
   Terapeuta:
   - nazywa obrazki i pokazuje je palcem dziecka.
   - nazywa obiekty (osoby, zwierzęta i rzeczy) na dużych ilustracjach i pokazuje je palcem dziecka.

- palcem dziecka pokazuje przedmioty w gazetkach reklamowych, gazetach, na opakowaniach, pudełkach.

4. **Wyjmowanie przedmiotów z pudełka.**

Terapeuta:

- wkłada do dużego pudełka dwa czerwone klocki (dziecko musi mieć możliwość śledzenia wzrokiem tej czynności), potrząsa pudełkiem, przysuwa je w kierunku dziecka, ustawiając na stole w linii środkowej.
- kilkakrotnie wrzuca i wyjmuje z pudełka kolorową, gumową piłkę. Zachęca dziecko do powtórzenia zabawy.
- wkłada do wanny plastikowe pudełka różnej wielkości, pokazuje, jak wyjąć małe pudełeczko z dużego.

5. **Dotykanie palcem wskazującym szczegółów zabawek.**

Terapeuta:

- kilkakrotnie wskazuje palcem oczy misia, lalki, pajacyka. Zachęca dziecko do naśladowania tej czynności.
- wprawia w ruch koła małego autka, popychając je palcem wskazującym. Powtarza tę czynność palcem dziecka.
- wkłada palec wskazujący do otworów w pudełku. Podaje pudełko dziecku.
- wrzuca do wanny plastikowe zwierzątka, wskazuje palcem oko na przykład: misia, kaczuszki, pieska.

6. **Zamykanie pudełek.**

Terapeuta:

- pokazuje dziecku, jak się otwiera i zamyka pudełko (plastikowe pudełko na pożywienie - po lodach, sałatkach, jogurtach).
- nakłada pokrywkę na garnek, zdejmuje ją i podaje dziecku.
- demonstruje otwieranie i zamykanie puszki.

Dopiero gdy dziecko osiągnęło etap manipulowania przedmiotami z przeciwstawieniem kciuka, może w wieku dziesięciu, jedenastu miesięcy obracać kartki książek. Umiejętność ta otwiera drogę do poznania, które już na zawsze będzie związane z językiem pisanym. Na razie jednak, po to, by kiedyś czytać, dziecko uczy się pokazywać obrazki, słucha przy tym nazw przedmiotów i ich cech oraz nazw wykonywanych czynności, także cech działań zilustrowanych w książeczkach.

1.9. Próby rysowania

W wieku dwunastu miesięcy dziecko potrafi jedynie utrzymać ołówek lub kredkę w sposób pozwalający na zrobienie znaku. Bardzo ważne jest częste powtarzanie takich prób, w celu ćwiczenia koordynacji wzrokowo-ruchowej.

Najważniejszą umiejętnością dziecka dwunastomiesięcznego jest:
- kontrolowanie wzrokiem czynności wykonywanych przy użyciu narzędzi (kredki, ołówka, pisaka, łyżki, grzebienia).
- wykorzystanie sznurka, by przyciągnąć przedmiot.
- wkładanie małego pudełka do dużego.

ĆWICZENIA

1. **Koordynacja wzrokowo-ruchowa podczas używania narzędzi.**
   Terapeuta:
   - przygotowuje żółte, czerwone i białe zafoliowane kartoniki o formacie A5 oraz gruby pisak do rysowania na folii. Rysuje linie, koła i kropki, zachęca dziecko do podjęcia takich samych działań.
   - do kubeczka nasypuje piasek, pokazuje, jak karmić lalkę łyżeczką.
   - grzebieniem o dużym rozstawie zębów pokazuje, jak czesać lalce włosy.
   - rysuje (schematycznie) dziecku dom, kota, auto, postać ludzką, nazywając obrazki.

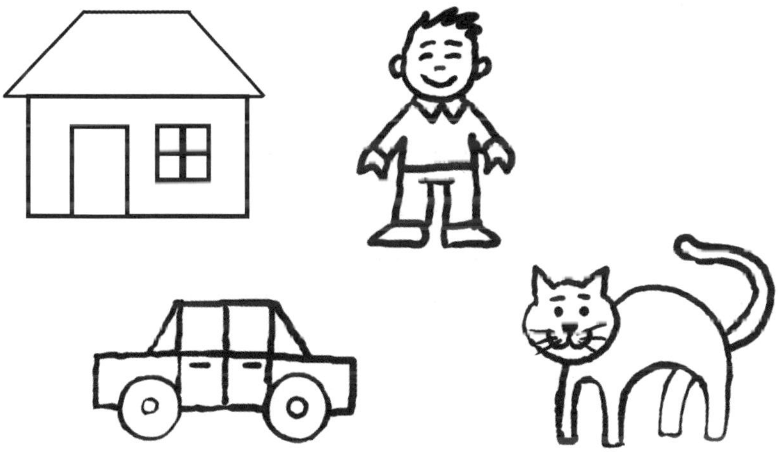

2. **Użycie sznurka do przyciągnięcia przedmiotu.**
   Terapeuta:
   - pokazuje dziecku czerwony balonik na sznurku. Odsuwa zabawkę, przyciąga ją, pociągając za sznurek. Ponownie odsuwa balonik, pozostawiając sznurek w zasięgu dłoni dziecka.
   - przywiązuje kolorową linkę do autka, zwierzątka, kładzie zabawkę na stole przed dzieckiem; zabawka musi znajdować się poza zasięgiem dłoni dziecka.

3. **Wkładanie małego pudełka do dużego.**
   Terapeuta:
   - demonstruje wkładanie małego pudełka do dużego.
   - demonstruje wkładanie małej plastikowej miseczki do dużej.
   - demonstruje wkładanie małej foremki do dużej.
   - podczas zabawy w wannie wkłada mały plastikowy klocek do kubka.

1.10. Umiejętności dziecka zdobywane w pierwszym roku życia

W ciągu pierwszego roku życia dziecko poznaje świat przede wszystkim dzięki oddziaływaniom otoczenia. Od jakości i ilości pobudzeń zależy jego dalszy rozwój poznawczy. Pierwsze dwanaście miesięcy to okres przygotowania do działania w świecie, zdobywania przestrzeni i nowych doświadczeń – samodzielnie i we współdziałaniu z drugą osobą. Tabela zawiera syntezę umiejętności spostrzegania wzrokowego zdobywanych przez niemowlę w dziewięciu etapach rozwojowych.

Tab. 1. Rozwój spostrzegania wzrokowego w pierwszym roku życia

WIEK W MIESIĄCACH	UMIEJĘTNOŚCI OCZEKIWANE ROZWOJOWO
1	– skupianie wzroku na twarzy osoby dorosłej; – skupianie wzroku (podczas leżeniu na brzuchu) na twarzy osoby dorosłej lub poruszającym się na prześcieradle czerwonym pierścieniu; – śledzenie przedmiotu po łuku 90°.

Tab. 1. cd.

WIEK W MIESIĄCACH	UMIEJĘTNOŚCI OCZEKIWANE ROZWOJOWO
2	– reagowanie mimiką na twarz dorosłego; – śledzenie wzrokiem osoby poruszającej się.
3	– reagowanie uśmiechem na uśmiech; – śledzenie obrazu znikającego z pola widzenia (obracanie głowy za przedmiotem lub osobą).
4	– oglądanie grzechotki, podczas potrząsania nią ruchem nieukierunkowanym; – oglądanie małych przedmiotów położonych na stole.
5	– utrzymywanie zabawki w dłoni i koncentrowanie wzroku na innym przedmiocie; – koncentrowanie wzroku na ustach mówiącej osoby dorosłej.
6–7	– oglądanie przedmiotów, podczas manipulowania nimi; – ocenianie odległości, w jakiej znajdują się przedmioty; – spoglądanie za przedmiotem, który spadł ze stołu.
8–9	– przyglądanie się przedmiotom, podczas manipulowania nimi (z przeciwstawieniem kciuka); – poszukiwanie przedmiotu, który zniknął z pola widzenia; – śledzenie ruchu zabawek wyrzucanych z łóżeczka; – przyciąganie przedmiotu, który można dosięgnąć, zmieniając położenie ciała; – naśladowanie czynności dorosłego.
10–11	– odwracanie kartek książki, oglądanie i pokazywanie obrazków; – wyjmowanie klocka z pudełka; – dotykanie palcem wskazującym szczegółów zabawek; – zamykanie pudełka.
12	– kontrolowanie wzrokiem czynności wykonywanych przy użyciu narzędzi (kredki, ołówka, pisaka, łyżki, grzebienia); – pociąganie za sznurek, by przyciągnąć przedmiot; – wkładanie małych przedmiotów do dużych.

Źródło: Tabela opracowana przez autorki na podstawie literatury (patrz bibliografia do rozdziału II) oraz badań i obserwacji własnych.

2. ROZWÓJ SPOSTRZEGANIA WZROKOWEGO W WIEKU PONIEMOWLĘCYM

Drugi i trzeci rok życia charakteryzuje się dynamicznymi zmianami w poznawaniu świata. Dzieje się tak przede wszystkim dzięki umiejętności chodzenia, która umożliwia samodzielne zdobywanie przestrzeni. Następuje wówczas równocześnie intensywne dojrzewanie neuronowe, przejawiające się w szybkim wzroście liczby synaps łączących ze sobą poszczególne rejony kory mózgowej. Dojrzewanie struktur mózgowych i uczenie się przez zdobywanie doświadczenia zależy rzecz jasna od rozwoju wszystkich funkcji psychicznych dziecka. Dlatego nie należy widzieć rozwoju spostrzegania wzrokowego jako izolowanego procesu. Konieczne jest nieustanne myślenie o wzajemnym wpływie doświadczeń płynących ze wszystkich zmysłów. Intermodalne powiązania są zaprogramowane, ulegają one jednak zmianom pod wpływem zdobywanych doświadczeń (Vasta i inni, 1995). Wobec dzieci z zaburzeniami rozwojowymi istnieje więc konieczność organizowania stymulacji wszystkich modalności, mimo iż indywidualne przypadki mogą dotyczyć uszkodzenia tylko jednej sfery.

Rozwój percepcji wzrokowej uzależniony jest od samodzielnej aktywności dziecka, którą przejawia przede wszystkich podczas zabaw konstrukcyjnych.

2.1. Rozwój koordynacji wzrokowo-ruchowej w drugim roku życia

W drugim roku życia dziecko odkrywa, że może zastosować znane schematy działania w nowych sytuacjach. Dokonanie takiego transferu (przeniesienia doświadczeń z jednego pola aktywności na inne) pozwala odkrywać skutki własnych działań. Dziecko uczy się także modyfikować dotychczasowe sposoby rozwiązywania zadań. Nowe sposoby zachowania wywołują odmienne efekty, tak kształtują się dziecięce doświadczenia. Odkrywanie nowych działań odbywa się na drodze prób i błędów. Im więcej takich eksploracji dziecko dokonuje, tym szybciej i skuteczniej uczy się. Dotyczy to także umiejętności posługiwania się narzędziami, bardzo ważnej dla dalszego rozwoju w okresie poniemowlęcym. Aktywne eksperymentowanie odbywa się dzięki kontroli wzrokowej, która staje się coraz bardziej zależna od rozumienia przekazów werbalnych dorosłych.

Około osiemnastego miesiąca życia dziecko staje się zdolne do tworzenia umysłowych reprezentacji swoich działań. Może przewidywać skutki czynności zamierzonych przez siebie lub przez dorosłego.

ĆWICZENIA

spostrzegania wzrokowego dla dzieci od dwunastego do dwudziestego czwartego miesiąca życia

Terapeuta pokazuje, jak wykonać zadanie i stara się zachęcić dziecko do podjęcia takich samych działań. Jeśli prezentowana przez dorosłego czynność nie zostanie powtórzona, należy ją wykonać ręką dziecka:

- układa wieżę z dwóch (na dalszym etapie z trzech, czterech) klocków i burzy ją, wypowiadając *bach* lub *bam*.
- wkłada na drewniane patyczki, również wykonane z drewna kółka, trójkąty i kwadraty o takiej grubości, by łatwo było dziecku nimi manipulować.
- wkłada do otworów w deseczce kwadrat, trójkąt i koło.

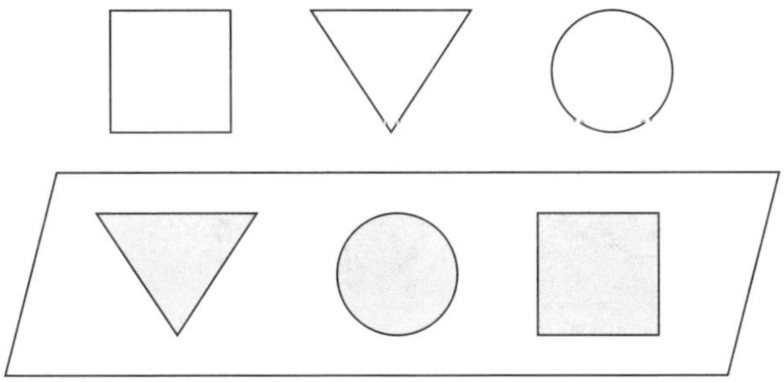

- wkłada do otworów w deseczce dwa koła różnej wielkości.
- wkłada do otworów w deseczce dwa kwadraty różnej wielkości.
- wkłada do otworów w deseczce dwa trójkąty różnej wielkości.
- wkłada do pudełka w wyciętymi otworami klocki o różnym kształcie.
- w dużym tekturowym pudełku (pudełka do składnia można kupić w sklepach z wyposażeniem wnętrz) wycina otwory, pod którymi nakleja obrazki (piłki, auta, misia, lalki). Pokazuje dziecku, gdzie trzeba wrzucić zabawkę.

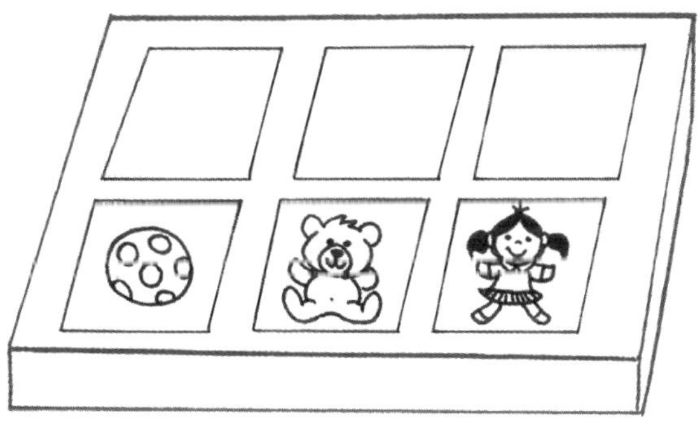

- pomaga dziecku dobrać trzy identyczne obrazki do naklejonych na kartonie.

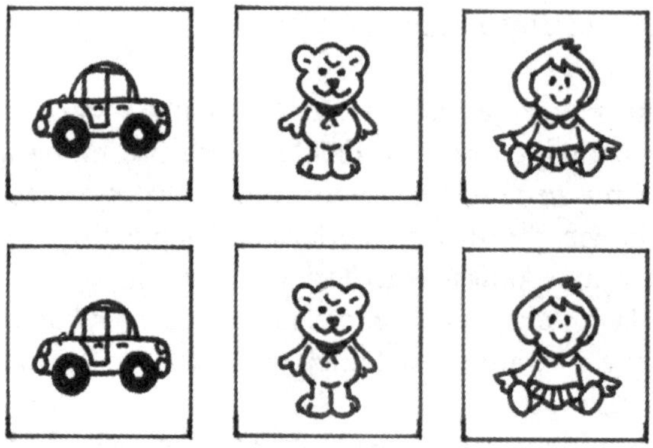

- pokazuje, w jaki sposób dopasować brakujące głowy do ilustracji trzech zwierzątek.

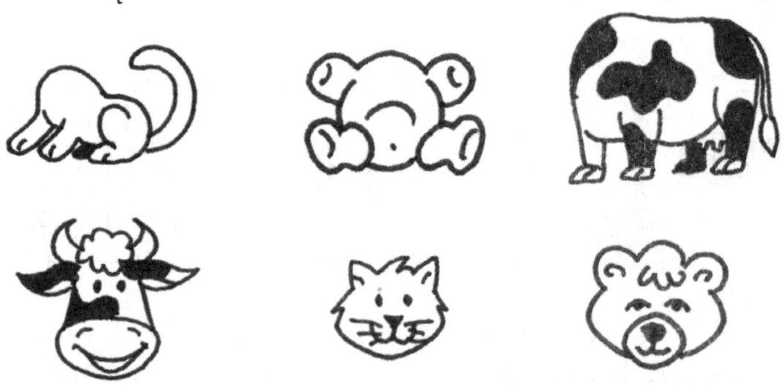

- ukada brakującą połówkę obrazka, pokazuje i zachęca dziecko do naśladowania ruchów (połówki obrazków, naklejone na kartonie, powinny być mocno skontrastowane: czerwone jabłko, zielony ogórek, żółta cytryna lub niebieska piłka, czerwony lizak, żółte auto itp.).

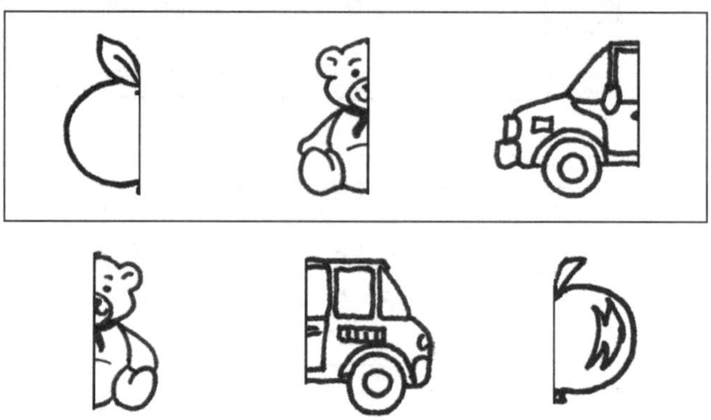

- ukrywa czerwoną piłeczkę pod jedną z dwóch kolorowych miseczek.
- układa razem z dzieckiem klocki w szeregu (pociąg).
- pokazuje w książeczce osoby, zwierzęta i przedmioty.
- pokazuje obrazki i rzeczywiste obiekty w pokoju.
- pokazuje i zachęca dziecko do naśladowania ruchów ciała, dłoni i palców, np. jak tata się goli, jak pan układa towar na półkach.
- dobiera zabawki zgodnie z zasadą: desygnat do desygnatu. Układa na stoliku przed dzieckiem trzy (cztery) przedmioty, np. misia, piłkę, lalkę (autko). W drugim rzędzie (pod prezentowanymi obiektami) układa inne egzemplarze tych zabawek - misia, piłkę, lalkę (autko). Zabiera ze stolika te nowe trzy (cztery) zabawki, podaje je kolejno dziecku i prosi o ułożenie pod odpowiednim przedmiotem. Kontroluje sposób układania.

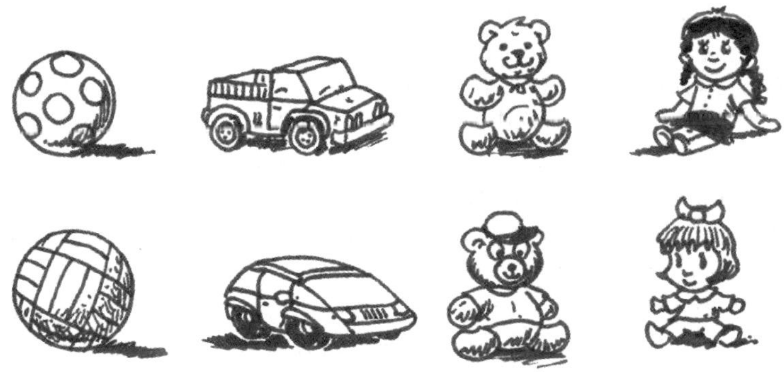

- dobiera do zabawek ułożonych na stoliku obrazki przedstawiające te przedmioty.

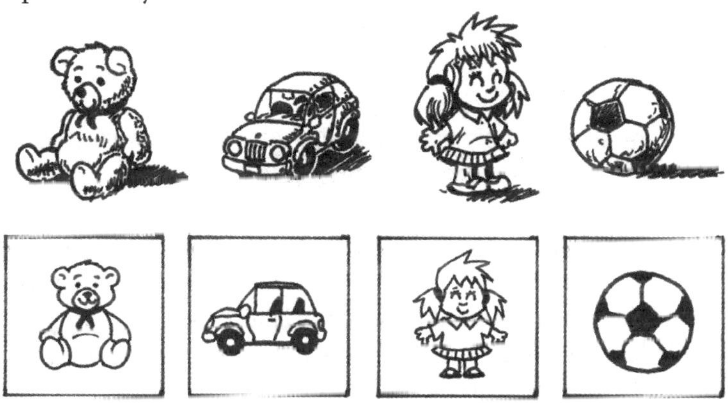

- rozpoznaje samogłoski (podaje terapeucie kartoniki z zapisanymi wielkim drukiem samogłoskami).

- dobiera samogłoski do obrazków tematycznych.

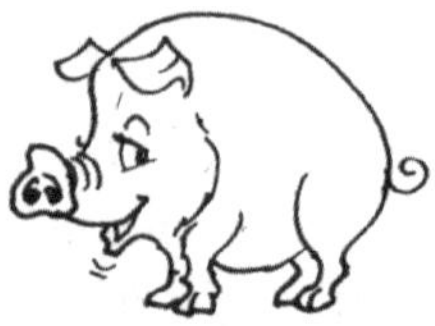
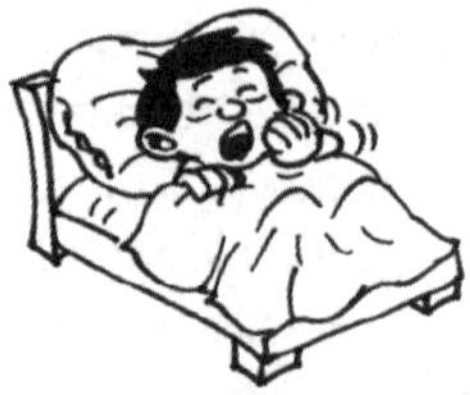
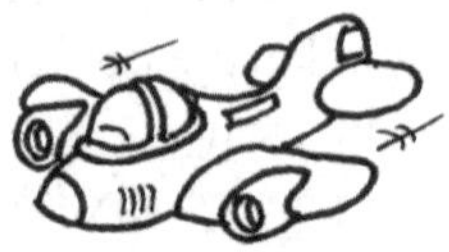

i **A** **U**

2.2. Rozwój koordynacji wzrokowo-ruchowej w trzecim roku życia

Od drugiego do trzeciego roku życia doskonali się percepcja wzrokowa w aktach posługiwania się narzędziami. Wówczas dzieci chętnie naśladują dorosłych. Chłopcy próbują posługiwać się młotkiem, śrubokrętem i innymi „męskimi" narzędziami. Dziewczynki usiłują powtarzać działania matek w kuchni. Tę spontaniczną potrzebę naśladowania zachowań domowników należy wykorzystać podczas ćwiczeń. Widać więc, że proponowane przez nas zajęcia, dotyczące stymulacji funkcji motorycznych, a szczególnie manualnych, będą jednocześnie wpływały na rozwój spostrzegania wzrokowego. Dlatego mówi się w tym przypadku o rozwoju koordynacji wzrokowo-ruchowej. Sprawność analizatora wzroku i umiejętność posługiwania się narzędziami są ze sobą nierozerwalnie związane, wpływają na siebie nawzajem.

ĆWICZENIA

spostrzegania wzrokowego dla dzieci od dwudziestego czwartego do trzydziestego szóstego miesiąca życia

Terapeuta pokazuje, jak wykonać zadanie i stara się zachęcić dziecko do podjęcia takich samych zadań. Za każdym razem, jeśli nie wystąpi próba wykonania ćwiczenia, wykonuje się działanie ręką dziecka:

- układa razem z dzieckiem plastikowe widelce, nożyki, łyżki i łyżeczki w szufladce z przegródkami.
- wkłada do otworów w deseczce trzy koła różnej wielkości.
- wkłada do otworów w deseczce trzy kwadraty różnej wielkości.
- wkłada do otworów w deseczce trzy trójkąty różnej wielkości.

- układa figury geometryczne w konturach narysowanych na kartonie.

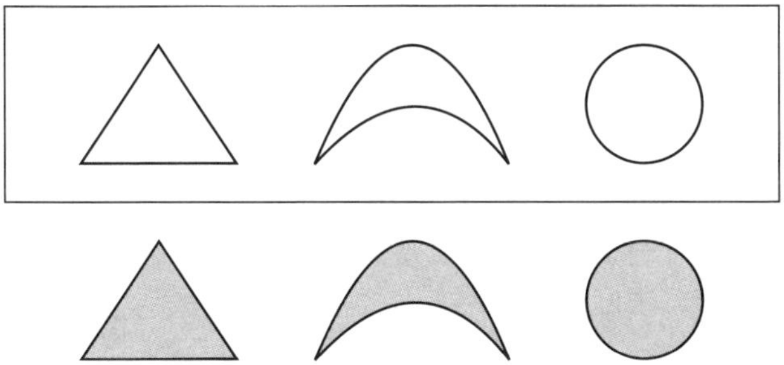

- układa obrazki w konturach narysowanych na kartonie.

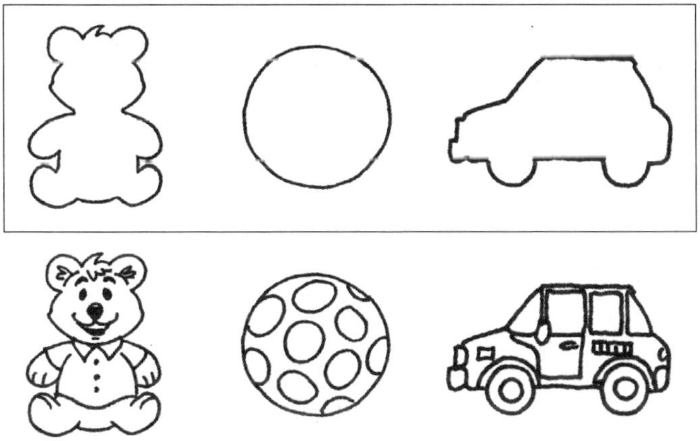

- dobiera cztery (na kolejnym etapie zwiększana jest liczba) identyczne obrazki tematyczne do naklejonych na kartonie.
- dobiera cztery (na dalszym etapie zwiększana jest liczba) identyczne obrazki atematyczne do naklejonych na kartonie.

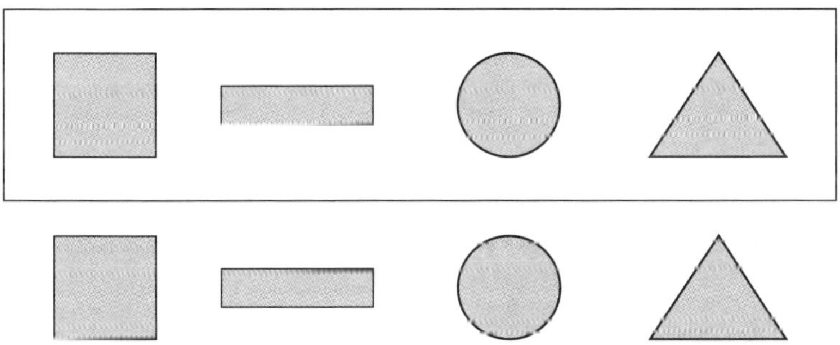

- pokazuje dziecku dużą ilustrację przedstawiającą pokój, kuchnię, plac zabaw. Trzymając w ręce mały obrazek, na którym przedstawiony jest pojedynczy element z dużej ilustracji, wskazuje na obydwa elementy. Na dalszym etapie ćwiczenia chodzi o to, by dziecko samodzielnie palcem wskazywało obrazek i jego odpowiednik na ilustracji.

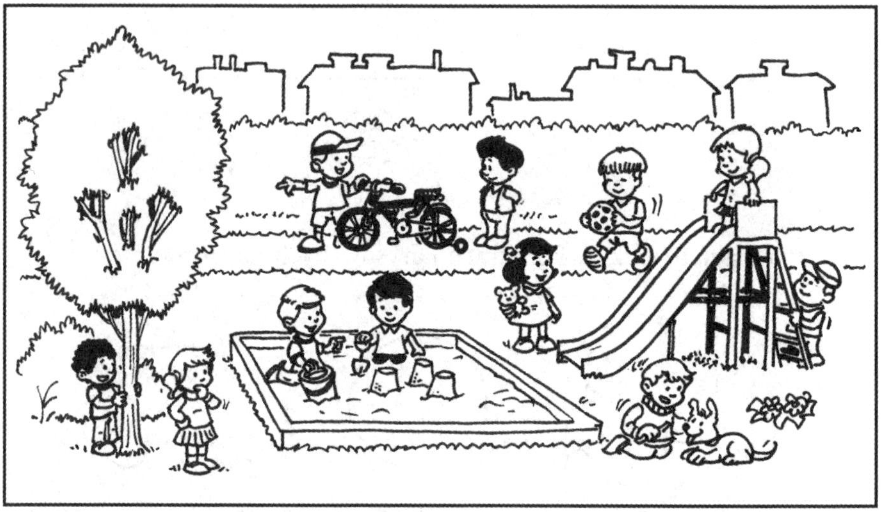

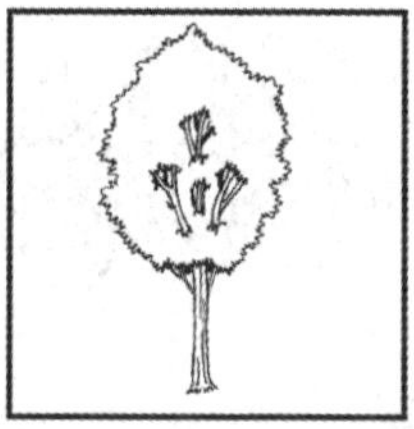

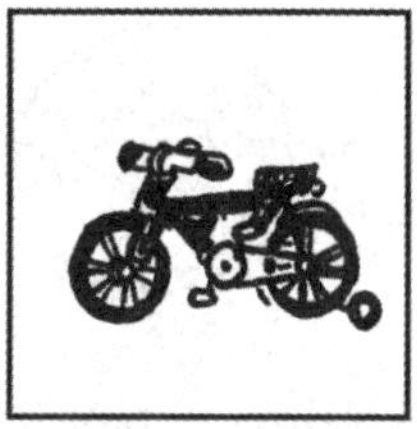

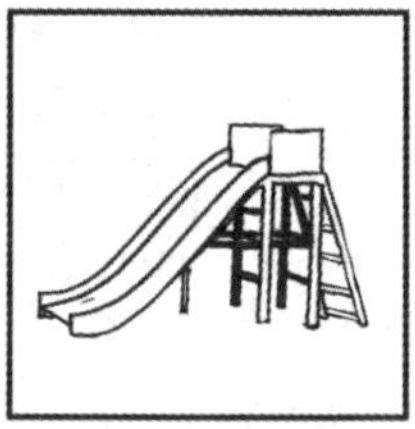

- dokłada brakujące głowy do ilustracji czterech (pięciu, sześciu) zwierzątek.
- uzupełnia części twarzy na planszy.

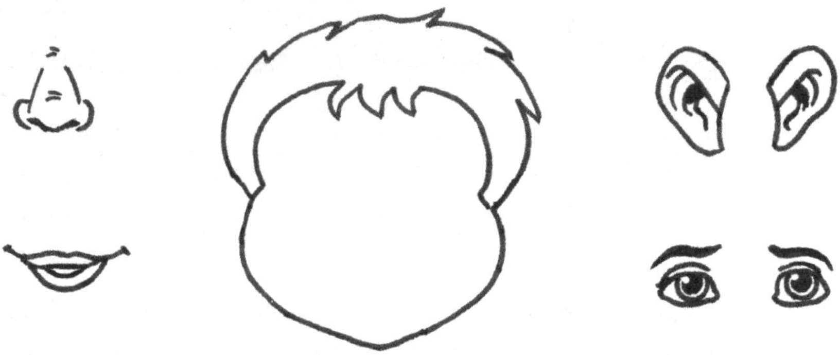

- pokazuje dziecku, jak składać obrazki z dwóch (stopniowo z trzech, czterech części). Obrazki powinny przedstawiać pojedynczy obiekt (osobę, zwierzę lub przedmiot). W razie trudności należy rozcinać obrazki, tak by dziecko śledziło wzrokiem wykonywane przez dorosłego czynności.
- ukrywa pod jednym z trzech kolorowych kubeczków cukierek lub czekoladkę, powoli zmienia miejsca kubeczków w szeregu, prosi dziecko o odnalezienie nagrody.
- pokazuje w albumie znane dziecku osoby, pyta *gdzie mama?* itd.
- rozdziela do pudełek klocki według barwy, prosi dziecko o wykonanie zadania.
- rozdziela do pudełek klocki według kształtu, prosi dziecko o wykonanie zadania.
- wkłada do koszyczka obrazki przedstawiające pokarmy i napoje, a do szafki (dla lalek) obrazki przedstawiające ubrania, zachęca do powtórzenia.
- pokazuje ruchy warg, języka i szczęki, prosi o powtórzenie.
- układa sekwencję z klocków: czerwony, żółty, czerwony, żółty. Dziecko powinno naśladować tę kolejność ułożenia klocków.

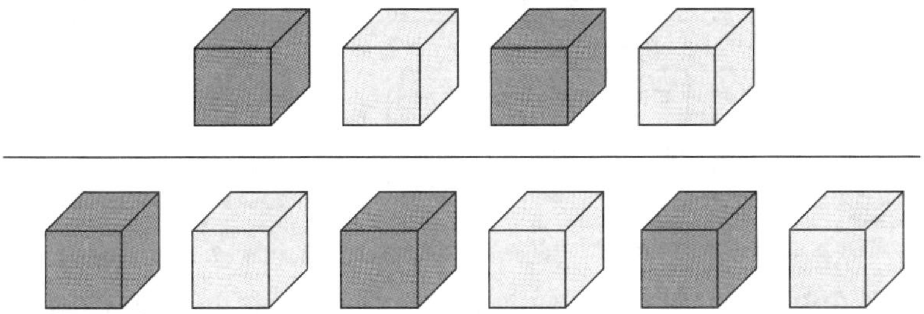

- buduje pociąg z pięciu klocków. Podaje dziecku tę samą liczbę klocków i zachęca do naśladowania zabawy.
- układa tzw. czekoladkę z czterech klocków i zachęca do naśladowania.

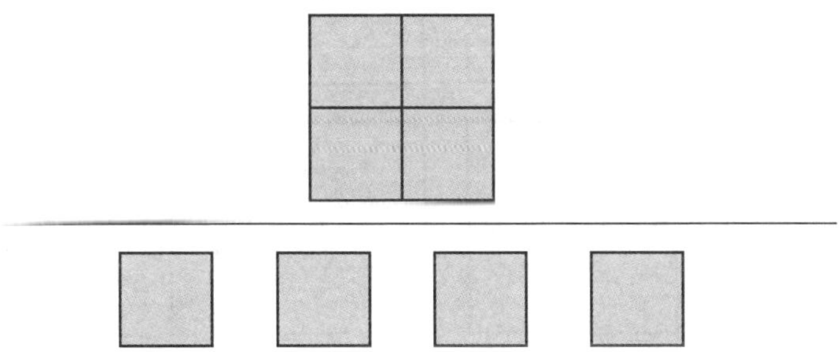

- układa sekwencje z obrazków: słoneczko, kwiatek, ptaszek, słoneczko, kwiatek, ptaszek. Dziecko powinno naśladować ten szereg obrazków pod wzorem wykonanym przez dorosłego.

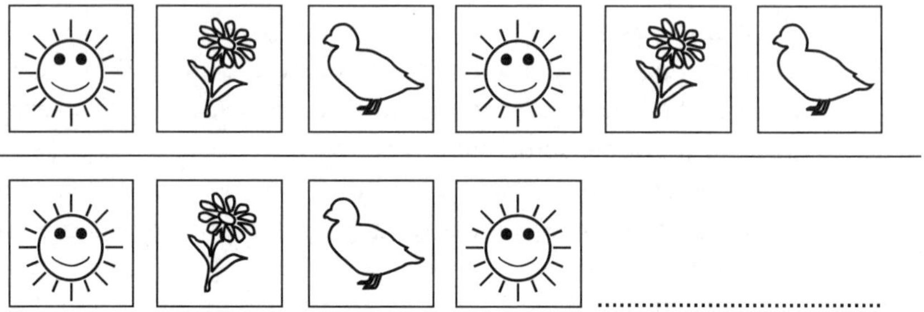

- układa sekwencje atematyczne: koło, kwadrat, trójkąt, koło, kwadrat, trójkąt. Dziecko powinno naśladować ten układ obrazków pod wzorem wykonanym przez dorosłego.

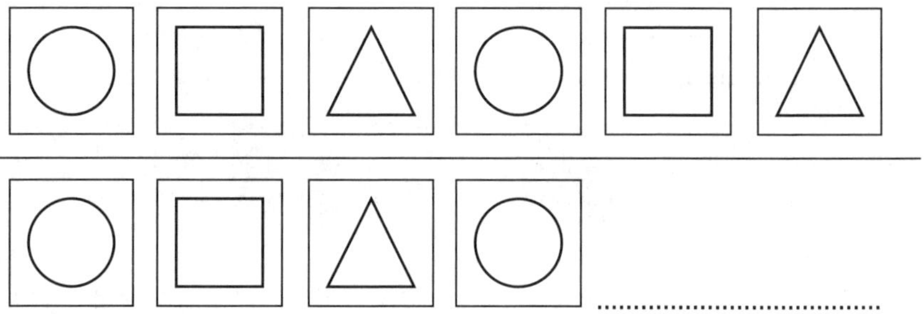

- dobiera parami (nie identyczne!) obrazki przedstawiające desygnat (piłka nożna do piłki plażowej itp.).

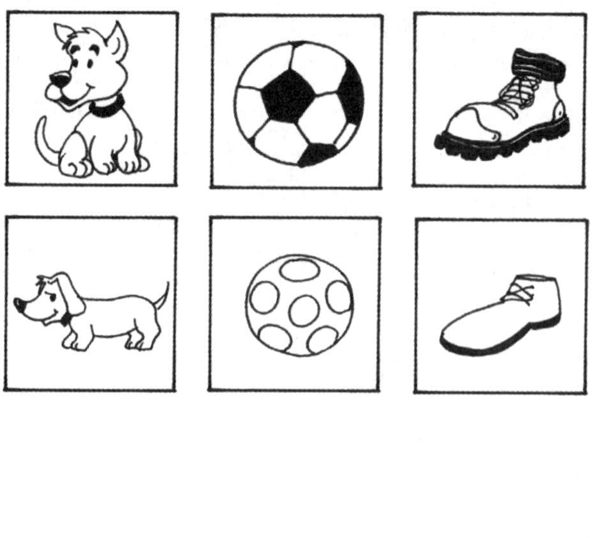

- zachęca dziecko do naśladowania mimiki.
- prosi o odczytanie samogłoski.
- odczytuje sylaby otwarte (zakończone samogłoską), np. PA, PO, PU, PE, PI, PY, dziecko pokazuje usłyszaną sylabę.
- odczytuje wyrażenia dźwiękonaśladowcze (wielki druk), np. MU, BE, PI, KO, KO, dziecko wskazuje etykietki.
- dobiera etykietki z wyrażeniami dźwiękonaśladowczymi do obrazków.

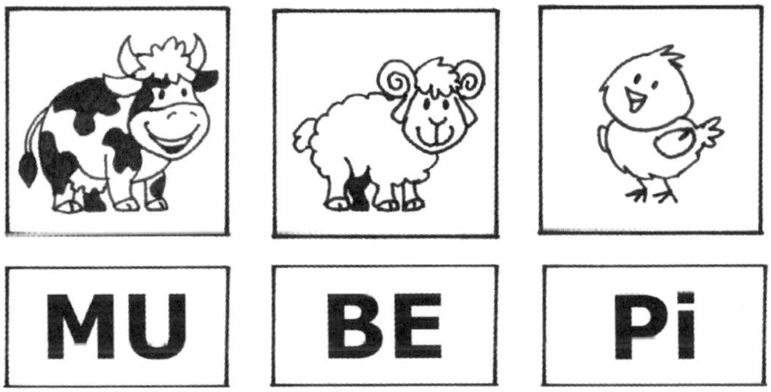

- dobiera podpisy (etykietki z nazwą przedmiotu zapisaną wielkim drukiem) do desygnatów.

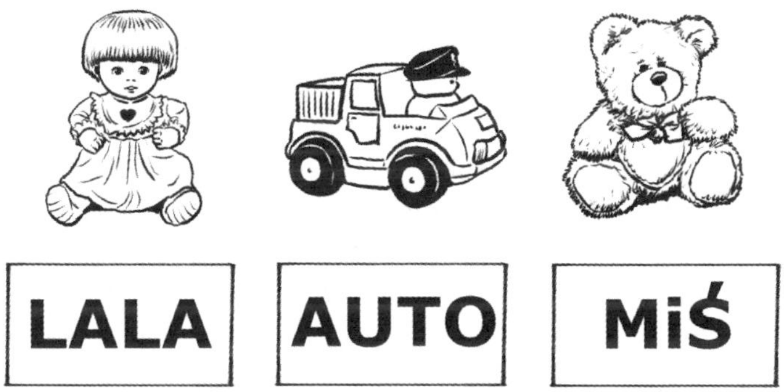

Opanowanie opisanych umiejętności jest warunkiem przejścia do kolejnego etapu ćwiczeń spostrzegania wzrokowego. Niezależnie od wieku życia dziecka jego rozwój umysłowy postępuje według indywidualnego rytmu. Terapeuta dobiera ćwiczenia każdej funkcji psychicznej zgodnie z rozwojem umysłowym dziecka.

Niezwykle istotne jest wyjaśnienie rodzicom, że stymulacja staje się skuteczna jedynie wówczas, gdy dziecko stopniowo, łagodnie osiąga kolejne etapy.

Ważna jest duża liczba powtórzeń, aby sprawność została utrwalona. Warto odwoływać się do przykładu ćwiczeń dzieci uczących się gry na instrumentach, jazdy na łyżwach czy nartach. Wiadomo, że dla doskonałego opanowania danej umiejętności konieczne są powtórzenia rozłożone w czasie. Trzeba jednak uspokoić rodziców, że potrzeba powtórek nie świadczy o braku możliwości intelektualnych ich dziecka. Z oczywistych powodów rodzice dzieci z zaburzeniami rozwojowymi przeżywają momenty zniecierpliwienia i niechęci, szczególnie gdy ćwiczenia wydają się być takie same (przecież tylko materiał się zmienia). Należy przekonać rodziców o konieczności żmudnej pracy, prezentując zajęcia ze starszymi dziećmi, które przeszły przez program wczesnej stymulacji. To działa pobudzająco na słabnącą motywację rodziców. Matki są dla siebie niezwykle ważną grupą wsparcia.

2.3. Umiejętności dziecka zdobywane w wieku poniemowlęcym

Czas pomiędzy zakończeniem drugiego i rozpoczęciem czwartego roku życia umożliwia dziecku ćwiczenie koordynacji wzrokowo-ruchowej. Daje to możliwość coraz bardziej precyzyjnego manipulowania przedmiotami przy dokładnej kontroli wzrokowej. Dzięki połączeniu spostrzegania wzrokowego, sprawności manualnej i rozumienia mowy dziecko staje się zdolne do przeprowadzania klasyfikacji. Umiejętność dokonywania kategoryzacji na podstawie spostrzeżonych podobieństw między bodźcami jest podstawowym wymiarem inteligencji.

Wiek poniemowlęcy, szczególnie jego ostatni etap, jest doskonałym momentem do rozpoczęcia poznawania języka pisanego. Rzecz jasna strategie nauki czytania małych dzieci muszą być tak przygotowane, by jednocześnie uwzględniały aspekt rozwojowy, terapeutyczny i neurobiologiczny. Widać więc, że naszemu podejściu rozwojowemu towarzyszy ujęcie konstytucjonalne (chodzi o uwarunkowania organiczne, biologiczne).

Najnowsze badania neuropsychologiczne potwierdzają fakt, że posługiwanie się językiem pisanym może być czynnikiem modyfikującym mózgową organizację funkcji językowych, a także wpływającym na kształtowanie się pewnych, istotnych dla rozwoju intelektualnego, struktur mózgowych. Dokładnie na temat wczesnej nauki czytania piszemy w ostatnim rozdziale[8].

---

8. Rozdział IX. *Wczesna nauka czytania jako stymulacja rozwoju dziecka w wieku poniemowlęcym i przedszkolnym.*

Wszystkie podstawowe sprawności nabywane przez dziecko w wieku poniemowlęcym zestawiłyśmy w tabeli. Opanowanie tego etapu jest warunkiem przejścia do stymulacji na następnym poziomie. Jeśli dziecko z powodu zaburzeń rozwojowych nie opanowało umiejętności prymarnych, należy pozostać przy ćwiczeniach właściwych dla okresu poprzedniego, zwiększając ich intensywność. Konieczne jest także każdorazowe włączanie nowych elementów z rzeczywistości, tak by dziecko uczyło się przenosić zdobywane doświadczenia na inny, nowy materiał. Takie zastosowanie zdobytych już umiejętności w odmiennych sytuacjach nosi nazwę **transferu** i jest rozumiane w psychologii rozwojowej jako obraz możliwości intelektualnych dziecka oraz szybkości uczenia się.

Tab. 2. Rozwój spostrzegania wzrokowego w wieku poniemowlęcym

WIEK W LATACH	UMIEJĘTNOŚCI OCZEKIWANE ROZWOJOWO
2	– umieszczanie klocków w otworach zróżnicowanych kształtem; – umieszczanie klocków w otworach zróżnicowanych wielkością; – budowanie szeregów i wieży z klocków; – dobieranie części obrazka do całości; – dobieranie identycznych obrazków; – dobieranie par zabawek; – dobieranie par: przedmiot i odpowiadający mu obrazek; – rozpoznawanie zapisanych samogłosek, wyrażeń dźwiękonaśladowczych i prymarnych sylab.
3	– układanie figur w konturach; – układanie obrazków w konturach; – wskazywanie przedmiotów na ilustracjach po obejrzeniu oddzielnego obrazka; – składanie obrazków z części; – klasyfikowanie według barwy; – klasyfikowanie według kształtu; – klasyfikowanie według kryterium użycia; – naśladowanie wzorów; – naśladowanie sekwencji tematycznych i atematycznych; – samodzielne odczytywanie samogłosek; – rozpoznawanie sylab otwartych; – dobieranie par: desygnat i odpowiadający mu podpis; – globalne rozpoznawanie wyrazów i sylab.

Źródło: Tabela opracowana przez autorki na podstawie literatury (patrz bibliografia do rozdziału II) oraz badań i obserwacji własnych.

3. ROZWÓJ ANALIZY I SYNTEZY WZROKOWEJ DZIECI W WIEKU PRZEDSZKOLNYM

Ćwiczenia analizatora wzroku dzieci w wieku przedszkolnym są skierowane przede wszystkim na naukę czytania. W sytuacji zaburzeń poznawczych wczesna nauka rozpoznawania samogłosek, sylab i wyrazów (globalnie) jest jedną ze skuteczniejszych metod stymulowania rozwoju dziecka. Wiele z zaproponowanych ćwiczeń zawiera materiał literowy, dzięki czemu jest to jednocześnie nauka czytania.

Zaproponowane przez nas zadania dla dzieci w wieku od trzeciego do szóstego roku stopniowo przechodzą w zawierające coraz większą liczbę elementów, ewoluują więc przede wszystkim pod względem jakościowym. W związku z tym wiele zajęć powtarza się, zmienia się natomiast poziom ich trudności, liczba koniecznych do uwzględnienia elementów i odmienne są kryteria oceniania poprawności wykonanych zadań.

3.1. Ćwiczenia analizy i syntezy wzrokowej dla czterolatków

Czterolatek rozumie już instrukcje werbalne, jeśli są one poparte gestem i pokazem. Prowadzący zajęcia zawsze wykonuje wszystkie ćwiczenia tak, by dziecko miało okazję przyjrzeć im się dokładnie. Ma to szczególnie duże znaczenie dla całego procesu uczenia się, kształtowania uwagi dowolnej, rozumienia i działania przez analogię. Takie postępowanie terapeutyczne oparte jest na wynikach najnowszych badań neurologicznych, dotyczących neuronów zwierciadlanych. Badania te omawiamy w rozdziale V[9].

Nauczanie poprzez obserwację zachowań terapeuty jest również ważne dla tych dzieci, które rozwiązują zadania metodą refleksyjną, muszą więc na początku każdego rodzaju ćwiczeń najpierw obserwować działania dorosłego. Dziecko pracujące metodą refleksyjną zwykle nie podejmuje prób samodzielnego poszukiwania sposobów rozwiązywania. Dzięki takiemu podejściu popełnia ono mniej błędów, ale w początkowym okresie terapii może wydać się bierne. Dlatego tak ważna jest dokładna prezentacja działań terapeuty. Po kilkakrotnej obserwacji algorytmu postępowania dzieci refleksyjne przystępują do działania i uzyskują satysfakcjonujące rezultaty.

---

9. *Etapy rozwoju zabawy.*

Dziecko impulsywne poszukuje skutecznych strategii metodą prób i błędów. I choć wówczas liczba błędów jest znaczna, to jednak aktywność samego działającego jest wysoka. W tych sytuacjach, aby nie utrwalały się nieprawidłowe czynności, konieczne jest przekazywanie instrukcji z jednoczesnym wykonywaniem zadania ręką dziecka.

Prowadząc zajęcia, należy pamiętać o wykonywaniu wszystkich działań w kierunku **od lewej do prawej** i **w zwolnionym tempie**.

Obrazki, którymi posługuje się terapeuta, należą do dwóch kategorii – tematycznej i atematycznej. **Tematyczne obrazki** przedstawiają osoby, zwierzęta oraz przedmioty. Odwołanie się do takich ilustracji bazuje na doświadczeniu dziecka zdobywanym w życiu codziennym. Konieczne jest więc uwzględnienie miejsca zamieszkania (wieś, miasto) oraz możliwości samodzielnego przemieszczania się dziecka w przestrzeni.

Obrazki atematyczne (symboliczne, abstrakcyjne) to zwykle figury geometryczne, wielkie litery oznaczające samogłoski, sylaby oraz wzory figuralne. Mimo iż w życiu codziennym dziecko może takie elementy spostrzegać, to analiza i synteza tego rodzaju obrazów musi być przedmiotem świadomego nauczania. Jest to niezbędne do rozumienia symbolicznej funkcji języka, a także do nauki czytania i pisania. Rozwojowo umiejętność spostrzegania obrazków tematycznych wyprzedza analizę i syntezę obrazków atematycznych. Jedynym wyjątkiem są tu dzieci z zaburzeniami autystycznymi.

ĆWICZENIA

1. **Identyfikowanie obrazków tematycznych.**
   Zadaniem dziecka jest dobrać identyczne obrazki do ułożonych na planszy. Poziom trudności podnosi się w zależności od ilości różnic i ich jakości. Najtrudniejsze do identyfikacji są elementy obracane w przestrzeni.

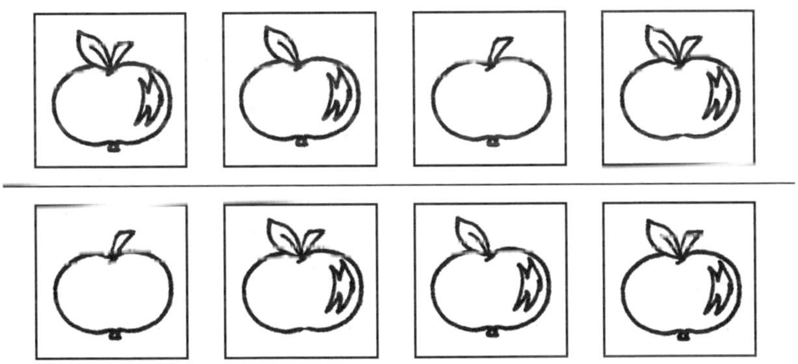

2. Identyfikowanie obrazków atematycznych.

Zadaniem dziecka jest dobrać identyczne obrazki do ułożonych na planszy. Poziom trudności podnosi się w zależności od ilości różnic i ich jakości. Najtrudniejsze do identyfikacji są elementy obracane w przestrzeni.

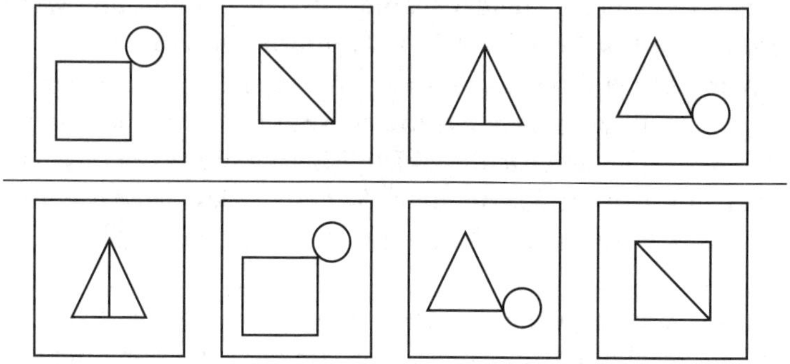

- Wyszukiwanie wśród sześciu obrazków tematycznych jednego różniącego się szczegółem.

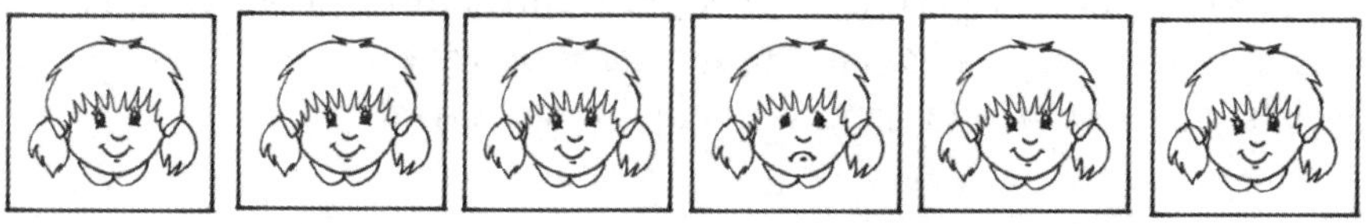

- Wyszukiwanie wśród sześciu obrazków atematycznych jednego różniącego się szczegółem.

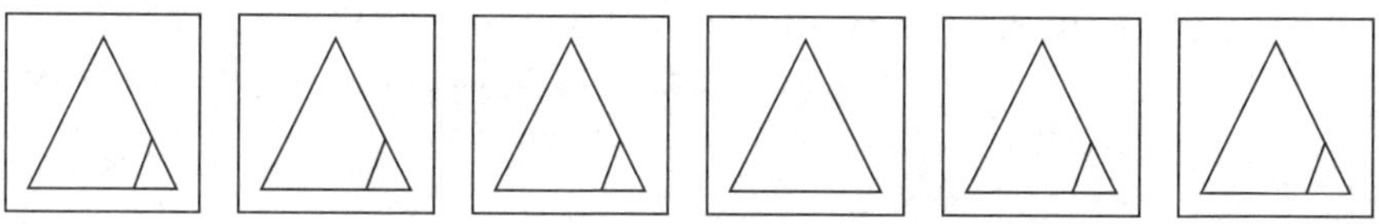

- Wyszukiwanie wśród sześciu różniących się szczegółami obrazków tematycznych jednego wzorcowego, umieszczonego z lewej strony kartki.

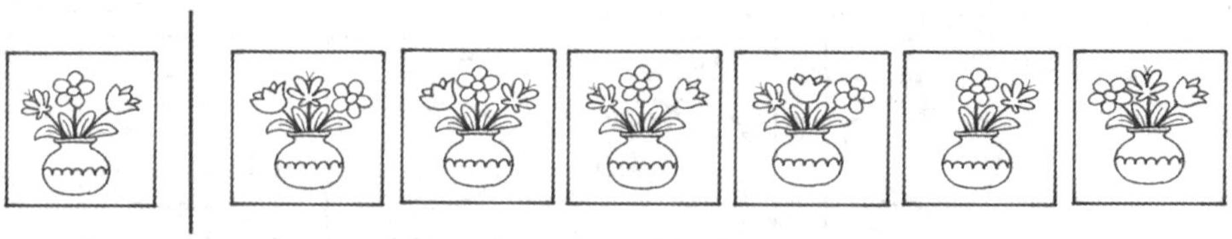

- Wyszukiwanie wśród sześciu różniących się szczegółami obrazków atematycznych jednego wzorcowego, umieszczonego z lewej strony kartki.

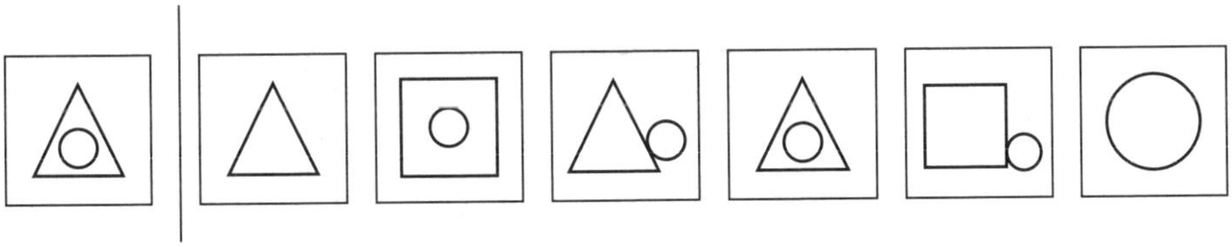

- Dobieranie brakujących elementów w dużych ilustracjach tematycznych.

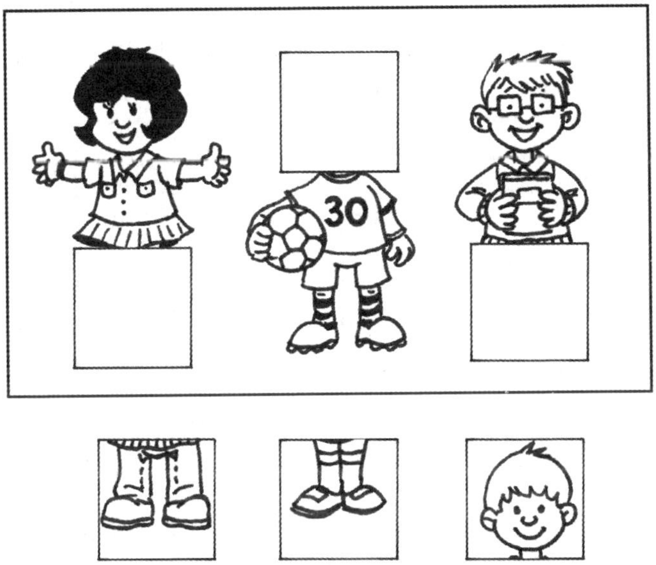

- Rozdzielanie klocków według jednej cechy, w oderwaniu od innej, na przykład: tworzcnic katcgorii trójkątów i kwadratów o różncj wielkości i kolorach.

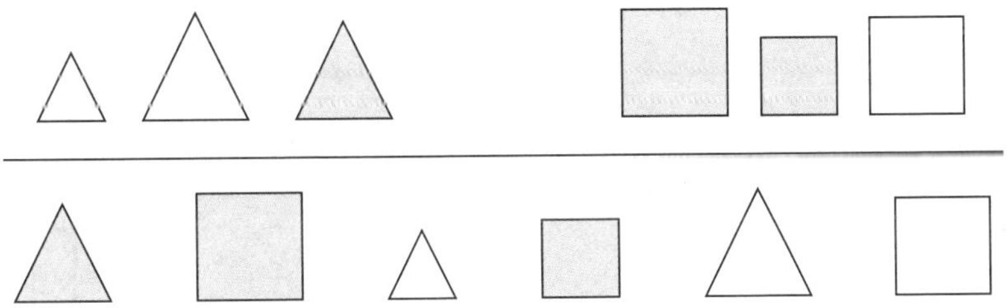

- Dobieranie podpisów do obrazków (rzeczowniki konkretne).
- Układanie historyjek obrazkowych. Dziecko powinno dostrzec zmiany zachodzące w przedmiocie lub osobie i zrozumieć ich następstwo czasowe.

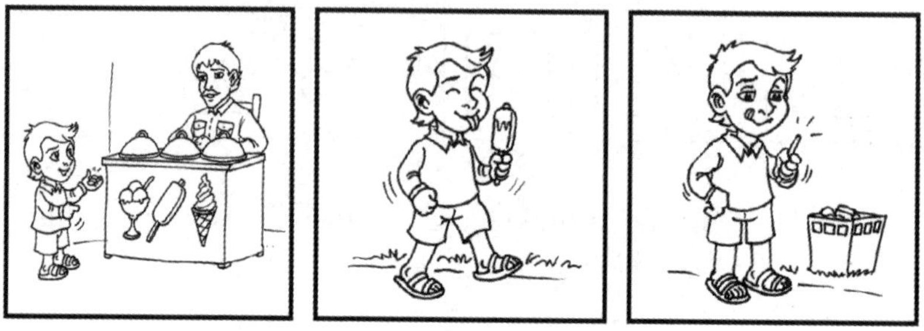

- Układanie historyjek obrazkowych wymagających rozumienia przyczyn i skutków działania bohaterów.

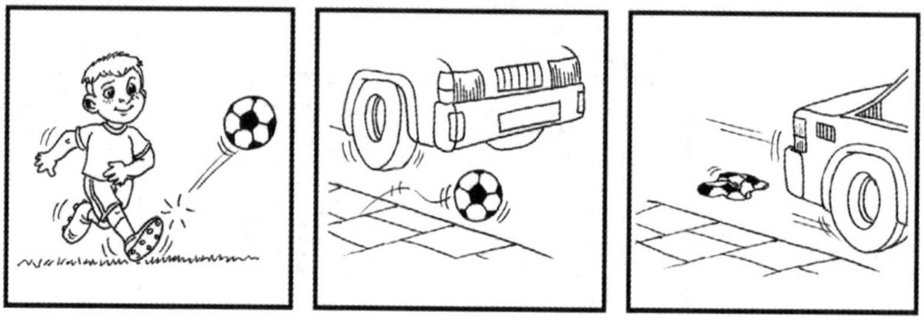

- Naśladowanie sekwencji czynności.
- Naśladowanie czynności wykonywanych przez osoby przedstawione na obrazku.
- Naśladowanie sekwencji zdarzeń. Terapeuta pokazuje trzy, cztery czynności, jakie wykonuje mama, która przygotowuje kanapkę – kraje chleb, smaruje, układa kiełbaskę, kładzie na talerzu. Dziecko powinno zapamiętać i powtórzyć tę pantomimę.
- Naśladowanie ułożenia wzorów tematycznych.

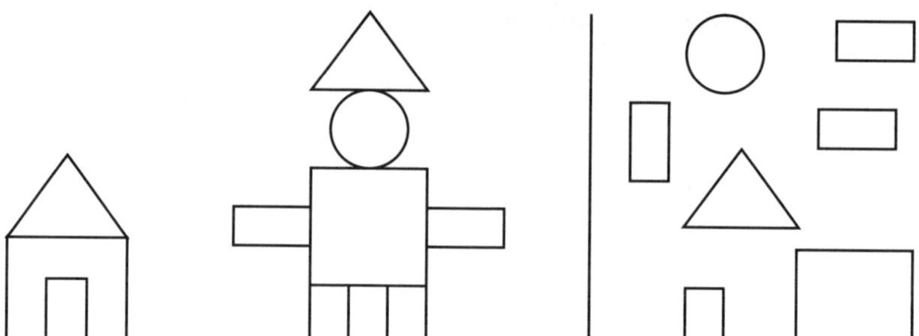

- Naśladowanie ułożenia wzorów atematycznych.

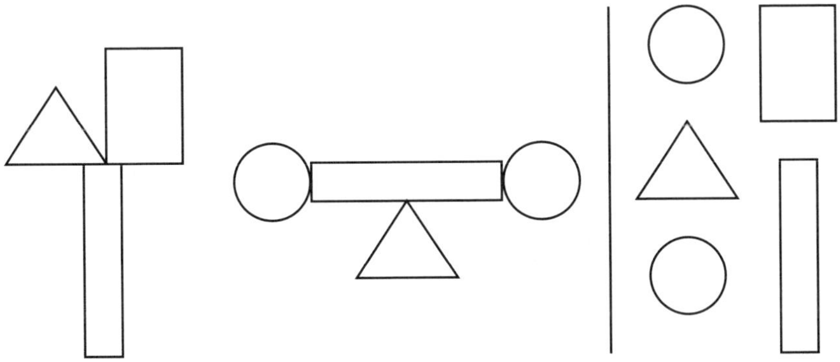

- Obracanie w umyśle wzorów tematycznych.

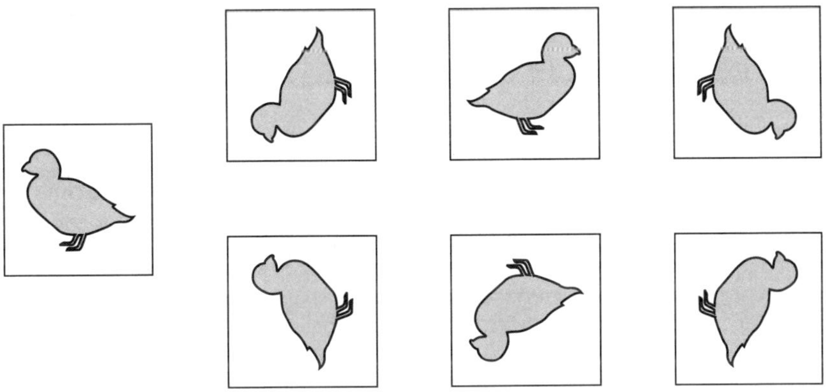

- Obracanie w umyśle wzorów atematycznych.

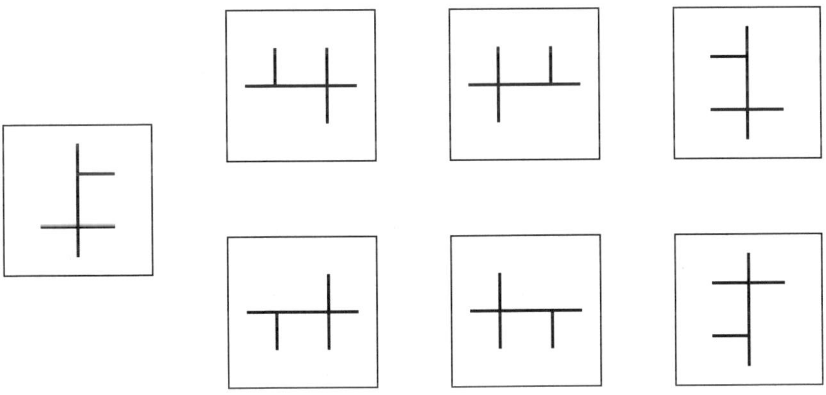

- Szeregowanie według wielkości, długości, nasycenia barwy.

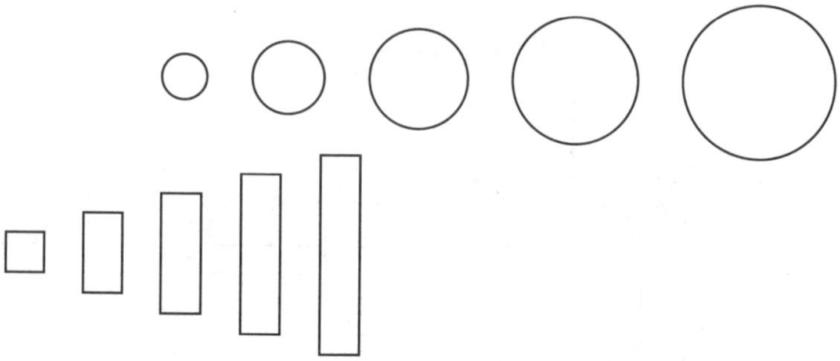

- Kontynuowanie sekwencji tematycznej.

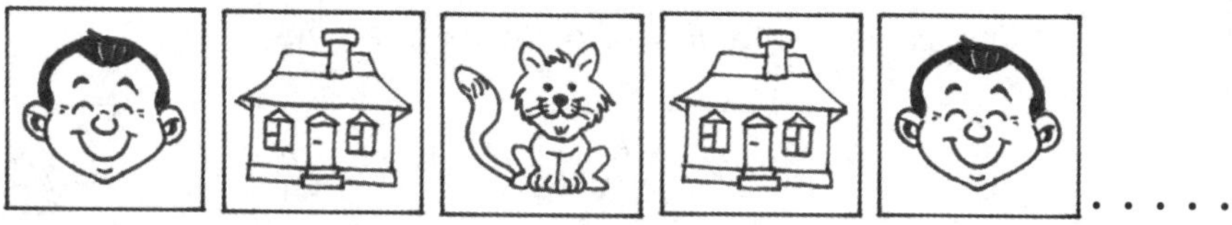

- Kontynuowanie sekwencji atematycznej.

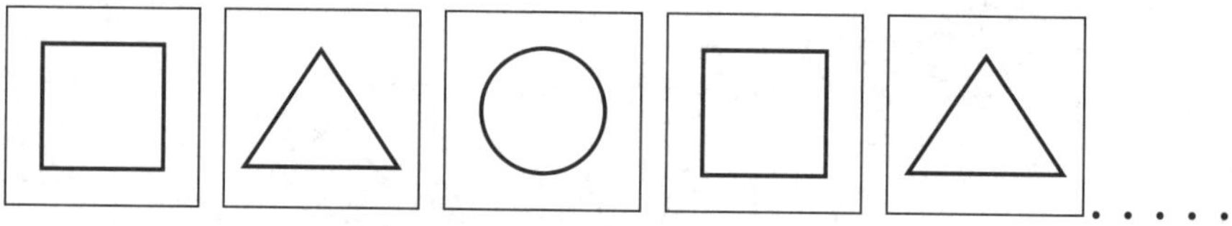

- Dobieranie schematów twarzy (mimika) do osób przedstawionych na ilustracjach.

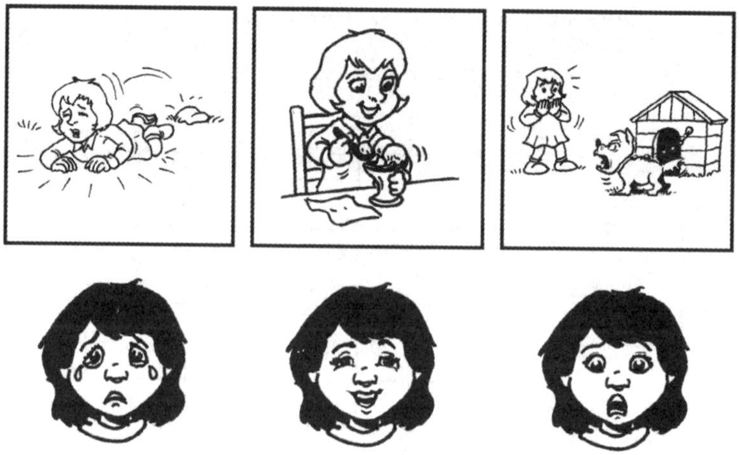

- Odgadywanie symboli (co przedstawia rysunek schematyczny).

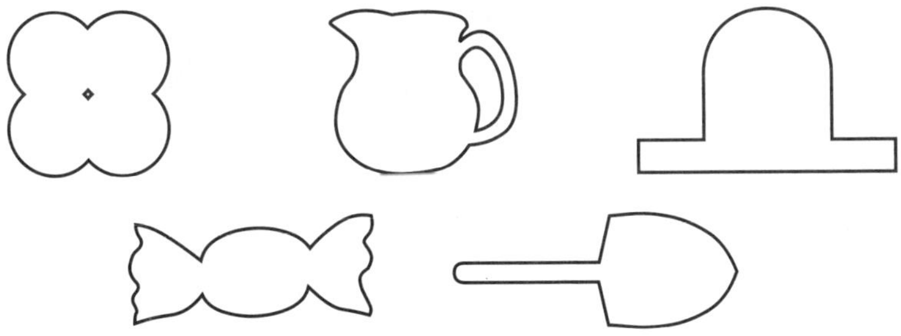

- Rozpoznawanie sylab otwartych w paradygmatach.
- Odczytywanie sylab otwartych.
- Odczytywanie sylab o schemacie: samogłoska–spółgłoska–samogłoska.

Najważniejszym elementem ćwiczeń dla przedszkolaków w czwartym roku życia są identyfikacje i porównywanie obrazków. Niektóre z zaproponowanych zadań wymagają od dziecka zatrzymania w umyśle obrazu, tak by poszukiwanie identycznego mogło być skuteczne. Tego typu ćwiczenia są ważnym etapem przygotowującym do czytania.

3.2. Ćwiczenia analizy i syntezy wzrokowej dla pięcio- i sześciolatków

Poziom analizy i syntezy wzrokowej dziecka pięcio- i sześcioletniego jest wyznacznikiem tempa uczenia się czytania i pisania. Braki w tym zakresie w istotny sposób zakłócają naukę. Jeśli przedszkolak nie jest przygotowany do szybkiego przeprowadzania analizy bodźców wzrokowych, trudno mu będzie sprostać zadaniom klasy zerowej.

Na tym etapie zadania stymulujące funkcje wzrokowe włączają w swój zakres także ćwiczenia myślenia. Rozumowanie przyczynowo-skutkowe, myślenie przez analogię, kategoryzowanie – wszystkie te umiejętności uzależnione są od poziomu analizy i syntezy wzrokowej.

ĆWICZENIA

- Uzupełnianie zbiorów. Dobieranie elementów do dwóch (trzech, czterech) zbiorów tematycznych.

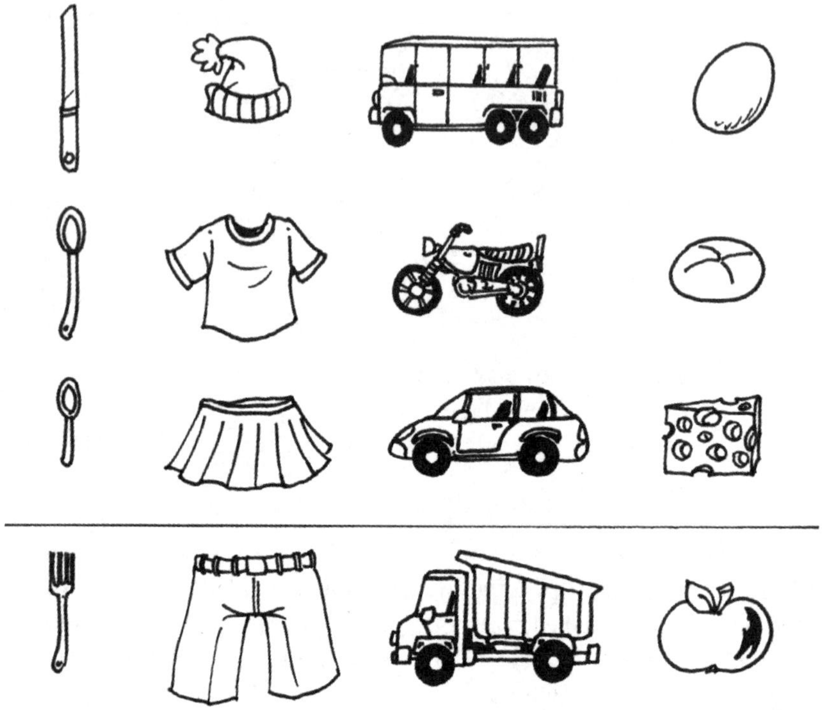

Uzupełnianie zbiorów. Dobieranie elementów do dwóch (trzech, czterech) zbiorów atematycznych.

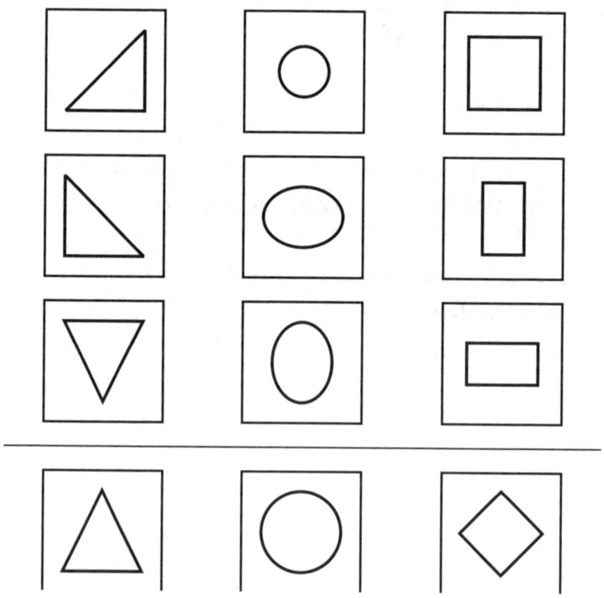

- Budowanie kategorii tematycznych na podstawie danego jednego elementu (zasada podana ikonicznie). Poziom trudności zwiększa się w zależności od liczby tworzonych kategorii.

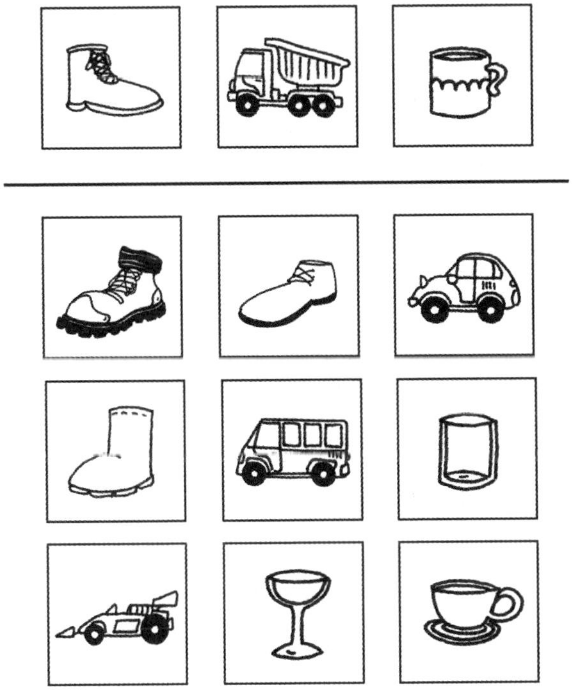

- Budowanie kategorii atematycznych na podstawie danego jednego elementu (zasada podana ikonicznie). Poziom trudności zwiększa się w zależności od liczby tworzonych kategorii.

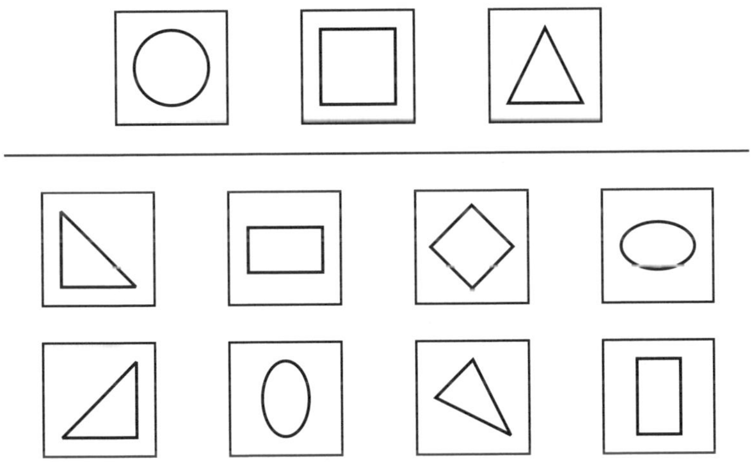

- Dobieranie par tematycznych.

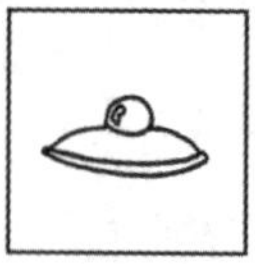

....

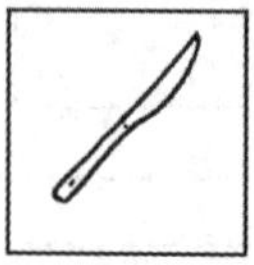

....

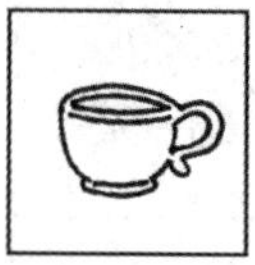

....

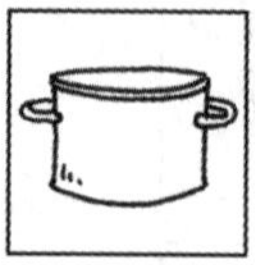  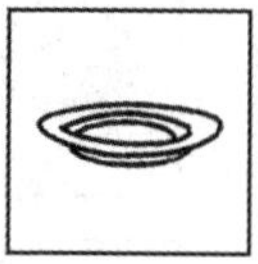

- Dobieranie par atematycznych.

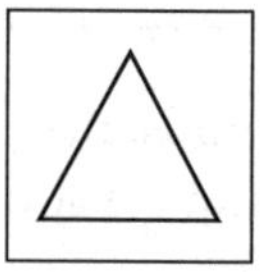

....

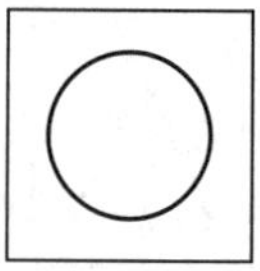

....

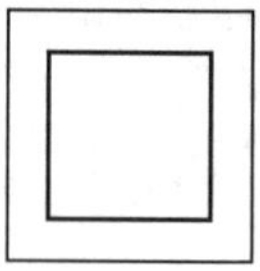

....

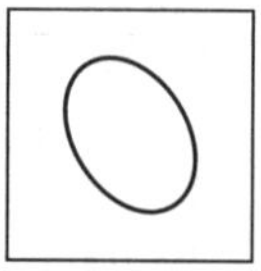 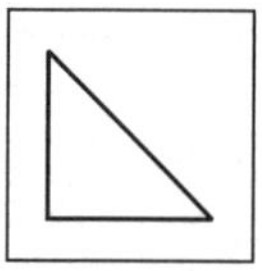 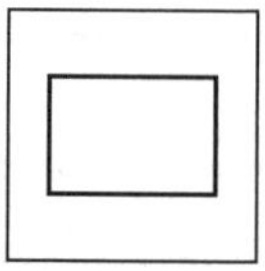

- Wykluczenie elementu ze zbioru tematycznego na podstawie samodzielnego wydzielenia kategorii.

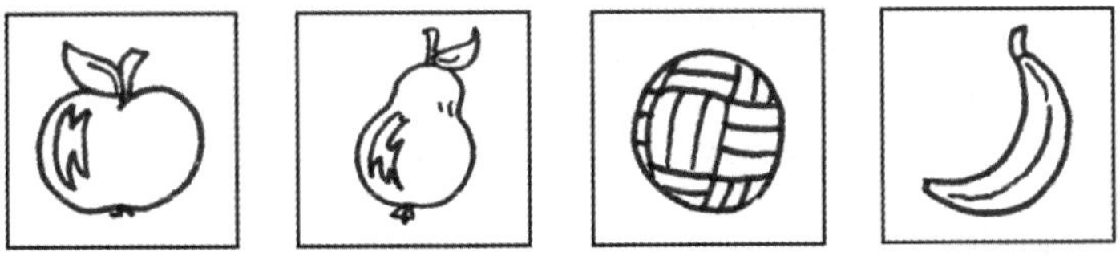

- Wykluczenie elementu ze zbioru atematycznego na podstawie samodzielnego wydzielenia kategorii.

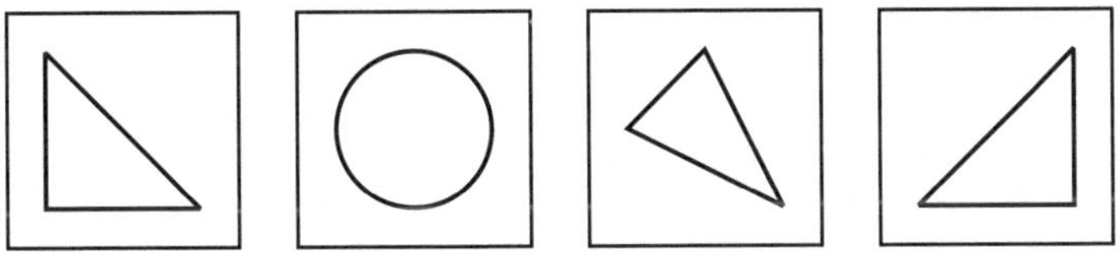

- Uzupełnianie elementu w szeregu tematycznym.

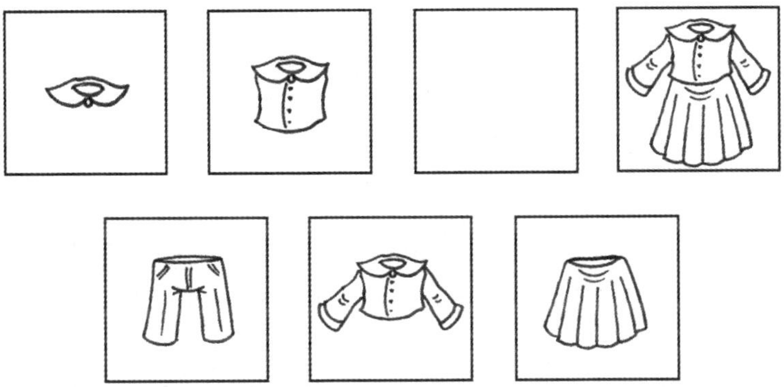

- Uzupełnianie elementu w szeregu atematycznym.

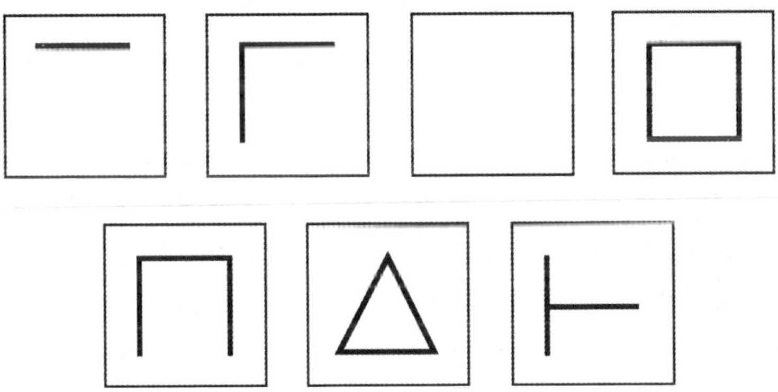

- Uzupełnienie sekwencji tematycznej.

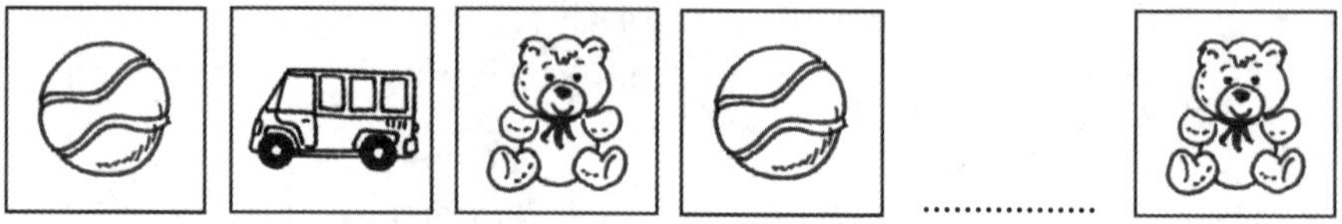

- Uzupełnienie sekwencji atematycznej.

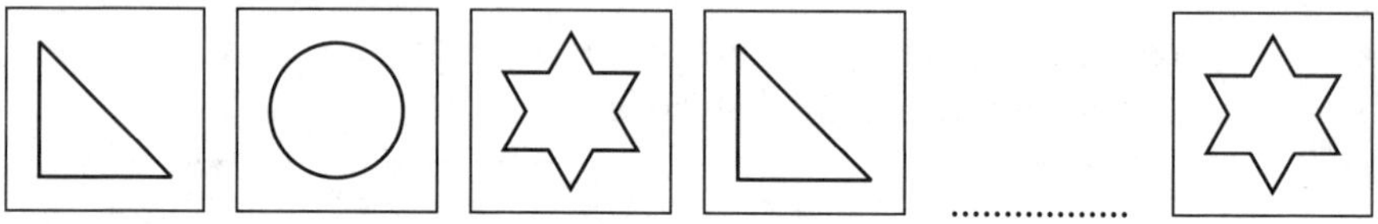

- Kontynuowanie sekwencji tematycznej.

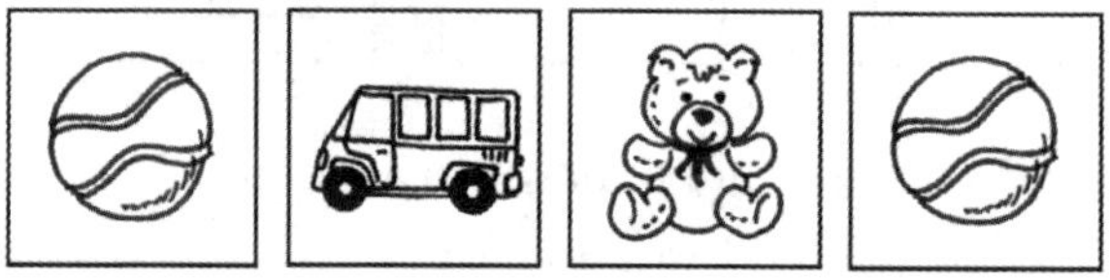

....

- Kontynuowanie sekwencji atematycznej.

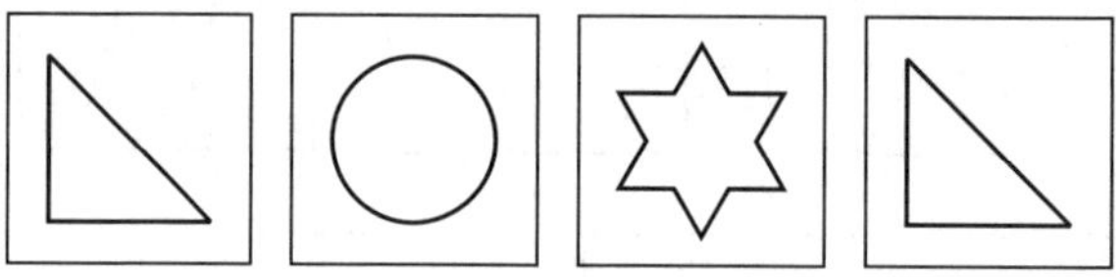

....

- Szyfrowanie. Przyporządkowywanie obrazkom podanych symboli.

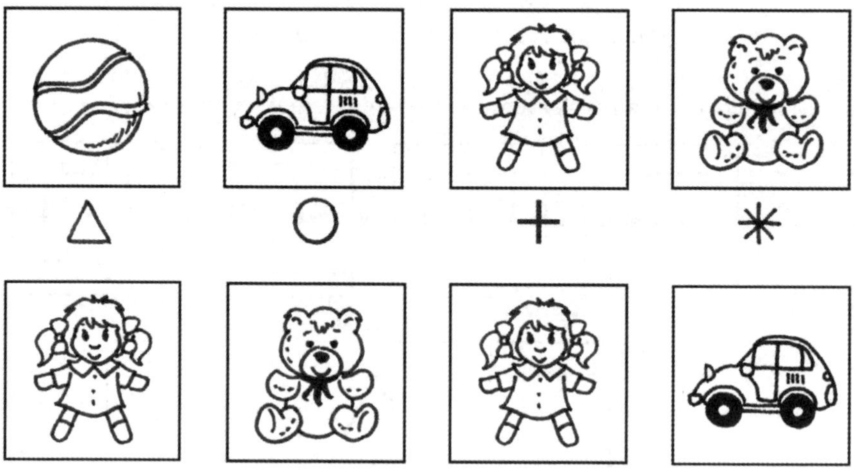

....

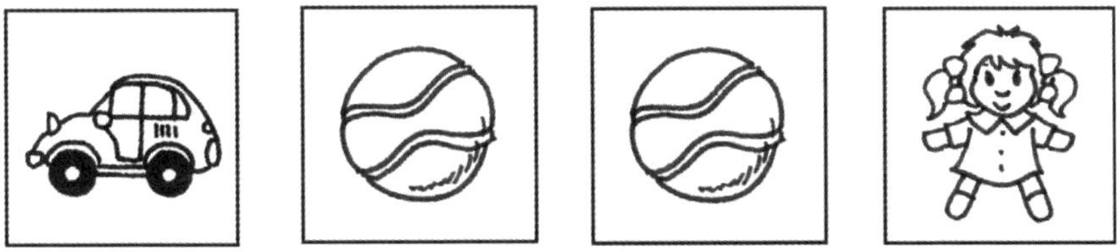

....

- Układanie historyjek obrazkowych, dziejących się w czasie i wymagających rozumienia przyczyn i skutków działania bohaterów.

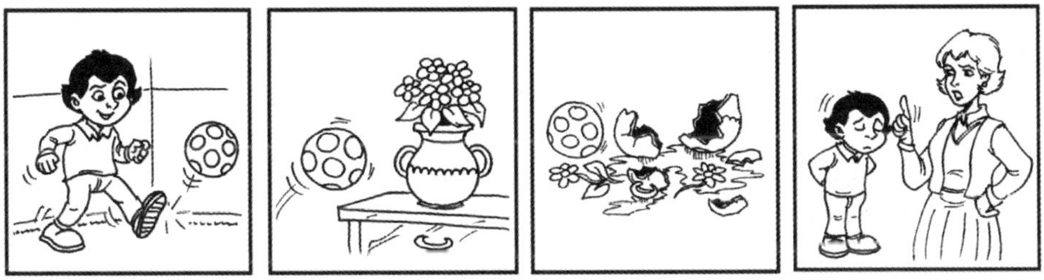

- Odczytywanie sylab zamkniętych.
- Odczytywanie zestawów sylab.
- Odczytywanie wyrazów i prostych zdań.

3.2.1. Nauka czytania – samodzielne zdobywanie wiedzy o świecie

Wczesna nauka czytania wpływa na kształtowanie się asymetrii półkulowej, koniecznej do właściwego, prawidłowego opracowywania informacji językowych. Badania neuropsychologów dowiodły, że wszechstronna stymulacja językowa, a przede wszystkim nauka czytania i pisania, może sprzyjać stopniowemu kształtowaniu przewagi lewej półkuli w procesach werbalnych (językowych). To zaś jest warunkiem niezbędnym do osiągnięcia umiejętności szybkiego czytania ze zrozumieniem, a w konsekwencji skutecznego uczenia się.

Nauka czytania w wieku przedszkolnym jest podstawowym sposobem oddziaływania w terapii zmierzającej do osiągnięcia prawidłowej artykulacji głosek u dzieci z niezakończonym rozwojem mowy oraz z wadami wymowy. Dzięki skupieniu uwagi dziecka na czytaniu, można osiągnąć normatywną artykulację głosek, z wymową których dziecko miało do tej pory problemy.

Czytanie w znacznym stopniu ułatwia pracę z dziećmi z alalią (brakiem rozwoju mowy). Zwykle nie chcą się one komunikować językowo. Wypracowują swoisty kod, przede wszystkim niewerbalny, znany domownikom, głównie matkom. Dzieci mają bowiem głęboką świadomość swoich trudności i reagują negatywnie na polecenia: *powtórz czy powiedz, jak to się nazywa.* Często obserwuje się u tych dzieci reakcje wycofywania się, apatię, ale także agresję w stosunku do siebie, rówieśników, dorosłych lub przedmiotów. Doświadczenie w pracy logopedycznej w przypadkach alalii z wykorzystaniem serii *Kocham Czytać* pokazało, iż zaproponowanie nauki czytania zmienia nastawienie do zajęć logopedycznych i powoduje, że dzieci przestają kontrolować własną, zwykle mocno zaburzoną wymowę, i powtarzając paradygmaty (zestawy) sylab, uczą się szybko prawidłowej artykulacji. Za każdym razem chodzi o zachęcanie do czytania, a nie do mówienia. Fakt ten buduje odmienne nastawienia dziecka do wypowiedzi językowych. Właśnie poprzez czytanie najskuteczniej dochodzi się do zgodnych z normą realizacji. Taki sposób wykorzystywany jest także podczas nauki języków obcych.

Szósty rok życia jest czasem intensywnej nauki czytania ze zrozumieniem. Język pisany poznawany przez małe dzieci powinien posiadać cechy przekazu mówionego, tak by mógł być w pełni rozumiany. Dlatego proponowane dziecku teksty zbudowane są ze słów o wysokiej frekwencji, ilustrowane obrazkami pełnymi koloru i ekspresji[10]. Ważne, by treść czytanek odnosiła się do życia dziecka. Warto napisać krótkie opowiadania, w których bohaterem będzie sam mały czytelnik. Zabieg ten bardzo ułatwia dziecku czytanie, bowiem swoje imię, imiona i nazwy domowników rozpoznaje już globalnie. Treść buduje także motywację do czytania, a w procesie nauczania odgrywa to niebagatelną rolę.

W tekstach nie może zabraknąć świata przyrody ukazanego z perspektywy małego dziecka, które widzi zwierzęta jako istoty nie tylko odczuwające, ale i myślące. Daje to ogromne możliwości kształtowania pozytywnych emocji i empatii u przedszkolaka. To bardzo istotny aspekt nauki czytania, która nie może być jedynie sposobem przekazywania wiedzy, ale powinna umożliwić wychowanie.

---

10. Gotowe teksty dla dzieci znajdują się w książeczkach serii logopedycznej *Kocham Czytać* (zeszyty 18–30).

BIBLIOGRAFIA

Cieszyńska J., 2000, *Od słowa przeczytanego do wypowiedzianego. Droga nabywania systemu językowego przez dzieci niesłyszące w wieku poniemowlęcym i przedszkolnym*, Kraków.

Cieszyńska J., 2001, *Nauka czytania krok po kroku. Jak przeciwdziałać dysleksji*, Kraków.

Cieszyńska J., (2003–2007), *Kocham Czytać. Seria logopedyczna*, Kraków.

Cieszyńska J., 2006, *Kocham uczyć czytać. Przewodnik metodyczny dla rodziców i nauczycieli*, Kraków.

Frankl V.E., 1998, *Homo Patiens. Logoterapia i jej kliniczne zastosowanie. Pluralizm nauk a jedność człowieka. Człowiek wolny*, Warszawa.

Jakobson R., Halle M., 1964, *Podstawy języka*, Wrocław.

Lindsay P.H., Norman D.A., 1991, *Procesy przetwarzania informacji u człowieka*, Warszawa.

Nowicka A., 2000, *Współpraca lewej i prawej półkuli: rola spoideł międzypółkulowych*, „Psychologia-Etologia-Genetyka", nr 1.

Szuman S., 1985, *Studia nad rozwojem psychicznym dziecka, Dzieła wybrane*, t. 1, Warszawa.

Szuman S., 1985, *Podstawy rozwoju i wychowania w ontogenezie, Dzieła wybrane*, t. 2, Warszawa.

Tomasello M., 2002, *Kulturowe źródła ludzkiego poznawania*, Warszawa.

Vasta R., Haith M., Miller S.A., 1995, *Psychologia dziecka*, Warszawa.

III

ROZWÓJ PERCEPCJI SŁUCHOWEJ

Człowiek odbiera nie tylko informacje sensoryczne, docierające do niego za pomocą zmysłów, ale także dokonuje ich integracji i przetwarzania w strukturach mózgu. Wszelkie doznania wpływają na siebie i warunkują powstawanie nowych informacji. Dopiero integracja sensoryczna bodźców odbieranych wielozmysłowo umożliwia człowiekowi podjęcie niemal wszystkich zadań życiowych. Zaburzenie słuchu wpływa nie tylko na kształtowanie się mowy, ale także na postrzeganie świata od pierwszych dni życia (a nawet wcześniej w przypadku głuchoty wrodzonej)[1].

Rozwój percepcji słuchowej uwarunkowany jest dojrzewaniem układu nerwowego oraz stymulacją dźwiękową.

Za podstawowe funkcje słuchowe uważa się[2]:

- odbiór dźwięku – dostrzeżenie bodźca oraz faktu, że przestał działać;
- lokalizację dźwięku w przestrzeni;
- zapamiętanie dźwięku;
- rozpoznawanie dźwięku;
- połączenie dźwięku z innymi bodźcami;
- różnicowanie dźwięków.

Bodźce akustyczne niosą dla człowieka wiele istotnych informacji. I tak:

- bodźce słuchowe płyną ze wszystkich kierunków, dzięki czemu człowiek jest w nieustającym kontakcie z otaczającą go przestrzenią, uczy się ją dostrzegać, rozumieć swoje działania w niej, przygotowuje się do nazywania jej różnych wymiarów.

---

1. Część pierwsza rozdziału została opracowana na podstawie pozycji: J. Cieszyńska, 2000, *Od słowa przeczytanego do wypowiedzianego. Droga nabywania systemu językowego przez dzieci niesłyszące w wieku poniemowlęcym i przedszkolnym*, Kraków.
2. Por. co na ten temat pisze M.Z. Kurkowski (patrz: bibliografia).

- słuch informuje o wydarzeniach rozgrywających się w większej odległości, poza zasięgiem wzroku.
- słuch zapewnia ciągłość kontaktu z osobami i przedmiotami, nawet gdy obiekty te znikają z pola widzenia.
- wrażenia akustyczne, szczególnie mowa, sterują odbiorem wrażeń wzrokowych [a także płynących z innych zmysłów – przyp. autorek].
- bodźce akustyczne działają stymulująco poprzez stałe pobudzanie ciekawości, zainteresowania i uwagi.
- wrażenia słuchowe mogą zapowiadać nadchodzące wydarzenia.
- słuch i mowa wewnętrzna wykształcona w procesie komunikacji sterują zachowaniem człowieka.
- bodźce słuchowe mają wpływ na kształtowanie się osobowości poprzez przekaz emocji i uczuć.
- odbiór mowy i jej użycie warunkują nawiązywanie i podtrzymywanie kontaktów społecznych (Csányi, 1994).

Dzięki słyszeniu dwuusznemu dochodzi do określania położenia źródła dźwięku. Różnice między słyszeniem jedno- i dwuusznym najlepiej uświadomić sobie, słuchając nagrań mono- i stereofonicznych tego samego utworu muzycznego. Lokalizację źródła dźwięku umożliwia odbiór czasu i intensywności, z jakimi bodźce słuchowe docierają do obu uszu. Dźwięki dochodzą wcześniej i z większą siłą do ucha znajdującego się bliżej ich źródła. Dziecko uczy się przestrzeni słuchowej w ciągu pierwszych osiemnastu miesięcy życia. „Słyszenie przestrzeni", czy też słuchanie w przestrzeni, jest niezbędne w procesie uczenia się języka. I nie chodzi tylko o precyzję w słuchaniu głosek, końcówek fleksyjnych i wyrazów, różnicowania melodii wypowiedzi, ale także o warunki konieczne do przyswajania wielu słów. Przykładem mogą być trudności dzieci niesłyszących w opanowaniu przyimków, niezbędnych do określania stanów i działań zachodzących w przestrzeni. Analogiczne problemy obserwujemy u dzieci z głębokimi zaburzeniami ruchu (na przykład w przypadkach mózgowego porażenia dziecięcego). Oczywiście, wówczas wspomniane kłopoty w kształtowaniu się systemu językowego wynikają z braków doświadczania przestrzeni, spowodowanych ograniczonymi możliwościami poruszania się.

Niesprawny receptor słuchu wpływa na fragmentaryczność informacji odbieranych z otoczenia, zaburza koncentrację i uwagę, „zmusza" do powielania już utrwalonych schematów jako sposobów działania. Bodźce słuchowe są także kluczowe dla kształtowania się stosunków interpersonalnych. To właśnie ich prawidłowy rozwój pozwala m.in. formować zdolność do empatii i budować pozytywną samoocenę.

Pogląd, iż dzieci niesłyszące gaworzą tak, jak dzieci słyszące, został już zweryfikowany negatywnie. Analiza dźwięków wydawanych przez niemowlęta z uszkodzonym słuchem wykazała ich specyfikę – istnienie dużej liczby sekwencji gardłowych oraz brak reduplikowanych sylab (Kyle, 1994).

Stwierdzenie deprywacji słuchowej u dziecka zmusza terapeutę do podjęcia wysiłku choćby częściowego zmniejszania wtórnych następstw utraty lub uszkodzeń słuchu. Chodzi tu nie tylko o nieodwracalne zaburzenia słuchu, ale także czasowe, będące wynikiem długotrwałego, nawracającego zapalenia uszu lub spowodowane niewykształceniem dróg słuchowych (na przykład w przypadku wcześniactwa). Opisanie sprawności rozwojowych niemowląt prawidłowo słyszących i wykazanie zależności rozwoju funkcji poznawczych od odbioru i przetwarzania informacji słuchowych jest konieczne do zbudowania programu terapii i przygotowania technik oddziaływania. Umożliwi to świadomą strukturalizację postępowania terapeutycznego.

Ponieważ narząd słuchu u ssaków nie wykazuje znacznych różnic między gatunkami, dane dotyczące nieznanych jeszcze aspektów rozwoju słuchu u człowieka mogą być czerpane z badań prowadzonych na zwierzętach (Pujol, Uziel, 1994).

Badania te, dotyczące biologicznych konsekwencji pozbawienia bodźców słuchowych, pozwoliły zaobserwować znaczące różnice w morfologii dendrytów w korze skroniowej i czołowej, różnice na poziomie synaps oraz reakcji biochemicznych, spowodowane ograniczeniem stymulacji dźwiękowych. Stwierdzano także w takich przypadkach atrofię neuronalną na poziomie jąder obwodów centralnych dróg słuchowych.

Nauka nie dysponuje jednak pełnymi informacjami na temat relacji zachodzących pomiędzy skutkami morfologicznymi a funkcjonalnymi zaburzeniami spowodowanymi wyłączeniem bodźców słuchowych w życiu osobniczym. Możemy tylko domniemywać, poprzez analogię z innymi zmysłami, że trwała deprywacja (brak odbioru bodźców) powoduje w konsekwencji uszkodzenie struktury (Bogdanowicz, 1997; Perier, 1991; Szeląg, 1996).

Rozwój analizatora słuchu rozpoczyna się w dwunastym tygodniu ciąży i trwa do około dziesiątego roku życia. Istnieje cała seria wskaźników świadczących o słyszeniu już w życiu płodowym. Zarejestrowano reakcje ruchowe na bodźce akustyczne w dwudziestym czwartym tygodniu życia płodu oraz reakcje układu krążenia od dwudziestego szóstego tygodnia. Badania pozwalają przypuszczać, że ślimak (część ucha wewnętrznego) u człowieka dojrzewa już w okresie prenatalnym. Jednak niektóre mechanizmy ujawniają się później, dopiero miesiąc po urodzeniu (Pujol, Uziel, 1994).

Neuronalna droga słuchowa przygotowana jest do funkcjonowania, zanim jeszcze ujawnią się reakcje ślimakowe. Natomiast dojrzewanie tej części drogi słuchowej, która jest związana z tyłomózgowiem[3], następuje powyżej trzeciego roku życia. Zdaniem Pujola i Uziela: „wszystko to, co w słuchu wiąże się ze wzgórzem i z korą, wyraża się jedynie bardzo słabo w okresie płodowym" (1994, s. 36). Prawdopodobnie te fakty tłumaczą wysoki poziom słyszenia funkcjonalnego[4] u niektórych dzieci z głęboką głuchotą. Przy odpowiednio wczesnej stymulacji słuchu za pomocą aparatów słuchowych, wykorzystywanych jeszcze przed zakończeniem ósmego miesiąca życia, można uzyskać doskonałe wyniki w słuchowym odbiorze mowy.

Problem kształtowania komunikacji językowej niesłyszącego niemowlęcia jest jednocześnie pytaniem o percepcję dźwięków mowy dziecka słyszącego. Niektórzy autorzy głoszą teorie o specyfice analizatorów słuchowych odbierających mowę i inne dźwięki z otoczenia. Alvin Liberman i Ignatius Mattingly[5] (za: Kurcz, 2000) są skłonni przypuszczać, iż istnieje odrębny moduł percepcyjny dźwięków językowych, ściśle związany z mechanizmami produkcji wypowiedzi. Sprowadzałoby się to, zdaniem wspomnianych badaczy, do zaprogramowania genetycznego funkcji wytwarzania i odbioru mowy.

Potwierdzają to obserwowane u niemowląt umiejętności:

- kilkudniowe dziecko potrafi rozróżnić głoski, a sześciomiesięczne może wypowiadać w okresie gaworzenia dźwięki obecne we wszystkich językach świata.
- tempo odbioru dźwięków mowy od dziesięciu do dwudziestu na sekundę (Kurcz, 2000, s. 62) jest dwukrotnie szybsze niż percepcja innych dźwięków.
- istnieje przewaga prawego ucha dla odbioru mowy (badania Doreen Kimury), z wyjątkiem samogłosek.
- percepcja spółgłosek nie jest ciągła, ale kategorialna (kategorialna percepcja charakteryzuje się sztywnymi granicami w ciągu zmieniających się bodźców).

Przeciwnikiem przedstawionej motorycznej teorii percepcji mowy jest Dominic W. Massaro[6] (za: Kurcz, 2000). Odrzuca on założenie o istnieniu specyficznego analizatora do odbioru mowy i kwestionuje kategorialność w percepcji

---

3. Informacje na ten temat można znaleźć na przykład w pracy: B.K. Gołąb, 1984, *Anatomia czynnościowa ośrodkowego układu nerwowego*, Warszawa.
4. Słyszenie funkcjonalne to zdolności audytywne dzieci, które przed rozpoczęciem terapii zdiagnozowane zostały jako niesłyszące.
5. A.M. Liberman, I.G. Mattingly, *The motor theory of speech perception revised*. „Cognition" 1985, nr 21, s. 1–36; *A specialization for speech perception*, „Science" 1989, nr 243, s. 489–494.
6. D.W. Massaro, 1994, *Psychological aspects of speech perception*, [w:] M.A. Gernsbacher (red.), *Handbook of Psycholinguistics*, San Diego.

głosek. Nie przyjmuje także fonemu jako najmniejszej jednostki percepcyjnej. Najmniejszą jednostką percepcyjną według tego badacza jest sylaba, składająca się z samogłoski lub samogłoski i spółgłoski. Tempo identyfikacji sylab jest takie samo jak przy odbiorze innych dźwięków, co potraktowano jako dowód koncepcji uznającej sylabę za naturalną jednostkę w procesach percepcji. Massaro przytacza, potwierdzony przez innych badaczy, fakt, iż ludzie niepiśmienni oraz nieposługujący się pismem fonetycznym (na przykład Chińczycy) lepiej identyfikują sylaby niż głoski.

Kategorialną percepcję fonemów podważają także badania, w wyniku których stwierdzono prawidłowe różnicowanie odmiennych realizacji danego fonemu. Percepcja dźwięków mowy byłaby więc zjawiskiem ciągłym, a obserwowane przez innych badaczy zjawisko kategorialnej percepcji głosek można uznać za wynik procesów decyzyjnych.

Nieliczne dane, dotyczące skutków wczesnej deprywacji słuchowej u człowieka, dowodzą, że dochodzi wówczas do atrofii neuronalnej. Perier (1991, 1992) cytuje wyniki badań Tomatisa i Rubela dotyczące związku słuchu płodu z późniejszym rozwojem dziecka. Badacze ci sugerowali możliwość wpływu braku odbioru dźwięków na rozwój centralnego układu nerwowego.

Wykształcanie się neuronów rozpoczyna się już w życiu płodowym, ale trwa jeszcze przez wiele lat po urodzeniu. W trakcie tego procesu aksony i dendryty tworzą synapsy[7] z innymi komórkami. Podczas rozwoju płodu, a potem niemowlęcia, powstają dodatkowe synapsy, które później mogą zostać zniszczone. Tak, jak ma to miejsce podczas tworzenia się komórek nerwowych. „Doświadczenie [odbieranie i przetwarzanie bodźców - przyp. autorek] odgrywa tu pewną rolę, częściowo poprzez wpływanie na to, które komórki i które synapsy zginą" (Vasta i inni, 1995, s. 207).

Tworzenie się drzewek dendrytowych komórek nerwowych w mózgu i powstawanie synaps jest w 70–75% zaprogramowane genetycznie. Około 25% z nich, warunkujących najwyższe osiągnięcia, powstaje tylko pod wpływem odpowiednich bodźców zmysłowych. Deficyt połączeń można wyrównywać do trzeciego, czwartego roku życia. Innymi słowy, narządy zmysłów rozwijają się w pełni, czy też osiągają wysoką zdolność funkcjonowania, tylko wtedy, gdy są intensywnie stymulowane w okresie rozwojowym. Rozwojem wszystkich ośrodków i dróg sensorycznych kierują neurotropowe hormony wzrostu, których funkcjonowanie zależy od pobudzeń sensorycznych.

7. Synapsa - przestrzeń oddzielająca neurony, przez którą pobudzenie jest przekazywane z jednej komórki do drugiej.

Obserwowane podczas badań reakcje płodów na bodźce słuchowe przygotowują je do osiągnięcia zdolności lokalizowania źródeł dźwięków i rozwijania w przyszłości orientacji przestrzennej. „Jest sprawą bezdyskusyjną, że płód ludzki słyszy w czasie drugiej połowy ciąży, a w każdym razie może interpretować i wykorzystywać takie elementy, jak natężenie, czas trwania i częstotliwość dźwięków" (Pujol, Uziel, 1994, s. 36–37).

Już w piątym miesiącu życia płodowego wiele przejawów aktywności zależy od odbioru bodźców słuchowych (Vasta i inni, 1995). Występowanie reakcji płodu na dźwięki płynące z otoczenia warunkowałoby nie tylko ćwiczenie umiejętności identyfikowania i różnicowania dźwięków, ale mogłoby mieć wpływ na rozwój psychomotoryczny.

Perier (1992) stwierdza, że koordynacja sensoryczno-motoryczna, bardzo wcześnie rozwijająca się u noworodków, ulega zaburzeniu w sytuacji uszkodzenia jednej ze sfer sensorycznych. Badacze podkreślają znaczący wpływ aktywności stymulacji spostrzeżeniowej niemowląt (w tym w dużej mierze słuchowej) na sferę ruchową.

Niedostateczna stymulacja (także poprzez drogę słuchową) istoty siateczkowatej w pniu mózgu może mieć negatywne konsekwencje dla kształtowania się poziomu czuwania organizmu, a co za tym idzie odbierania wszelkich bodźców i reagowania na nie.

Wszyscy cytowani autorzy są zgodni, że **w ciągu dwóch pierwszych lat życia plastyczność centralnego układu nerwowego jest największa**. Wówczas bowiem dobiega końca proces różnicowania się dendrytów, powstawania synaps oraz mielinizacji nerwów. Jest to okres, w którym można najskuteczniej oddziaływać na rozwój, wykorzystując nie tylko mechanizm kompensacji, ale także substytucji. Z drugiej strony, jest to czas największej wrażliwości układu nerwowego na niedostateczną stymulację zmysłową.

Gdyby przyjąć pogląd, że dziecko od pierwszych chwil życia „odbiera i różnicuje elementy mowy" (Perier 1991, s. 13), to odmienności warunków rozwoju między dziećmi słyszącymi i niesłyszącymi byłyby ogromne. Brak spostrzeżeń audytywnych pozbawia dziecko możliwości ćwiczenia innych funkcji psychomotorycznych. Właśnie aktywność psychomotoryczna, warunkowana wielokrotnie bodźcami dźwiękowymi, zwiększa ilość i jakość doświadczeń zdobywanych przez niemowlę. Kształtowanie się schematów sensomotorycznych jest podstawą rozwoju inteligencji dziecka (Piaget, 1966). Badacze stwierdzili wpływ słuchu lub jego braku na koordynację między różnymi zmysłami i czynnościami ruchowymi niemowląt.

Z rozważań tych wynikają konkluzje sformułowane przez Prillwitza (1996, s. 60): „Z kognitywnego punktu widzenia najważniejszą sprawą w pierwszych dwóch latach życia jest wypróbowanie i wyspecjalizowanie narządów zmysłów w procesie aktywnej wymiany z otoczeniem. Wykształcają się przy tym zasadnicze **schematy sensomotoryczne**, które jako podstawowe struktury kognitywne kierują pierwszymi klasyfikującymi procesami poznania" (1996, s. 60).

Perier (1991) przytacza badania Werkera i Teesa wykazujące, że dzieci w wieku od sześciu do ośmiu miesięcy są zdolne do rozróżniania opozycji fonologicznych każdego języka. Utrata takiej zdolności, zdaniem badaczy, następuje około dwunastego miesiąca życia. Rodzi się pytanie, czy brak wykorzystania tych zdolności doprowadza do ich całkowitego zaniku, czy też pozostały one niejako w uśpieniu właśnie dlatego, że nie wystąpiła stymulacja?

W latach osiemdziesiątych, kiedy zastosowano nowoczesną aparaturę pomiarową, dostrzeżono istotne różnice między niemowlętami słyszącymi i pozbawionymi słuchu, dotyczące charakterystyki dźwięków wydawanych podczas gaworzenia. Liczba produkowanych przez niesłyszące niemowlęta sylab jest w znacznym stopniu ograniczona, wielokrotnie brak jest gaworzenia samonaśladowczego.

Już sześciomiesięczne dziecko jest zdolne do spostrzegania różnic w intensywności (czyli głośności, natężeniu) dźwięków. Między czwartym a siódmym miesiącem życia pojawia się umiejętność różnicowania melodii, charakterystycznych dla kołysanek, nawet gdy pochodzą one z obcych dziecku kręgów kulturowych. Niemowlęta są szczególnie wrażliwe na te cechy dźwięków i te pasma częstotliwości, które są charakterystyczne dla percepcji języka.

Współczesna wiedza na temat odbioru bodźców wizualnych przez niemowlęta jest bardzo duża, choć oczywiście badania trwają nadal. Natomiast procesy odbioru bodźców słuchowych nie są jeszcze tak dobrze poznane. Dla terapeuty niezwykle cenne są wyniki badań dotyczące powiązań między modalnością wzrokową i słuchową. Na szczególną uwagę zasługują te, które podkreślają niezwykłą wrażliwość niemowlęcia na zgodność obrazów wzrokowych i słuchowych. Doświadczenia owe potwierdziły nasze wcześniejsze intuicje, że wczesna nauka czytania może mieć ogromny wpływ na pobudzenie słuchowych możliwości dzieci z zaburzeniami rozwoju.

Dzieci kilkumiesięczne są szczególnie wrażliwe na powiązania słuchowo-wzrokowe z udziałem ludzi. Wiadomo również, że niemowlę patrzy dłużej na twarz matki, gdy słyszy jej głos, niż wówczas, gdy mówi ktoś inny.

Vasta przytacza ciekawe badania dotyczące reakcji dzieci w wieku od dziesięciu tygodni do sześciu miesięcy (Vasta i inni, 1995). Okazało się, że te niemowlęta są wrażliwe na brak synchronizacji między ruchami ust i dźwiękami, które słyszą. Być może przeżywają dyskomfort podobny do tego, który odczuwają osoby dorosłe, patrząc na film ze źle zsynchronizowaną ścieżką dźwiękową.

1. ROZWÓJ SPOSTRZEGANIA SŁUCHOWEGO W PIERWSZYM ROKU ŻYCIA

1.1. Reagowanie na dźwięk dzwonka

W pierwszym miesiącu życia dziecka można obserwować reakcje na dźwięki. Nagły odgłos dzwonka powoduje u zdrowego dziecka powstanie odruchu Moro. Reakcja ta charakteryzuje się wyprostowaniem kończyn, po czym następuje skurcz rąk, zapoczątkowany zaciśnięciem piąstek i przywodzeniem ich do piersi. Analizator słuchu i słuchowe drogi nerwowe noworodka dojrzewają dzięki stałej stymulacji dźwiękowej.

Stwierdzono, że noworodek potrafi:

- odróżnić głos matki od głosów innych osób (co jest dowodem na ćwiczenie tej umiejętności już w życiu płodowym).
- wsłuchiwać się w nagrany na taśmie magnetofonowej rytm uderzeń serca.
- dostosowywać rytm ssania tak, by słuchać prozodii czytanego opowiadania, odbieranego przez sześć ostatnich tygodni życia płodowego (Vasta i inni, 1995).

Noworodek jest zdolny do lokalizacji dźwięku. Potrafi zwrócić głowę i patrzeć w kierunku źródła bodźców słuchowych, jeśli trwają one dłuższą chwilę. Należy jednak pamiętać, że reakcja następuje dopiero po upływie 6–12 s. Największe prawdopodobieństwo wystąpienia takich reakcji obserwuje się po usłyszeniu głosu matki. Reakcja ta zanika około drugiego miesiąca życia dziecka i pojawia się ponownie między trzecim a czwartym miesiącem. Prawdopodobnie wówczas jest już kontrolowana przez inny ośrodek mózgu. Wydaje się jednak, iż do jego rozwoju konieczne jest wystąpienie tych pierwszych (prymarnych) reakcji.

Noworodek woli słuchać dźwięków, które mieszczą się w granicach częstotliwości głosu ludzkiego – to wyznacza kierunek stymulacji słuchowych w tym okresie życia. Warto też pamiętać, że umiejętność różnicowania dźwięków mowy wszystkich języków świata stopniowo zanika (między ósmym a dziesiątym miesiącem życia).

Podczas ćwiczeń stymulujących dziecko musi być w stanie czuwania. Badacze (Vasta i inni, 1995) rozróżniają dwa rodzaje stanu czuwania niemowlęcia. **Bierne czuwanie** – podczas którego oczy dziecka są otwarte, ale poziom aktywności jest niski. Oznacza to względny brak ruchów całego ciała i mięśni mimicznych twarzy. **Aktywne czuwanie** - podczas którego oczy dziecka są otwarte, charakteryzuje się ono dużą aktywnością ruchową, także wydawaniem dźwięków, czasem popłakiwaniem. Stany pobudzenia noworodka pojawiają się rytmicznie. Cykl sen–czuwanie obserwujemy co 50–60 minut i jest on sterowany wewnętrznie.

W ciągu pierwszych 30 dni życia dziecka kształtują się następujące umiejętności związane z percepcją bodźców słuchowych:
- lokalizowanie źródła dźwięku.
- zmiany aktywności (na przykład rytmu ssania pod wpływem głosu matki).

Mimo iż pracę stymulacyjną z noworodkiem musi podjąć przede wszystkim najbliższa rodzina, terapeuta powinien pokazać, na jakiego rodzaju dźwięki może reagować tak małe dziecko. Chodzi także o to, by uświadomić matce, na czym polegają zmiany aktywności niemowlęcia. Są nimi: wstrzymanie nieskoordynowanych ruchów nóg i rąk, zmiany w rytmie ssania, reakcje mimiczne.

ĆWICZENIA

1. **Reakcje na dźwięki.**
   Terapeuta:
   - stojąc z boku łóżeczka, włącza dzwonek budzika.
   - stojąc z drugiej strony łóżeczka, dzwoni dzwoneczkiem.
   - chodząc wokół łóżeczka, gwiżdże (najlepiej do tego nadaje się gwizdek sędziów sportowych lub policyjny).

2. **Zmiany aktywności pod wpływem słuchania dźwięków mowy.**
   Terapeuta:
   - naprzemiennie - raz do jednego, raz do drugiego ucha śpiewa kołysankę.
   - pochylając się nad łóżeczkiem, mówi do dziecka z charakterystyczną wznoszącą się pod koniec zdania kadencją.
   - siedząc obok łóżeczka, czyta rytmiczne wierszyki (zawsze dwa te same, na przykład Brzechwy).

Najważniejszą umiejętnością kształtowaną w pierwszym roku życia są niespecyficzne (ruchowe) reakcje na bodźce dźwiękowe.

1.2. Reagowanie na odgłosy płynące z otoczenia

Od około piątego tygodnia życia niemowlę dłużej śpi w nocy, łatwiej uchwycić stany aktywnego czuwania i wówczas poddawać dziecko stymulacji bodźcami słuchowymi.

W drugim miesiącu życia pojawiają się następujące nowe reakcje:
- reagowanie na rytm głośnych kroków.
- reakcje na dźwięki płynące z otoczenia.

Zadaniem terapeuty i rodziców dziecka jest świadome zwiększenie liczby oraz różnorodności bodźców słuchowych.

ĆWICZENIA

1. **Reagowanie na kroki.**
   Terapeuta:
   - podchodzi do łóżeczka (najlepiej z większej odległości, na przykład z przedpokoju) w butach podbitych metalowymi zelówkami. W pomieszczeniu nie może być dywanu.

2. **Słuchanie odgłosów z życia codziennego.**
   Terapeuta:
   - zbliża się do pokoju dziecka z włączoną suszarką do włosów.
   - włącza w przedpokoju odkurzacz i stopniowo zbliża się do łóżeczka dziecka.
   - włącza w pokoju mikser lub młynek do kawy, zbliża się i oddala od łóżeczka.
   - włącza i wyłącza radio (magnetofon); ważne jest, by naprzemiennie dopływała muzyka lub głosy ludzi.

Zaproponowane ćwiczenia muszą być kontynuowane także na kolejnych etapach rozwojowych, ma to szczególne znaczenie dla stymulacji rozwoju dzieci przedwcześnie urodzonych oraz niesłyszących. U wcześniaków nerwowa droga słuchowa rozwija się pod wpływem bodźców dźwiękowych, natomiast u dzieci z uszkodzonym słuchem wykorzystujemy plastyczność mózgu, aby kompensować zaburzone funkcje.

1.3. Słuchanie melodii mowy

Doświadczenia zdobywane przez niemowlę w ciągu trzeciego miesiąca życia uwieńczone zostają umiejętnością reagowania uśmiechem na uśmiech. Wówczas bardzo istotne jest połączenie stymulacji wzrokowych i słuchowych przygotowujących do nabywania systemu językowego.

Kształtowane są takie oto umiejętności:

- wsłuchiwanie się w wypowiedzi osób dorosłych.
- zatrzymanie ruchów na dźwięk dzwonka.

Pojawienie się pierwszych interakcji społecznych wzmacnia motywację terapeutów i rodziców do kontynuowania ćwiczeń.

ĆWICZENIA

1. **Włuchiwanie się w wypowiedzi osób dorosłych.**
   Terapeuta:
   - uśmiechając się do dziecka, przemawia do niego długimi, melodyjnymi frazami.
   - powtarza poszczególne samogłoski, zmieniając wysokość wypowiadanych dźwięków.
   - powtarza ciągi zbudowane z różnych samogłosek, np. *A-U-E-A-O-I.*
   - powtarza zestawy sylab, np. *BA-BA-BA, GE-GE-GE, DA-DA-DA, BU-BU-BU.*
   - podczas czynności pielęgnacyjnych (ubieranie, przewijanie) nazywa wykonywane przez siebie czynności (tu istotna uwaga – czasownik używany jest w tych wypowiedziach w 3 os. lp, np. *mamusia ubierze/ubiera*).

2. **Zatrzymanie ruchów na dźwięk dzwonka.**
   Terapeuta:
   - kładzie rozebrane dziecko na łóżeczku (wówczas zwiększa się aktywność ruchowa niemowlęcia). Dzwoni dzwoneczkiem raz z jednej, raz z drugiej strony, tak aby dziecko nie widziało ani osoby, ani dzwonka.

1.4. Słuchanie dźwięków grzechotki

Dzięki utrwaleniu się w czwartym miesiącu wzorca - czuwanie podczas dnia i dłuższy sen w nocy - możliwe staje się zintensyfikowanie ćwiczeń słuchowych. Przede wszystkim umiejętność chwytania i utrzymywania przedmiotów w dłoni dostarcza dziecku nowych, różnorodnych bodźców. Potrząsanie grzechotką jest silnie wzmacniane poprzez doznania odbierane kanałem słuchowym.

Rozwijająca się równolegle sprawność analizatora wzroku pozwala włączyć w przebieg oddziaływań stymulacyjnych zadania słuchowe:

- słuchanie dźwięków grzechotki.
- słuchanie odgłosów wywołanych przez poruszającego przedmiotami dorosłego.

Utrzymywanie prosto głowy, podczas noszenia na rękach, zwiększa gamę ćwiczeń słuchowych, jakie dorosły może przeprowadzić z niemowlęciem.

ĆWICZENIA

1. **Słuchanie dźwięków grzechotki.**
   Terapeuta:
   - podaje dziecku do ręki grzechotki wydające różne dźwięki.
   - uderza grzechotką o pręty łóżeczka.
   - uderza grzechotką o grzechotkę.
   - włącza pozytywkę umieszczoną przy łóżeczku.

2. **Słuchanie dźwięków wydawanych przez różne przedmioty.**
   Terapeuta, trzymając dziecko na kolanach:
   - postukuje klockami o blat stołu.
   - buduje wieżę z trzech klocków, przewraca ją, głośno mówiąc: *bach.*
   - uderza łyżeczką o blat stołu, mówiąc: *puk, puk.*
   - uderza łyżeczką o dzwonek lub metalowy kubeczek, wypowiadając: *dzyń, dzyń.*
   - przymocowuje do nóżek dziecka (w okolicy kostek) malutkie dzwoneczki.

Podczas przeprowadzania zaproponowanych ćwiczeń istotne jest, by używane przedmioty były dla dziecka nieatrakcyjne wizualnie. Na przykład drewniane klocki powinny być w naturalnym kolorze. Grzechotki można owinąć materiałem. Chodzi o to, by niemowlę koncentrowało się w sposób szczególny na doznaniach słuchowych. Oczywiście podczas codziennej aktywności, poza specjalnym programem ćwiczeń, należy dbać o to, by dostarczać niemowlęciu pełną gamę bodźców. Poznawanie świata wielozmysłowo jest niezbędnym warunkiem prawidłowego rozwoju wszystkich funkcji psychicznych.

1.5. Samodzielne eksperymentowanie dźwiękami

Ponieważ **w piątym miesiącu życia** niemowlę potrafi już siedzieć z podtrzymaniem i doskonali właśnie umiejętność koncentrowania wzroku, **można rozpocząć ćwiczenia następujących sprawności**:

- wywoływanie różnych dźwięków.
- słuchanie wypowiedzi opiekunów.
- szukanie źródła dźwięku przez odwrócenie głowy.

Umiejętności te są niezwykle ważnym etapem wstępnym uczenia się mowy. Słuchanie bowiem jest prymarnym (pierwszym, podstawowym) działaniem warunkującym rozumienie przekazów językowych. Natomiast w samodzielnym wywoływaniu dźwięków podczas zabawy dostrzegamy przedjęzykową formę budowania wypowiedzi.

ĆWICZENIA

1. **Wywoływanie różnych dźwięków.**
   Terapeuta:
   - wkłada dziecku do rączki grzechotkę i pokazuje, jakie dźwięki powstają podczas postukiwania o brzeg stolika.
   - wkłada niemowlęciu do ręki małą łyżeczkę i wspólnie stukają o blat stołu.
   - pokazuje dziecku, jakie dźwięki można wywołać, uderzając dłonią o wodę podczas kąpieli.

2. **Słuchanie wypowiedzi opiekunów.**
   Terapeuta:
   - nosząc dziecko na ręku, pokazuje różne obiekty w pokoju i opowiada o nich.

- stojąc przy oknie, opowiada, z użyciem wyrażeń dźwiękonaśladowczych, co widzi na zewnątrz.
- umieszcza dziecko w przenośnym łóżeczku na kółkach (lub foteliku samochodowym) i przewozi je do kuchni, by mogło słuchać nowych dźwięków i towarzyszących im wypowiedzi osób dorosłych.

3. **Szukanie źródła dźwięku przez odwrócenie głowy.**

Terapeuta:

- staje za dzieckiem i szeleści za jego głową papierem (przeźroczysta folia, gazeta), raz z prawej, raz z lewej strony.
- dzwoni za głową dziecka (łyżeczką o kubeczek, dzwonkiem).

Konieczne jest uświadomienie sobie, że zdobycze pierwszych pięciu miesięcy życia są niezbędnym warunkiem pozwalającym przystąpić do kolejnego etapu rozwoju funkcji poznawczych. Trudność polega na dokonaniu oceny, czy dana sprawność związana z analizatorem słuchu już się pojawiła. W razie wątpliwości warto przedłużyć etap wstępnych stymulacji, zwiększając jedynie ich częstotliwość i różnorodność.

1.6. Poszukiwanie nowych dźwięków

U sześcio-, siedmiomiesięcznych niemowląt możemy zaobserwować doskonalenie chwytu przy użyciu czterech palców, która to umiejętność stwarza nowe możliwości dla ćwiczeń analizatora słuchu. Widać wyraźnie, jak istotny jest harmonijny rozwój wszystkich funkcji psychicznych i fizycznych dziecka. Tylko wówczas może ono aktywnie i wielozmysłowo uczyć się świata. Ważne jest w terapii, aby ćwiczenia pobudzały do samodzielnych działań, pozwalały włączać nowe elementy w znane struktury czynności.

Do oczekiwanych rozwojowo zachowań, związanych z odbiorem bodźców słuchowych, sześcio- i siedmiomiesięcznych niemowląt należą:

- manipulowanie przedmiotami w celu wydobycia nowych dźwięków.
- słuchanie własnych produkcji (powtarzanie sylab).

Samodzielne wydobywanie dźwięków przez niespecyficzne zabawy (postukiwanie) oraz przysłuchiwanie się wypowiedziom dorosłych, obserwowane na poprzednim etapie, były przygotowaniem do kolejnego – samodzielnego wydobywania nowych dźwięków poprzez manipulacje i artykulacje.

ĆWICZENIA

1. **Manipulowanie przedmiotami w celu wydobycia nowych dźwięków.**
Terapeuta, trzymając dziecko na kolanach:
   - układa na stoliku drewnianą i metalową łyżeczkę, kubek porcelitowy i metalowy. Zachęca dziecko do manipulowania przedmiotami, pokazuje, jak wydobywać dźwięki.
   - wkłada dziecku do ręki łyżeczkę i wykonuje ruch mieszania w kubeczku.
   - układa dwa klocki na stole, pokazuje dziecku, jak można nimi stukać.
   - pokazuje, jak można wrzucać kasztany, małe klocki do wiaderka. Podczas zabawy używa wyrażeń dźwiękonaśladowczych, np. *bach, bum, stuk-stuk.*
   - wrzuca klocki do metalowej puszki (pudełka po pomadkach), zamyka ją i potrząsa, daje dziecku do rąk.

2. **Słuchanie własnych produkcji (powtarzanie sylab).**
Terapeuta:
   - powtarza wszystkie dźwięki wydawane przez dziecko.
   - powtarza zestawy sylab otwartych (zakończonych samogłoską), przedłużając artykulację samogłosek.

Najbardziej charakterystycznym zachowaniem dla omówionego okresu życia niemowlęcia jest słuchanie dźwięków wydobywanych poprzez budowanie łańcuchów zachowań manipulacyjnych i artykulacyjnych.

1.7. Rozumienie emocjonalnych wypowiedzi rodziców

Ósmy i dziewiąty miesiąc życia jest dla dziecka etapem nauki siedzenia i manipulowania – z przeciwstawieniem kciuka – przedmiotami. Pojawiają się reakcje na językowe zachowania dorosłych.

Wszystkie te ważne rozwojowo umiejętności pozwalają także na dalsze doskonalenie percepcji słuchowej.

Niemowlę do końca dziewiątego miesiąca życia uczy się:
- rozumieć emocjonalnie zabarwione wypowiedzi rodziców.

Na wiele miesięcy przed wypowiedzeniem swojego pierwszego słowa, dziecko uczy się rozumieć wypowiedzi dorosłych. Aby odebrać znaczenie tych językowych przekazów, niemowlę musi usłyszeć i prawidłowo zidentyfikować melodię towarzyszącą usłyszanym zdaniom. Widać więc, że w tym okresie rozpoczyna się intensywne ćwiczenie pamięci słuchowej, dotyczącej dźwięków płynących z otoczenia, oraz mowy. Tu właśnie są prapoczątki rozwoju słuchu fonemowego, koniecznego do różnicowania głosek w wyrazach. Bez tej umiejętności dziecko nie mogłoby uczyć się znaczeń wyrazów.

ĆWICZENIA

1. **Rozumienie znaczenia wypowiedzi dorosłych.**
   Terapeuta:
   - pokazuje dziecku piecyk gazowy w kuchni, odkręca kran z gorącą wodą w łazience i mówi z odpowiednią intonacją: *nie wolno.*
   - kładzie na stoliku przed dzieckiem ciasteczko (herbatnika) i mówi: *daj cioci am.*
   - bawi się z dzieckiem w zabawy typu *kosi kosi, sroczka* i zachęca je do powtórzenia gestykulacji, mówiąc: *zrób kosi kosi, jak sroczka kaszkę warzyła?*
   - kładzie piłkę, autko, lalkę pod chustę lub tetrową pieluchę i pyta: *gdzie piłka?, gdzie lala?*

Terapeuta powinien wyjaśnić rodzicom, jak ważne jest, aby w codziennych sytuacjach wypowiadali do dziecka zdania z różną intonacją. Warto także włączyć do tych przekazów językowych gest – kiwanie palcem podczas wypowiedzi: *nie wolno*, rozkładanie rąk podczas pytania: *gdzie jest?* i udzielania odpowiedzi: *nie ma.*

1.8. Odkrywanie świata muzyki

Dziesiąty i jedenasty miesiąc życia pozwala dziecku na percepcję nowych dźwięków, a także, w związku z umiejętnością przemieszczania się w przestrzeni, usłyszenie znanych odgłosów z nowej, stale zmieniającej się perspektywy. Chodzi o takie dźwięki, jak: dźwięk dzwonka, brzęczyka telefonu czy pukania do drzwi, szczekanie psa na schodach, odgłosy z kuchni, łazienki, innego pokoju.

Najważniejsze umiejętności tego okresu to:
- poruszanie się w rytm muzyki.
- słuchanie i rozpoznawanie wyrażeń dźwiękonaśladowczych i pierwszych wyrazów.

Dziecko zdrowe rozwija te sprawności bez specjalnie organizowanych stymulacji dorosłych, jednakże trzeba sobie uświadomić, że kulturowo warunkowane oddziaływanie poprzez środowisko domowe pozwala właśnie tego typu zachowania wywoływać i utrwalać.

ĆWICZENIA

1. Poruszanie się w rytm muzyki.

Terapeuta:
- włącza muzykę (przemiennie powolną i szybką), trzymając stojące dziecko za ręce, porusza rytmicznie swoim ciałem, wprawiając w ten rytm ręce i tułów dziecka.
- śpiewa piosenkę (z repertuaru dla dzieci) i tańczy z dzieckiem na rękach.
- stawia dziecko w łóżeczku, włącza muzykę (przy której odbywało się pierwsze ćwiczenie) i mówi: *Jędruś tańczy. Pokaż, jak Jędruś tańczy!*

2. Słuchanie wyrażeń dźwiękonaśladowczych i wyrazów.

Terapeuta:
- pokazuje dziecku pojedyncze ilustracje zwierząt i imituje wydawane przez nie odgłosy, mówiąc: *tu piesek – hau hau, tu kurka – ko ko.*
- pyta: *gdzie miau?, gdzie hau hau?, gdzie bum bum?, gdzie ko ko?* itd.
- pokazuje obrazki w książeczce i imituje różne dźwięki wydawane przez obiekty umieszczone na ilustracjach.
- podaje dziecku książeczkę o twardych kartkach i prosi: *poszukaj, gdzie piesek?, gdzie kotek?, gdzie auto?, gdzie kurka?*

Przedstawione ćwiczenia ułożone są według stopnia trudności, należy je więc realizować stopniowo, w miarę pojawiania się prawidłowych reakcji dziecka.

1.9. Rozumienie znaczenia wypowiedzi słownych

Ukoronowaniem zdobyczy osiąganych w pierwszym roku życia dziecka jest słuchanie i rozumienie poleceń słownych. Muszą one być dostosowane do doświadczeń dziecka oraz przestrzeni, w której się porusza. Należy podkreślić, że rozpoczęcie ćwiczeń przeznaczonych dla dziecka dwunastomiesięcznego jest możliwe tylko wówczas, gdy osiągnięte zostały umiejętności z poprzednich etapów.

Analizator słuchu dziecka rocznego umożliwia mu:
- rozumienie popartych gestem poleceń słownych.

Terapeuta powinien zapoznać się ze sposobami formułowania poleceń przez domowników, aby mógł optymalnie przystosować swój język do systemu komunikacji funkcjonującego w otoczeniu dziecka. Konieczne jest uświadomienie rodzicom bardzo istotnego warunku – budowane przez nich wypowiedzi językowe muszą być poprawne pod względem gramatycznym i artykulacyjnym, ale nie mogą być zbyt długie.

ĆWICZENIA

1. Rozumienie poleceń.
Terapeuta przygotowuje konieczne przedmioty i zwraca się do dziecka:
- *daj: lalę, auto, misia, piłkę, am am* (ciasteczko).
- *gdzie: pies? kurka? słoń?*
- *daj lali pić (am am).*
- *wrzuć klocek do pudełka.*
- *daj mamie buty.*
- *daj cioci czapkę.*
- *połóż lalę do wózeczka.*
- *połóż misia do łóżeczka.*
- *schowaj auto do garażu.*

Przytoczone zostały jedynie przykładowe polecenia, każdorazowo ich treść musi być dobrana do rzeczywistych możliwości dziecka.

1.10. Umiejętności dziecka zdobywane w pierwszym roku życia

Terapeuta podejmujący wysiłek stymulacji rozwoju dzieci w wieku niemowlęcym powinien zdawać sobie sprawę z faktu, iż istnieją wrodzone powiązania między modalnościami zmysłowymi (powiązania między analizatorami czucia głębokiego, wzroku, słuchu, dotyku, węchu i smaku). Nie są one, rzecz oczywista, u noworodka w pełni ukształtowane. Mówi się raczej o przygotowaniu do budowania powiązań między zmysłami. Formowanie się połączeń międzyzmysłowych zależy od **powtarzających się** doświadczeń i korygowania błędnych zachowań (takich, które nie prowadzą do celu). Należy o tym pamiętać, iż dziecko uczy się także dzięki działaniom, które nie przyniosły pożądanego efektu. Praca terapeutyczna polega również na tym, aby pomóc dziecku w dokonaniu korekt. Innymi słowy, powiązania intermodalne (międzyzmysłowe) są modyfikowane w trakcie doświadczeń pozytywnych i negatywnych. Powstające połączenia muszą być podatne na zmiany i poprawki, w przeciwnym razie rozwijające się dziecko nie mogłoby przystosować się do zróżnicowań odległości między oczami i obiektami, między uszami i źródłem dźwięku, między dłońmi i przedmiotami, które zamierza uchwycić. Te zmiany odległości wynikają także ze zmian fizycznych związanych ze wzrostem dziecka, z długością dłoni, wielkością głowy itp. (Vasta i inni, 1995).

Można powiedzieć, że powiązania między modalnościami zmysłowymi tworzą się bardzo wcześnie, ale to, czy dojdzie do ich pełnego ukształtowania i czy zostaną utrwalone, zależy od środowiska, w jakim dziecko się rozwija. Taki ogląd sytuacji wyznacza cel oddziaływań terapeuty małych dzieci. Utwierdza także w przekonaniu, iż żadna terapia nie może dotyczyć jednego, wyizolowanego zmysłu. Nawet wówczas, gdy już po narodzinach dziecka wiadomo, że uszkodzona jest na przykład tylko sfera motoryczna czy zmysł słuchu. Umiejętności słuchowe zdobywane przez niemowlę dowodzą, że nie można oddzielić stymulacji analizatora słuchu od ćwiczeń motorycznych oraz analizy i syntezy wzrokowej. Do zadań terapeuty należy także umiejętne wyjaśnienie (kompetentnie, ale prostym językiem) zależności rozwojowych między wszystkimi sprawnościami dziecka.

Jako podsumowanie tych spostrzeżeń warto przytoczyć taką oto konkluzję: „badania wykazały zaskakujące umiejętności niemowląt w wychwytywaniu wspólnych cech wskazówek pochodzących z różnych zmysłów" (Vasta i inni, 1995, s. 256). Połączenie wszystkich informacji (pochodzących z różnych analizatorów) o obiekcie percepcji ułatwia organizację bodźców w tzw. **schematy percepcyjne**. Istnienie tych schematów pozwala na przystosowywanie się do nowych sytuacji, czyli na adaptacje. Dziecko może gromadzić wszelkie możliwe informacje o świecie, ale to właśnie owo doświadczenie warunkuje, na jakie bodźce stanie się ono wrażliwe, a więc, w konsekwencji, jakie informacje będą gromadzone w jego umyśle.

Tabela zawiera syntezę umiejętności spostrzegania słuchowego zdobywanych przez niemowlę na dziewięciu etapach rozwojowych.

Tab. 3. Rozwój spostrzegania słuchowego w pierwszym roku życia

WIEK W MIESIĄCACH	UMIEJĘTNOŚCI OCZEKIWANE ROZWOJOWO
1	– reagowanie na dźwięki; – zmiany aktywności (na przykład rytmu ssania pod wpływem głosu matki).
2	– reagowanie na głośne kroki; – reakcje ruchowe na dźwięki płynące z otoczenia.
3	– wsłuchiwanie się w wypowiedzi osób dorosłych; – zatrzymanie ruchów na dźwięk dzwonka.
4	– słuchanie dźwięków wydawanych przez grzechotkę; – słuchanie odgłosów wywołanych przez poruszającego przedmiotami dorosłego.
5	– samodzielne wywoływanie dźwięków; – słuchanie wypowiedzi opiekunów; – szukanie źródła dźwięku przez odwrócenie głowy.
6–7	– manipulowanie przedmiotami w celu wydobycia nowych dźwięków; – słuchanie własnych produkcji (powtarzanie sylab).
8–9	– rozumienie emocjonalnie zabarwionych wypowiedzi rodziców.
10–11	– poruszanie się w rytm muzyki; – słuchanie i rozpoznawanie wyrażeń dźwiękonaśladowczych i pierwszych wyrazów.
12	– rozumienie popartych gestem poleceń słownych.

Źródło: Tabela opracowana przez autorki na podstawie literatury (patrz bibliografia do rozdziału III) oraz badań i obserwacji własnych.

2. ROZWÓJ SPOSTRZEGANIA SŁUCHOWEGO W WIEKU PONIEMOWLĘCYM

Najważniejszym osiągnięciem dziecka w drugim roku życia jest opanowanie umiejętności samodzielnego poruszania się. Czynność ta jest bardzo intensywnie ćwiczona w tym okresie. Kilkunastomiesięcznym dzieciom brak jeszcze automatyzacji i koordynacji ruchów. Zdobywanie przestrzeni oznacza także dla nich większą intensywność doznań słuchowych.

Trzeci rok życia, ostatni etap wieku poniemowlęcego, to przede wszystkim intensywny rozwój systemu językowego. Dziecko powinno wówczas słuchać wypowiedzi dorosłych, także tekstów pisanych, wierszyków i prozy. Musi samodzielnie tworzyć i korygować własne wypowiedzi językowe. Aby mowa dziecka mogła się rozwijać, konieczny jest prawidłowy odbiór wszystkich informacji dźwiękowych.

2.1. Rozwój możliwości słuchowych dziecka w drugim roku życia

Aktywność podejmowana w drugim roku życia dostarcza nowych, mocno zróżnicowanych, doznań dźwiękowych. Bardzo ważne są te wywoływane przez samo dziecko – okrzyki i pierwsze słowa, odgłos własnych kroków na schodach, na ulicy, chlupot wody w kałuży, brzęk sztućców podczas jedzenia, uderzenia piłki o podłogę, mydła o dno wanny.

Najważniejsze umiejętności słuchowe dziecka w tym okresie to:

- identyfikowanie i różnicowanie nowych wyrażeń dźwiękonaśladowczych.
- identyfikowanie i różnicowanie słów.
- identyfikowanie i różnicowanie melodii i słów piosenek.
- zabawa instrumentami muzycznymi.

Coraz wyraźniej widoczny jest związek między rozwojem percepcji słuchowej a nabywaniem mowy, dlatego też zaproponowane ćwiczenia wykorzystują przede wszystkim materię językową.

ĆWICZENIA

1. **Identyfikowanie i różnicowanie nowych wyrażeń dźwiękonaśladowczych.**
   Terapeuta:
   - pokazuje dziecku duże obrazki, na których znajdują się postaci zwierząt i imituje wydawane przez nie odgłosy, zachęca dziecko do powtarzania.
   - pokazuje obrazki w książeczce i imituje różne dźwięki wydawane przez obiekty umieszczone na ilustracjach, zachęca dziecko do powtarzania.
   - naśladuje dźwięki wydawane przez różne zwierzęta oraz mechaniczne urządzenia i prosi dziecko o odszukanie właściwego obrazka. Mówi na przykład: *poszukaj, co robi: buuu buuu, wrrr wrrr, bim bom, stuk stuk, dzyń dzyń, pac pac, bzzzz bzzzz, wuu wuu, rech rech, kum kum, kuku, kukuryku, pi pi, szuuu szuuu, iha, ii, buch buch, trzask trzask.*
   - przygotowuje pojedyncze obrazki i mówi: *daj do pudełka bzzzz i kum kum.* Należy wypowiadać dwa wyrażenia dźwiękonaśladowcze. Chodzi o ćwiczenie zapamiętywania sekwencji dwuczłonowej.

2. **Identyfikowanie i różnicowanie słów.**
   Terapeuta:
   - układa na dywanie pojedyncze obrazki przedmiotów (wyrazy powinny być zróżnicowane pod względem artykulacyjnym i znaczeniowym). Mówi: *pokaż mi, gdzie jest...*

3. **Identyfikowanie i różnicowanie melodii i słów piosenek.**
   Terapeuta:
   - przygotowuje trzy zabawki, daje dziecku jedną wybraną i śpiewa dwa razy dwa wersy odpowiedniej piosenki, tak samo postępuje z drugą i trzecią zabawką. Układa przed dzieckiem wszystkie trzy, śpiewa jedną wybraną piosenkę, zachęca dziecko do wzięcia stosownej zabawki. Jeśli dziecko nie dokona samodzielnego wyboru, dorosły wykonuje zadanie ręką dziecka. W tabeli umieściłyśmy przykładowe wersje znanych piosenek, które zostały dobrane do zabawek.

Tab. 4. Przykładowe zestawienie zabawek i piosenek do ćwiczeń rozpoznawania melodii

ZABAWKA	PIOSENKA
dwa misie	*Jadą, jadą misie, hop siup tralala. Śmieją im się pysie, hop siup tralala.*
piłka	*Piłka tu, piłka tam, piłka skacze tu i tam, jak to miło i wesoło, kiedy piłka skacze wkoło.*
pociąg	*Jedzie pociąg z daleka, na nikogo nie czeka, konduktorze łaskawy, zabierz nas do Warszawy.*
żabka	*Była sobie żabka mała, rere kum kum, rere kum kum, która mamy nie słuchała, rere kum kum re.*
myszka	*Uciekaj myszko do dziury, bo cię tu złapie kot bury.*
konik	*Wio koniku, a jak się postarasz, na kolację przyjedziemy akurat.*
piesek	*Pieski małe dwa, chciały przejść przez rzeczkę, nie wiedziały jak, zrobiły kładeczkę.*
słonik	*Cztery słonie, zielone słonie, każdy kokardkę ma na ogonie.*
lalka	*Zuzia, lala nieduża, a na dodatek cała ze szmatek.*
ptaszek	*Lata ptaszek po ulicy, zbiera sobie garść pszenicy.*
kotek	*Wlazł kotek na płotek i mruga. Ładna to piosenka, niedługa.*
szczoteczka do zębów	*Szczotko, szczotko, hej szczoteczko ho ho ho, kręć się z nami, kręć w kółeczko ho ho ho.*
kredka	*Kolorowe kredki w pudełeczku noszę namalują wszystko, o co je poproszę.*
autobus	*Autobusy czerwienią migają, zaglądają do okien tramwajom.*
pies	*A ja mam psa, małego psa. Przyniosłam go z podwórka.*
mydło	*Mydło wszystko umyje, nawet uszy i szyję, mydło, mydło pachnące, jak kwiaty na łące.*
kurka	*Wyszły w pole kurki trzy i gęsiego sobie szły.*

4. **Gra na instrumentach muzycznych.**
   Terapeuta:
   - przygotowuje bębenek i dwie pałeczki, pokazuje dziecku, jak uderzać, aby grać cicho i głośno.
   - pokazuje, jak grać na cymbałkach.
   - wspólnie z dzieckiem „gra" na dziecięcym pianinie.

Ćwiczenia rozpoznawania melodii piosenek są bardzo ważną częścią zajęć logopedycznych dla dzieci niesłyszących oraz dla dzieci z alalią (niewykształceniem mowy) i afazją dziecięcą. Umiejętność rozpoznawania melodii jest podstawą do rozumienia przekazów językowych. Trzeba także zaznaczyć, że słuchanie melodii, zapamiętanie jej, a potem identyfikowanie i różnicowanie, warunkuje kształtowanie się słuchu fonemowego. W przyszłości umożliwi także skuteczną naukę języków obcych.

2.2. Rozwój możliwości słuchowych dziecka w trzecim roku życia

Trzeci rok życia przynosi początki zabaw tematycznych. Dziecko nie wykonuje jeszcze samodzielnie całych sekwencji czynności, ale różne rekwizyty domowe wywołują chęć naśladowania obserwowanych czynności dorosłych. Zabawy takie umożliwiają wprowadzanie nowych ćwiczeń spostrzegania słuchowego. Niewątpliwie jednak najważniejsze są wszystkie zajęcia związane z odbiorem mowy. Im bardziej precyzyjne powtarzanie melodii i wypowiedzeń, tym większe możliwości samodzielnego tworzenia prawidłowych konstrukcji. Ta aktywność własna dziecka ujawnia się w aktach użycia neologizmów, dziecięcych rymowanek (wypowiadanie słów nieposiadających znaczenia, ale rymujących się z wypowiedzią dorosłych). Językowe zachowania dziecka zostaną omówione w rozdziale IV poświęconym rozwojowi mowy, konieczne jednak jest dostrzeganie ich ścisłego związku z kształtowaniem się percepcji słuchowej.

W ciągu ostatniego roku wieku poniemowlęcego ćwiczone są następujące umiejętności:
- identyfikowanie i różnicowanie nowych słów.
- rozumienie dłuższych wypowiedzi.
- powtarzanie melodii.
- tworzenie samodzielnych konstrukcji językowych na podstawie skojarzeń słuchowych.
- słuchanie tekstów pisanych (faza wstępna).

Rozwój percepcji słuchowej dokonuje się dzięki słuchaniu mowy osób dorosłych i słyszeniu własnych produkcji językowych.

ĆWICZENIA

1. **Identyfikowanie i różnicowanie nowych słów.**
   Terapeuta:
   - układa na dywanie pojedyncze obrazki przedmiotów (powinny być dobrane pod względem tematycznym, np.: ubrania, części ciała, zwierzęta, meble, napoje, jedzenie), mówi: *pokaż mi, gdzie jest...*
   - przygotowuje kolorowe pudełeczko (w formie skarbonki lub skrzynki pocztowej), do którego dziecko będzie wrzucać obrazki nazywane przez dorosłego.
   - przygotowuje obrazki przedstawiające czynności, pyta: *gdzie pani gotuje, gdzie pan jedzie?* itp.

2. **Rozumienie dłuższych wypowiedzi.**
   Terapeuta:
   - przygotowuje różnorodne akcesoria, które będą potrzebne do wypełnienia zadań przez dziecko. Należy rozpocząć od pojedynczych poleceń, na drugim etapie ćwiczyć podwójne. Wykonanie podwójnego polecenia jest uwarunkowane sprawnie działającą pamięcią krótkotrwałą. Po raz kolejny widać, jak mocno są powiązane ze sobą wszystkie zdobycze rozwojowe dziecka. Oto przykłady poleceń: *uczesz lalkę, daj pieskowi pić, połóż lalkę do wózeczka, postaw auto w garażu, włóż łyżeczkę do kubka, włóż misiowi czapeczkę, połóż buciki pod łóżkiem, schowaj talerzyk do szafy.*
   - czyta dziecku wierszyki, pokazując odpowiednie ilustracje.
   - przygotowuje obrazki i zdania do każdego z nich, czyta zdanie, dziecko odwraca na drugą stronę kartkę z odpowiednią ilustracją.

3. **Powtarzanie melodii.**
   Terapeuta:
   - przygotowuje zestaw zabawek, które na poprzednim etapie służyły do zapoznania dziecka z piosenkami, zachęca je, by próbowało śpiewać, podaje dziecku zabawkę, o której śpiewało.
   - śpiewa razem z dzieckiem, odkładając zabawki do pudełka.

4. **Tworzenie samodzielnych konstrukcji językowych na podstawie skojarzeń słuchowych.**
   Terapeuta:
   - powtarza zestawy rymujących się słów, np.:
     - *rama, tama, sama, dama;*
     - *kotek, płotek, psotek, motek;*
     - *kurka, górka, córka, piórka* itd.
   - prosi dziecko o powtarzanie każdego słowa, wydłużając przerwy między nimi. Każdorazowo nagradza dziecko, jeśli spontanicznie wypowiedziało rymujące się słowo, nawet wówczas, gdy było to słowo wymyślone, a więc nieposiadające znaczenia.
   - czyta **znany** dziecku zestaw wierszyków, czyniąc dłuższą przerwę przed ostatnim rymującym się wyrazem, np. *Proszę państwa oto miś. Miś jest bardzo grzeczny...*

5. **Słuchanie tekstów pisanych (faza wstępna).**
   Trzylatkom czyta się zwykle teksty rymowane. Jest to założenie ze wszech miar słuszne. Percepcja wierszy jest dla małego dziecka łatwiejsza, bowiem słucha ono przede wszystkim melodii, jest do tego przygotowywane już od etapu niemowlęcego. Jednakże należy wprowadzić dla trzylatków wstępne ćwiczenia słuchania krótkich opowiadań, aby mogły w wieku lat czterech aktywnie (ze zrozumieniem) słuchać na przykład bajek i baśni czytanych dzieciom przez nauczycielki w przedszkolu. Percepcja tekstów narracyjnych dla trzylatków musi być wspierana przez obraz. Taki sposób przygotowania percepcji słuchowej do odbioru mowy jest warunkowany rozwojowo. Przypominamy, że już noworodek jest szczególnie wrażliwy na jednocześnie działające bodźce wzrokowo-słuchowe. Wczesna stymulacja musi uwzględniać zależności rozwojowe, bo tylko wówczas może być skuteczna. Chodzi nie tylko o kształtowanie się poszczególnych funkcji, co jest uwarunkowane dojrzewaniem układu nerwowego, ale równie istotne jest rozumienie współzależności między zmysłami. Dlatego warto dokładnie śledzić początki rozwoju wszystkich funkcji poznawczych, by prowadząc terapię, rozpoczynać od źródła powstawania oczekiwanych umiejętności. **Żadna z funkcji nie kształtuje się w oderwaniu od pozostałych.** Wzajemny wpływ jest doskonale widoczny, gdy obserwuje się podejmowane przez dziecko działania, nawet już w stadium noworodkowym. Podkreślamy te fakty po to, by stało się jasne, że każda wcześniejsza faza dojrzewania dziecka jest niezbędną podstawą do pojawienia się nadbudowanych na niej

nowych umiejętności. Im bardziej są one wyspecjalizowane, tak właśnie jak na przykład percepcja opowiadań, tym istotniejsze staje się dokładne wyćwiczenie funkcji prymarnych.

Nasze doświadczenia w pracy z dziećmi dwujęzycznymi pokazały, że etap przygotowania do właściwej percepcji tekstów pisanych wyznacza całą późniejszą drogę edukacyjną dziecka. W literaturze poświęconej pracy z dzieckiem w wieku poniemowlęcym nie ma żadnych informacji dotyczących organizacji wstępnych ćwiczeń percepcji narracji, dlatego też chcemy położyć szczególny nacisk na omówienie tego typu zajęć.

Terapeuta przygotowuje historyjkę obrazkową składającą się z trzech części. Opowiada, co wydarzyło się bohaterom zdarzenia. Potem czyta dziecku tekst, pokazując ilustracje, do których on się odnosi. Rodzicom należy pokazać, w jaki sposób zmienia się intonacja w zależności od tego, czy tekst jest opowiadany, czy też odczytywany. To właśnie pierwsza umiejętność potrzebna do późniejszego odbioru tekstów czytanych w przedszkolu i w szkole – umiejętność skupienia uwagi słuchowej na innej, dotąd nieznanej, intonacji. Dlatego, na wstępnym etapie ćwiczeń, opowiadania muszą być nieskomplikowane semantycznie (znaczeniowo), aby dziecko musiało się zmierzyć tylko z jednym rodzajem trudności.

Oto przykładowe historyjki z tekstami dla trzylatków. Użyte imiona dzieci należy każdorazowo zamienić na znane dziecku z jego najbliższego otoczenia. Główny bohater nosi zawsze imię malucha.

Historyjka I (pierwszy poziom trudności)

- Jędruś poszedł z mamusią na spacer. Mamusia włożyła mu nowe spodenki i kurteczkę.
- W piaskownicy bawił się mały Miłoszek. On płakał, bo zgubił swoje czerwone autko.
- Jędruś znalazł autko w trawie. On dał autko Miłoszkowi. Miłoszek bardzo się ucieszył.

Historyjka II (drugi poziom trudności)

- Mamusia poszła z Jędrusiem do sklepu. Zabrała dużą torbę na zakupy i koszyk. Jędruś pomagał mamusi nieść koszyk.
- W sklepie mamusia kupiła: chleb, jajka, żółty ser, masło, mleko i jabłka. Dla Jędrusia kupiła duży czerwony lizak. Jędruś dał mamusi buziaka i podziękował. Potem włożyli zakupy do torby, wsypali czerwone jabłka do koszyka.

- Przy drzwiach jabłka wysypały się. Jędruś pomagał mamusi zbierać i wkładał je do koszyka. Mamusia powiedziała: *dziękuję, kochany syneczku*. Jedno jabłko potoczyło się na ulicę i wpadło pod samochód.

Historyjka III (trzeci poziom trudności)

- Miłoszek jedzie z mamusią zielonym autem do tatusia do pracy. Tatuś zapomniał zabrać śniadanie i jest bardzo głodny. Mamusia zapięła Miłoszkowi pasy i dała mu torebkę. W torebce są kanapki dla tatusia.
- Na ulicy był duży ruch. Mamusia musiała zatrzymać się, żeby przepuścić karetkę pogotowia. Karetka jechała bardzo szybko, bo wiozła chorego do szpitala. Miłoszek pytał mamusię, na co chory był pan, ale mamusia nie wiedziała.
- Tatuś Miłoszka pracował przy komputerze. On bardzo się ucieszył, gdy zobaczył swojego synka. Tatuś powiedział: *bardzo wam dziękuję za śniadanie*. Potem pokazał Miłoszkowi swoje biurko i opowiedział o pracy. Tatuś zrobił mamusi kawę z mlekiem. Kiedy Miłoszek oglądał komputer, mama piła kawę i czytała gazetę.

Jak łatwo zauważyć, narracja tekstów ułożonych do historyjek jest zbliżona do języka mówionego. Stąd wynikają liczne powtórzenia, zdania są krótkie, odnoszą się do konkretnych sytuacji przedstawionych na obrazkach. Opowiadanie na trzecim poziomie trudności uwzględnia także informacje, których nie można bezpośrednio odczytać z samej ilustracji. Dziecko czyni pierwszy krok w kierunku opanowywania umiejętności słuchania o treściach nieobecnych w spostrzeżeniu wzrokowym. Czynność ta jest źródłowa (prymarna) dla aktów samodzielnego uczenia się, czyli takich działań, które warunkują zdobywanie wiedzy. Tego typu sprawności nie wykształcają się samoistnie u dzieci z zaburzeniami komunikacji językowej i z zaburzeniami uwagi.

2.3. Umiejętności dziecka zdobywane w wieku poniemowlęcym

Wiek poniemowlęcy charakteryzuje naśladowanie działań osób dorosłych, a także samodzielne eksperymentowanie. Dziecko uczy się przystosowywać i przekształcać znane schematy działania. Dzięki takiej aktywności dochodzi do uzyskania nowych efektów. Dzieje się to przede wszystkim poprzez poszukiwania metodą prób i błędów. Jednak stopniowe nabywanie języka pozwala włączyć w przebieg działań myślenie symboliczne. Możliwe staje się rozwiązywanie zadań dzięki umysłowym reperezentacjom obiektów rzeczywistości. Zamieszczona tu tabela ujmuje syntetycznie najistotniejsze etapy rozwoju percepcji słuchowej w wieku poniemowlęcym.

Tab. 5. Rozwój spostrzegania słuchowego w wieku poniemowlęcym

WIEK ŻYCIA W LATACH	UMIEJĘTNOŚCI OCZEKIWANE ROZWOJOWO
2	– identyfikowanie i różnicowanie nowych wyrażeń dźwiękonaśladowczych; – identyfikowanie i różnicowanie słów; – identyfikowanie z różnicowanie melodii oraz słów piosenek; – gra na instrumentach muzycznych.
3	– identyfikowanie i różnicowanie nowych słów; – rozumienie dłuższych wypowiedzi; – powtarzanie melodii; – tworzenie samodzielnych konstrukcji językowych na podstawie skojarzeń słuchowych; – słuchanie tekstów pisanych (faza wstępna).

Źródło: Tabela opracowana przez autorki na podstawie literatury (patrz bibliografia do rozdziału III) oraz badań i obserwacji własnych.

3. ROZWÓJ SPOSTRZEGANIA SŁUCHOWEGO W WIEKU PRZEDSZKOLNYM

Wiek przedszkolny przynosi dziecku nowe wyzwania związane ze zorganizowaną edukacją przedszkolną i ogromną różnorodność doznań słuchowych. Najważniejsze z wyzwań to słuchanie i rozumienie tekstów pisanych odczytywanych przez nauczyciela. Jest to zgoła inne doświadczenie, niż percepcja tekstów czytanych dziecku indywidualnie w domu. Wówczas bowiem tempo czytania przystosowane jest do indywidualnych możliwości słuchającego. Rozumienie ułatwiała znajomość sposobów intonacji czytającego i – co równie istotne – uwagi dziecka nie rozpraszają inne dzieci. Koncentracja na tekście podtrzymywana jest także przez ilustracje pokazywane w trakcie słuchania.

Percepcja pisanych tekstów narracyjnych jest niezwykle trudna. W opowiadaniach tworzonych dla dzieci stosuje się długie zdania o skomplikowanej budowie. Używane są rzadkie frekwencyjnie słowa. Bohaterowie mają wymyślone, niełatwe do powtórzenia imiona i przydomki. Wszystko to w znacznym stopniu utrudnia dziecku odbiór i zrozumienie czytanych mu treści. Jeśli do tego dołączą się zakłócenia związane z liczebnością grupy przedszkolnej, hałas wywoływany przez dzieci, to muszą zaistnieć – powinniśmy mieć tego świadomość – poważne zaburzenia percepcji słuchowej. Dlatego tak istotne jest przygotowanie dzieci do odbioru tekstów pisanych (nie tylko tych rymowanych).

Z powodu przewagi stymulacji obrazami we współczesnej kulturze, konieczne są, dla przeciwwagi, świadome i zwielokrotnione oddziaływania językowe. Tym bardziej, że bodźce wizualno-przestrzenne organizowane są przez struktury mózgowe półkuli prawej, natomiast sekwencyjność języka w optymalny sposób przetwarzana jest jedynie przez półkulę lewą. Stąd wynikają stosunkowo duże trudności współczesnych dzieci z opanowaniem umiejętności czytania ze zrozumieniem, mimo obserwowanej akceleracji (przyśpieszenia rozwoju) w przetwarzaniu obrazów.

Dla czterolatków przygotowanych już do słuchania tekstów pisanych (patrz ćwiczenia percepcji słuchowej dla trzylatków) terapeuta wybiera krótkie opowiadania z książeczek dostępnych w księgarniach. Można skorzystać z serii *Kocham Czytać* (zeszyty 18–30) zawierają krótkie teksty uwzględniające różne poziomy znajomości systemu językowego (zarówno w sferze słownictwa, jak i reguł gramatycznych).

Konieczne jest oczywiście kontynuowanie ćwiczeń percepcji słuchowej.

3.1. Ćwiczenia analizy i syntezy słuchowej dla czterolatków

ĆWICZENIA

1. Identyfikowanie i rozróżnianie dźwięków niejęzykowych.
Terapeuta:

- przygotowuje rekwizyty, które będą służyły do zadawania różnych zagadek dotyczących dźwięku. Prosi dziecko, by obserwowało działania dorosłego i słuchało brzmień wydawanych przez różne „instrumenty". Potem dziecko, odwrócone plecami, odgaduje, jakiego przedmiotu użył terapeuta. Jeśli dziecko nie potrafi jeszcze nazwać danego obiektu, udziela odpowiedzi, pokazując odpowiedni obrazek. *Co słyszysz?* (cięcie kartki nożyczkami, mieszanie wody łyżeczką, przelewanie wody, obracanie kartek książki, „pstrykanie" długopisem). A teraz *co słyszysz?* (stukanie w kubeczek łyżeczką, ołówkiem, gumką). Dźwięki różnią się od siebie wysokością tonów.

2. **Różnicowanie prozodii.**

Terapeuta pyta:

- *jak mówiłem?*

  Wypowiada zdania rozkazujące, pytające i oznajmujące. Dziecko słucha wypowiedzi, odwrócone do badającego plecami. Chodzi tu o uniknięcie „odczytywania" intonacji z wyrazu twarzy i oczu mówiącego. Po wysłuchaniu zdania, dziecko wskazuje na odpowiedni rysunek schematyczny. Przed przystąpieniem do tego zadania, terapeuta powinien wytłumaczyć dziecku znaczenie użytych symboli.

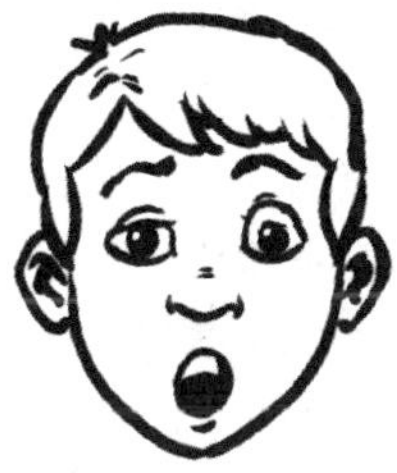

Twarz osoby pytającej

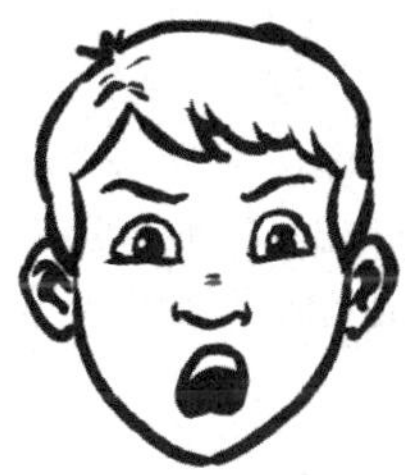

Twarz osoby rozkazującej

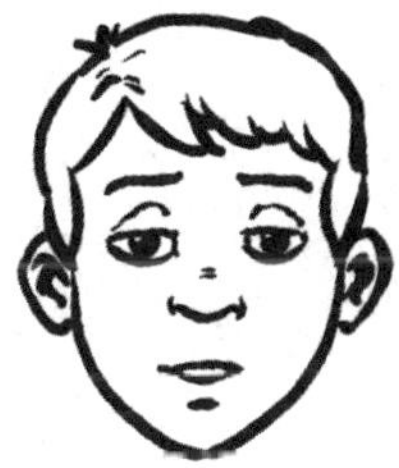

Twarz neutralna

- *Kto mówił?*

  Imituje wypowiadanie tego samego zdania wysokim głosem („kobiecym"), niskim („męskim") i piskliwym („dziecięcym"). Tutaj także można posłużyć się rysunkami schematycznymi.

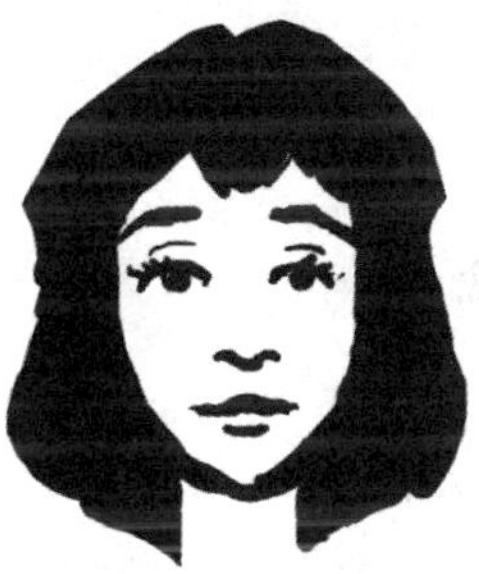

Twarz kobiety

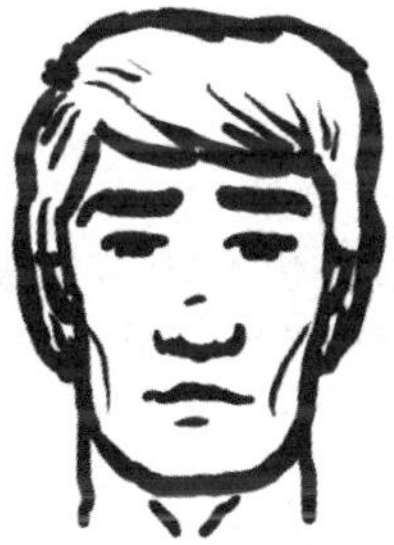

Twarz mężczyzny

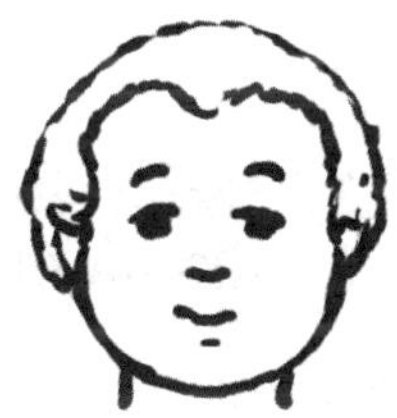

Twarz dziecka

3. **Różnicowanie słów.**

Terapeuta:

- przygotowuje obrazki, zawierające głoski opozycyjne. Dziecko odwraca obrazek, którego nazwę usłyszy. Należy tak przygotować zestawy obrazków, by dziecko dokonywało wyboru spośród przynajmniej ośmiu ilustracji. Przedmioty o nazwach zawierających głoski opozycyjne nie mogą występować obok siebie. Chodzi o wyeliminowanie przypadkowych wyborów. Przed przystąpieniem do ćwiczeń trzeba ustalić z dzieckiem nazwy obrazków (nazwać każdy obrazek, pokazując go).

Oto przykładowe zestawy wyrazów:

półka - bułka, pąk - bąk, pierze - bierze, pasek - piasek,
Tomek - domek, pióro - biuro, pije - bije, wypije - wybije,
kasa - kasza, mecz - miecz, tama - dama, lata - lada,
Kasia - kasza, sofa - sowa, Marta - narta, rama - rana,
Kasia - kasa, kość - gość, kra - gra, kos - kosz,
pies - piec, nosze - noże, wiesza - wieża, rusza - róża,
nos - noc, jedz - jedź, cień - dzień, sieci - siedzi,
kos - koc, bucik - budzik, kula - kura, rok - lok.

Najważniejszym osiągnięciem percepcji słuchowej czterolatka jest umiejętność różnicowania głosek opozycyjnych w wyrazach. Nietrudno zrozumieć, jakie to skomplikowane zadanie dla dzieci z niezakończonym lub opóźnionym rozwojem mowy, a także dla dziecka z wadami wymowy. Należy mocno podkreślić, że stwierdzenie wady wymowy nawet u dwulatka obliguje terapeutę do natychmiastowego podjęcia działań korygujących. Także jakiekolwiek opóźnienia rozwojowe, dotyczące nabywania systemu językowego, wskazują na konieczność rozpoczęcia zajęć logopedycznych.

3.2. Ćwiczenia analizy i syntezy słuchowej dla pięcio- i sześciolatków

Pod koniec wieku przedszkolnego dzieci rozwijają świadomość metajęzykową. Potrafią mówić o języku, tworzyć przez analogię do języka macierzystego słowa w nieistniejących językach. Chętnie bawią się w gry językowe. Jeśli dziecko zakończyło proces nabywania systemu fonetyczno-fonologicznego, może rozpocząć naukę języka obcego metodami komunikacyjnymi. W przypadku braku realizacji głosek w języku macierzystym stanowczo odradzamy naukę języka obcego[8].

8. Więcej na ten temat: J. Cieszyńska, 2006, *Dwujęzyczność-dwukulturowość – przekleństwo czy bogactwo?*, Kraków.

ĆWICZENIA

GRY JĘZYKOWE

1. Tworzenie czasowników.

- Instrukcja:
Popatrz, ten ptaszek nazywa się Pik, on właśnie pikuje.
A ten nazywa się Luk. Co on robi? Jeśli dziecko odpowie: *lukuje*, terapeuta mówi: *tak, świetnie odgadłeś.*
Gdy dziecko nie znajduje samodzielnie rozwiązania, pomaga w jego odnalezieniu, mówiąc: *pikuje – luku... je. Teraz spróbujemy jeszcze pograć w grę w wymyślanie słów.*
To zwierzątko nazywa się Sulka. Co ono robi? ...
To zwierzątko nazywa się Basz. Co ono robi? ...
To zwierzątko nazywa się Tala. Co ono robi? ...
To zwierzątko nazywa się Kas. Co ono robi? ...

- Instrukcja:
Możemy teraz bawić się tak: lisek – liskuje, kotek – kotkuje
a) rybka – co robi?...
b) myszka – co robi?...
c) piesek – co robi?...
d) ptaszek – co robi?...

2. Tworzenie rzeczowników.

- Instrukcja:
To autko jest całe czerwone, można je nazwać Czerwonak, a to jest żółte. Jak można je nazwać? – tak, Żółtak.
Ta piłka jest biała. Jak ona może się nazywać? ...
Ta lalka ma złote włosy. Jak ona może się nazywać? ...
Ten samolot jest srebrny. Jak on może się nazywać? ...
Ten dom jest ogromny. Jak on może się nazywać? ...

- Instrukcja:
Ten pan, który lata balonem, mógłby nazywać się Balonak, dziewczynka, która krzyczy, może nazywać się Krzykaczka.
Pan, który prowadzi tramwaj, mógłby nazywać się? ...
Pan, który jeździ na rowerze, mógłby nazywać się? ...
Pani, która piecze, mogłaby nazywać się? ...
Pani, która maluje, mogłaby nazywać się? ...

3. Tworzenie przymiotników.

- Instrukcja:
Ten pan nazywa się Siwak, bo on jest siwy. Ta kredka nazywa się Długaczka, bo ona jest długa.
To auto nazywa się Zielonak, bo ono jest...
Ten kwiatek nazywa się Żółtak, bo on jest...
Ta piłka nazywa się Okrąglaczka, bo ona jest...
Ta łyżka nazywa się Drewniaczka, bo ona jest...

- Instrukcja:
Ta dziewczynka zawsze się śmieje, bo ona jest śmiechowa, ten chłopiec ciągle biega, bo on jest biegowy.
Ta piłka skacze, bo ona jest jaka? ...
Ta dziewczynka płacze, bo ona jest? ...
Ten stołek się przewraca, bo on jest? ...
Ten chłopiec dużo maluje, bo on jest? ...

4. Stwierdzanie obecności rymów.

- Instrukcja:
Będę mówiła dwa słowa, które są do siebie podobne – na przykład kotek:płotek, albo takie dwa, które wcale nie są podobne, na przykład domek:kurka. Słuchaj uważnie i powiedz, czy słowa są do siebie podobne, czy nie:
kurka:górka, myszka:kiszka, rower:stół, kaczka:dziwaczka, tama:dama, motyl:biedronka, Jurek:ogórek, bułka:ołówek.

- Instrukcja:
Będę mówiła dwa śmieszne słowa, które są do siebie podobne – na przykład bule:pule, albo takie dwa, które wcale nie są podobne: mimek:kala. Słuchaj uważnie i powiedz, czy słowa są do siebie podobne, czy nie:
faka:maka, tulu:bulu, fiku:balek, szapa:lapa, woki:ronel, cata:prata, basa:gasa, kopak:labe.

5. Odnajdywanie rymów.

- Instrukcja:
A teraz bardzo trudne zadanie. Spróbuj powiedzieć słowo, które jest podobne do słowa czapka. To może być babka albo labka. Możesz powiedzieć takie słowo, które znamy albo wymyślić nowe.
Bratek:... kaszka:... biurko: ... domek: ... piłka:...

WYSŁUCHIWANIE GŁOSEK W WYRAZACH

1. **Różnicowanie głosek opozycyjnych.**
   Terapeuta przygotowuje pacynkę nakładaną na dłoń lub palec oraz zestaw obrazków.
   - Instrukcja:
     Ten chłopczyk/ta dziewczynka jeszcze nie potrafi dobrze mówić. Czasem się myli. Słuchaj i wtedy, kiedy się pomyli, musimy go/ją poprawić. Pokażę mu/jej obrazek, a on/ona będzie mówić, co widzi na obrazku. Kiedy chłopiec/dziewczynka powie prawidłowo, powiesz: dobrze, a kiedy powie nieprawidłowo, powiesz: źle.

Zestaw słów do ćwiczenia różnicowania opozycji fonologicznych:

Opozycja **bezdźwięczne:dźwięczne**
gotek, ro**f**er, domek, li**s**ak, **ż**afa, rzeka, ża**p**a, ko**t**ut, zupa, **p**alon.

Opozycja **zębowe:dziąsłowe**
capka, gruszka, **sz**erek, ko**s**yk, ko**ż**a, ko**cz**, leżak, **z**eka, my**s**ka, ka**c**ka.

Opozycja **przedniojęzykowe:tylnojęzykowe**
totek, kubek, **d**uma, **t**awa, no**d**a, kwiaty, **g**omek, kogut, pił**t**a, **g**ywan.

Opozycja **szczelinowe:zwartoszczelinowe**
sebula, **sz**apka, cytryna, **ż**em, **c**erek, ko**cz**ula, le**dż**ak, kaczka, **sz**ekolada, **s**ukierek.

Opozycja **twarde:miękkie**
ciekolada, ko**n**, ko**si**ula, żaba, ka**ć**ka, myszka, **ż**emniaki, **zi**ebra, ko**si**k, gru**ś**ka.

Doświadczenia zdobyte podczas pracy w naszej poradni z dziećmi zagrożonymi dysleksją, z zaburzonym słuchem fonemowym, dyslektycznymi udowodniły, że najlepszą metodą stymulującą percepcję dźwięków językowych jest wczesna nauka czytania, uwzględniająca stymulacje prawo- i lewopółkulowe. Poprzez czytanie dziecko kształtuje umiejętność różnicowania głosek w sylabach, co jest warunkiem skutecznego uczenia się w przyszłości języków obcych. Wczesna nauka czytania pozwala także opanować w sposób intuicyjny wiedzę metajęzykową, czyli umiejętność myślenia i mówienia o zjawiskach językowych.

BIBLIOGRAFIA

Bogdanowicz M., 2000, *Integracja percepcyjno-motoryczna. Teoria–diagnoza –terapia*, Warszawa.

Bokus B., 1984, *Nawiązywanie interakcji społecznych przez małe dziecko*, Wrocław-Warszawa-Kraków-Gdańsk-Łódź.

Chmura-Klekotowa M., 1971, *Neologizmy słowotwórcze w mowie dzieci*, Warszawa.

Cieszyńska J., 2001, *Od słowa przeczytanego do wypowiedzianego. Droga nabywania systemu językowego przez dzieci niesłyszące w wieku poniemowlęcym i przedszkolnym*, Kraków.

Cieszyńska J., 2001, *Nauka czytania krok po kroku. Jak przeciwdziałać dysleksji*, Kraków.

Coninx F., 1999, *Vom Hoeren zum Wahrnehmen: eine kognitive Leistung*, Kongressbericht Berchtesgaden, Meggen.

Csányi Y., 1994, *Słuchowo-werbalne wychowanie dzieci z uszkodzonym narządem słuchu. Model węgierski*, Warszawa.

Edelman G.M., 1998, *Przenikliwe powietrze, jasny ogień. O materii umysłu*, Warszawa.

Estabrooks W., 1999, *Die auditiv-verbale Praxis*, Kongressbericht Berchtesgaden, Meggen.

Finger G., Steinebach Ch., 1992, *Fruehfoerderung. Zwischen passionierter Praxis und hilfloser Theorie*, Freiburg.

Fröhlich A., 1998, *Stymulacja od podstaw*, Warszawa.

Gołąb B.K., 1984, *Anatomia czynnościowa ośrodkowego układu nerwowego*, Warszawa.

Gortner L., 1998, *Gesichtspunkte zur Praevalenz und Aetiologie von fruehkindlichen Hoerstoerungen*, [w:] Leonhardt A. (red.), *Ausbildung des Hoerens - Erlernen des Sprechens*, Berlin.

Hurlock E.B., 1985, *Rozwój dziecka*, Warszawa.

Jędrzejczak M., 1993, *Wzrokowa percepcja sygnałów mowy z ust przez dzieci głuche*, „Audiofonologia", t. V.

Kurcz I., 1995, *Pamięć. Uczenie się. Język*, Warszawa.

Kurcz I., 2000, *Psychologia języka i komunikacji*, Warszawa.

Kurkowski Z.M., 1996, *Mowa dzieci sześcioletnich z uszkodzonym narządem słuchu*, Lublin.

Kurkowski Z.M., 2002, *Rozwój funkcji słuchowych u małego dziecka*, „Audiofonologia", t. XXI.

Kyle J.G., 1994, *Język w znakach migowych. Rozwój języka migowego u dzieci głuchych*, „Audiofonologia", t. VI.

Langacker R.W., 2003, *Model dynamiczny oparty na uzusie językowym*, [w:] Dąbrowska E., Kubiński W. (red.), *Akwizycja języka w świetle językoznawstwa kognitywnego*, Kraków.

Lenneberg E.H., 1980, *Język w kontekście rozwoju i dojrzewania*, [w:] Shugar G., Smoczyńska M. (red.), *Badania nad rozwojem mowy dziecka*, Warszawa.

Łobacz P., 1997, *Nabywanie systemu fonologicznego a świadomość fonologiczna dzieci*, [w:] Mierzejewska H., Przybysz-Piwkowa M. (red.), *Rozwój poznawczy i rozwój językowy dzieci z trudnościami w komunikacji werbalnej*, Warszawa.

Maas V.F., 1998, *Uczenie się przez zmysły. Wprowadzenie do teorii integracji sensorycznej*, Warszawa.

Mueller R.J., 1997, *Słyszę – ale nie wszystko*, Warszawa.

Olechnowicz H., 1995, *Dziecko własnym terapeutą*, Warszawa.

Olechnowicz H. (red.), 1999, *U źródeł rozwoju dziecka. O wspomaganiu rozwoju prawidłowego i zakłóconego*, Warszawa.

Perier O., 1991, *Biologiczne konsekwencje wczesnej deprywacji słuchowej*, „Audiofonologia", t. III.

Perier O., 1992, *Dziecko z uszkodzonym narządem słuchu*, Warszawa.

Piaget J., 1992, *Mowa i myślenie dziecka*, Warszawa.

Piaget J., 1966, *Studia z psychologii dziecka*, Warszawa.

Prillwitz S., 1996, *Język, komunikacja i zdolności poznawcze niesłyszących*, Warszawa.

Pujol R., Uziel A., 1994, *Rozwój układu słuchowego u człowieka*, „Audiofonologia", t.VI.

Rocławski B., 1993, *Słuch fonemowy i fonetyczny. Teoria i praktyka*, Gdańsk.

Roth G., 1996, *Schnittstelle Gehirn*, Bern.

Singer W., 2002, *Der Beobachter im Gehirn*, Frankfurt n. Menem.

Skarżyński H., Mueller-Malesińska M., Wojnarowska W., 1997, *Klasyfikacje zaburzeń słuchu*, „Audiofonologia", t. X.

Szeląg E., 1966, *Różnice indywidualne a mózgowe mechanizmy mowy. Przegląd badań własnych*, „Logopedia" nr 23.

Szuman S., 1985, *Studia nad rozwojem psychicznym dziecka*, t. 1, Warszawa.

Szuman S., 1985, *Podstawy rozwoju i wychowania w ontogenezie*, t. 2, Warszawa.

M. Tomasello, 2002, *Kulturowe źródła ludzkiego poznania*, Warszawa.

Vasta R., Haith M., Miller S.A., 1995, *Psychologia dziecka*, Warszawa.

Zaleski T., 1996, *Potrzeba wczesnego rozpoznania zaburzeń słuchu*, „Audiofonologia", t. IX.

IV

ROZWÓJ MOWY

Język jest tworem, którego rozwój opiera się i wynika z właściwego ukształtowania się wszystkich opisanych w tej książce funkcji. Trudno o zagadnienie bardziej scalające temat tej publikacji, o ważniejszy dowód na to, jak istotne jest harmonijne dojrzewanie wszystkich omówionych tu struktur i umiejętności. Praktyka terapeutyczna pokazuje również, że zaburzenie każdej ze sfer życia człowieka wpływa negatywnie na rozwój języka, co oczywiście niesie ze sobą zagrożenie dla rozwoju poznawczego. Deficyty nabywania i posługiwania się językiem wynikać mogą z zaburzeń motorycznych, zarówno w sferze artykulacyjnej – kiedy dziecko, mające problemy z praksją oralną, nie może prawidłowo wypowiadać dźwięków mowy – jak również w sferze pojęciowej, jeśli na przykład nie może ono poruszać się w przestrzeni i nie może na podstawie doświadczeń stworzyć wielu pojęć dotyczących odległości, położenia, relacji przestrzennych. Jest to kolejny dowód na to, jak wielkie znaczenie ma polisensoryczne kształtowanie pojęć, zdolność odbierania bodźców wszystkimi zmysłami. Nieprawidłowy rozwój któregokolwiek z nich powoduje nieodwracalne zwykle zaburzenia rozwoju narzędzia poznania świata – języka.

Związek między niektórymi sferami życia człowieka a językiem jest relacją zwrotną. Tak dzieje się na przykład z rozwojem zabawy lub rozwojem społecznym. Brak odpowiedniego poziomu kompetencji językowej uniemożliwia właściwe kształtowanie się dziecka jako jednostki społecznej, utrudnia również rozwój zdolności zabawy, zwłaszcza tematycznej, i opanowywanie reguł gier. Deficyt takich doświadczeń wtórnie powoduje dalsze upośledzanie funkcji językowych, poprzez niewystarczający poziom stymulacji środowiska i liczby oraz jakości interakcji.

Nie ma w tej książce zagadnienia, które, dotycząc rozwoju dziecka, bezpośrednio lub pośrednio nie wiązałoby się z językiem. Dowodzi to, jak ogromne znaczenie dla naszego poznania i jakości funkcjonowania w życiu ma zdolność rozumienia mowy i mówienia, a następnie pisania i rozumienia tekstów. Wskazuje również na konieczność diagnozowania rozwoju mowy od pierwszych chwil po urodzeniu oraz konieczność rozpoczęcia terapii w momencie dostrzeżenia nieprawidłowości. Brak szczególnej ostrożności w ocenie zjawisk związanych z językiem oraz powszechne ciągle bagatelizowanie, nawet przez specjalistów z zakresu medycyny i logopedii, pierwszych niepokojących zjawisk, często powoduje utrwalanie się wad wymowy oraz przedłuża czas prawidłowego kształtowania się systemu języka.

Rozwój języka rozpoczyna się z chwilą narodzin, a nawet wcześniej, jeżeli weźmiemy pod uwagę konieczne uwarunkowania genetyczne oraz pierwsze doświadczenia słuchowe i czuciowe płodu. Od pierwszych prób ssania i pierwszego wydanego (najczęściej w postaci krzyku) dźwięku rozpoczyna się dla dziecka długa i skomplikowana droga prowadząca do zdobycia narzędzia pozwalającego poznawać otaczającą je rzeczywistość (bliższą i dalszą), wchodzić w relacje z innymi ludźmi oraz czerpać ze źródeł kultury. Jak ważne jest to narzędzie, pokazują przykłady ludzi, dla których naturalna droga nabywania języka została zamknięta i wymagają działań celowych, aby osiągnąć sprawność systemową i komunikacyjną. Jeszcze lepiej wagę problemu uświadamiają nam te osoby, które nie zdołały – z powodu dużego stopnia uszkodzenia określonych funkcji, na przykład słuchowych, lub z powodu zaniedbań i błędów edukacyjnych – nabyć języka. Aby uniknąć więc nieodwracalnych w skutkach błędów, należy poznać etapy rozwoju systemu językowego zdrowego dziecka, gdyż ich pojawianie się następuje w określonej kolejności, zgodnie z poglądami Jakobsona (1989) od struktur prymarnych do sekundarnych. Pojawienie się elementów sekundarnych jest uwarunkowane istnieniem prymarnych, dlatego więc istotne jest, aby pilnie śledzić i na bieżąco diagnozować nabywane umiejętności w zakresie mowy. Umożliwi to wczesną stymulację, pozwalającą uniknąć nieprawidłowości rozwojowych również w innych niż język sferach. Wyeliminuje też niepokojące zjawisko, ciągle obecne w rzeczywistości diagnostycznej i terapeutycznej, uznawania za normę braku rozwoju mowy w drugim roku życia oraz wskazywania na nieprawidłowości dopiero po ukończeniu przez dziecko trzech lat. Praktyki takie powodują utrwalanie się dysfunkcji rozwojowych, nie tylko w sferze językowej, ale także poznawczej, społecznej i emocjonalnej. Wczesna interwencja ma na celu zapobieganie tego typu – niestety zbyt częstym – zjawiskom.

Język – jak większość umiejętności i sprawności ludzkich – jest uwarunkowany zarówno biologicznie (genetycznie), jak i środowiskowo. Dziecko posiada określone predyspozycje wrodzone, które pozwalają mu pod wpływem czynników środowiskowych nabywać kolejne struktury systemowe. O ile jednak prawdziwe są teorie Chomsky'ego czy Lenneberga o biologicznych mechanizmach nabywania języka, o tyle z dużą ostrożnością podejść należy do głoszonych przez wspomnianych autorów poglądów, jakoby język – w oparciu o predyspozycje wrodzone – wykształcał się u dziecka pod wpływem niewielkiej nawet stymulacji środowiskowej. O nieprawdziwości tej tezy świadczą problemy z nabywaniem języka dzieci niesłyszących, które pomimo terapii przejawiają ogromne trudności w poznawaniu systemu. Przywołane argumenty świadczą jednak o tym, jak ważną rolę odgrywa stymulacja językowa, nawet w przypadku dziecka prawidłowo rozwijającego się, oraz wczesne rozpoczęcie terapii u dziecka z zaburzeniami. Już nieprawidłowości ssania, oddychania, rozwoju motorycznego, zauważone w ciągu kilku pierwszych miesięcy życia, powinny uwrażliwić rodziców i terapeutów na konieczność dokonywania diagnozy mowy, gdyż dzieci te stanowią grupę zagrożoną: powstaniem wad wymowy, opóźnionym rozwojem mowy oraz dysleksją.

1. ROZWÓJ JĘZYKA W PIERWSZYM ROKU ŻYCIA

Dziecko przychodzi na świat ze zdolnością do wydawania dźwięków. To właśnie dźwięk, płacz, jest jednym z kilku ważnych kryteriów oceny stanu zdrowia noworodka. Od chwili narodzin dziecko prawidłowo rozwijające się wydaje dźwięki i komunikuje głosem swoje potrzeby. Ten przedjęzykowy, niewerbalny sposób porozumiewania się stanowi ważny etap rozwoju zdolności komunikowania się. Język to przecież nie tylko sprawność systemowa, pozwalająca tworzyć poprawne gramatycznie zdania i wypowiedzi, ale również świadomość, do czego służy to cenne narzędzie, będące wytworem kultury i warunkiem jej istnienia. Aby więc rozwinął się język, dziecko musi poznać, że dźwięk ma moc sprawczą, że wywołuje określoną, pożądaną reakcję osób, do których jest kierowany.

Czynniki decydujące o prawidłowym kształtowaniu się języka są różnorakiej natury. Aby mowa pojawiła się w sposób naturalny, dziecko musi urodzić się z niezaburzonymi zmysłami, głównie słuchu. Jakiekolwiek zaburzenie – o czym już wspomniano w tym rozdziale – powoduje nieprawidłowości w kształtowaniu się języka. Ale język to nie tylko nadawanie, ale również odbieranie. Już w okresie płodowym mózg odbiera i rejestruje różne dźwięki, w tym także dźwięki mowy. To dlatego – od pierwszych chwil po urodzeniu – dziecko potrafi rozpoznać głos matki, który zapewnia poczucie bezpieczeństwa i łagodzi niepokój. Takie zachowania dowodzą niezbicie, że z językiem od samego początku złączone są emocje, które przekazujemy i odbieramy i które dziecko rozumie jako pierwsze w językowym przekazie. Daje to ważne wskazówki do pracy terapeutycznej – przekaz werbalny pozbawiony emocji jest dla dziecka na wczesnym etapie rozwoju zupełnie nieczytelny.

Pierwsze wydawane przez dziecko odgłosy nie przypominają dźwięków mowy. Oprócz płaczu w pierwszym miesiącu życia słychać jeszcze niekiedy ciche pomrukiwania, różnego rodzaju sapania, kwilenie, mlaśnięcia i inne, trudne do nazwania, dźwięki. Wszystkie one dowodzą jednak sprawności i uruchamiania narządów artykulacyjnych oraz stanowią podstawę rozwoju mowy.

Bardzo ważny etap nabywania języka zaczyna się już pod koniec drugiego miesiąca, kiedy pojawia się wydawanie odgłosów przypominających mowę. Trwa on kilka miesięcy, w czasie których niemowlę uczy się artykułowania kolejnych dźwięków znanych mu z mowy, którą słyszy wokół siebie. Ten etap nazywany jest gaworzeniem i stanowi niezwykle ważne kryterium oceny prawidłowości rozwoju mowy. Początkowo – około drugiego miesiąca życia – zdolności artykulacyjne obejmują samogłoski. Są to pierwsze dźwięki w rozwoju języka dziecka i jest to niezwykle ważna wskazówka dla pracy terapeutycznej. Gaworzenie dzieci we wszystkich językach wygląda tak samo i pojawia się mniej więcej w tym samym momencie ich życia, co stanowi dowód na biologiczne uwarunkowania rozwoju mowy. Gaworzą również dzieci, u których na dalszych etapach dojrzewania język nie kształtuje się prawidłowo, na przykład dzieci: niesłyszące, autystyczne, upośledzone umysłowo. Badania dowodzą jednak, że – zwłaszcza u dzieci głuchych, wbrew dotychczasowym przypuszczeniom – gaworzenie nie rozwija się poprawnie i już na tym etapie można dostrzec wiele nieprawidłowości (Vasta i inni, 1995).

Koniec czwartego miesiąca przynosi zwykle pojawienie się nowych dźwięków, pierwszych spółgłosek. We wszystkich niemal językach świata jako pierwsze w rozwoju mowy dziecka pojawiają się tzw. spółgłoski prymarne: „p", „b", „m", z których następnie budowane są prymarne, najważniejsze dla dziecka, wyrazy, na przykład *mama, papa, baba*. W wieku pięciu miesięcy dziecko zaczyna realizować coraz częściej sylaby zbudowane ze spółgłosek i samogłosek prymarnych, pojawiają się również inne spółgłoski, na przykład „t", „g", „d". Obserwujemy kolejny czynnik warunkujący prawidłowy rozwój mowy – gaworzenie samonaśladowcze, kiedy dziecko, słuchając swoich własnych realizacji, zaczyna je powtarzać (naśladować). Brak takich zachowań może wskazywać na zaburzenia rozwoju mowy, w tym na poważne uszkodzenie słuchu. Gaworzące dziecko uczy się operować swoim głosem, ćwiczy sprawność artykulacyjną oraz słuch fonemowy – zaczyna bowiem słyszeć i odróżniać poszczególne dźwięki mowy. To kolejny niezbędny warunek prawidłowego rozwoju języka.

Wraz z przybywaniem nowych dźwięków w dziecięcych wokalizacjach, zaczynają utrwalać się w realizacjach tylko te, które są charakterystyczne dla języka macierzystego. Jest to dowód na to, jak wielką rolę w rozwoju językowym odgrywają czynniki środowiskowe. Słuchając wypowiedzi rodziców i innych osób z otoczenia, dziecko naśladuje wydawane przez nich dźwięki i powtarza je w swoich realizacjach, utrwalając przez samonaśladowcze powtarzanie. Oczywiście, początkowe realizacje nie dotyczą wyrazów, a jedynie sylab (zwykle otwartych), i nie mają nic wspólnego z powtarzaniem znaczeń, ale stanowią ważny etap prawidłowego rozwoju mowy. Dziecko, artykułując pierwsze sylaby, nie nadaje im znaczenia, nie rozumie również słów wypowiadanych przez otoczenie. Jedyne, co potrafi wtedy odebrać (choć niekoniecznie jeszcze zrozumieć), to emocje. Jak szybko pojawi się rozumienie pierwszych słów, zależy od stymulacji środowiskowej, od tego, jak do dziecka mówimy. Jeśli nie zmienimy zwykłego (utrwalonego) sposobu mówienia do kilkumiesięcznego dziecka, proces wyłuskiwania znaczeń z długich i złożonych wypowiedzi będzie trwał znacznie dłużej. Używanie prostych, krótkich zdań, wielokrotne powtarzanie słów, wspieranie przekazywania znaczeń mimiką wyrażającą emocje, znacznie przyspiesza proces kształtowania systemu językowego dziecka.

Około ósmego miesiąca niemowlę zaczyna rozumieć wypowiedzi zabarwione emocjonalnie. Muszą być to komunikaty krótkie i proste, na przykład *nu, nu* lub *brawo*. Połączone z gestem oraz mimiką stają się dla dziecka czytelnym przekazem językowym. Na pewno nie będzie ono jeszcze umiało powtórzyć intencjonalnie słyszanych wyrażeń, ale będzie je rozumiało wtedy, kiedy wypowiada je opiekun. Jest to jak najbardziej uzasadnione rozwojowo – proces nabywania języka zawsze oparty jest na trzech kolejno pojawiających się etapach: powtarzaniu, rozumieniu, samodzielnym mówieniu. Bez wcześniejszego naśladownictwa oraz rozwijającego się rozumienia, pojawienie się mowy czynnej nie jest możliwe. W wieku ośmiu miesięcy nie występuje jeszcze intencjonalne posługiwanie się słowami. Nawet wtedy, kiedy dziecko powtarza sylaby *MA-MA-MA* lub *TA-TA-TA*, rzadko robi to, aby przywołać lub nazwać opiekunów. Zwykle intencja komunikacyjna pojawia się około dziesiątego miesiąca życia i być może jest spowodowana ciągłą stymulacją, jakiej niemowlę doświadcza, wypowiadając sylaby kojarzone z określonymi nazwami. Jeśli bowiem podczas realizowania sylab *TA-TA-TA* nieustannie uzyskuje odniesienie do ojca, uczy się kojarzyć wydawane dźwięki właśnie z tą osobą.

W wieku dziesięciu miesięcy zaczynają się pojawiać także inne słowa, zbudowane zwykle z sylab otwartych opartych na spółgłoskach prymarnych. Wypowiadane są z intencją zakomunikowania określonej treści, zazwyczaj nazwania przedmiotu lub osoby, uzyskania jakiejś korzyści. Dziecko może więc mówić już *mama, tata, baba, pa pa, da da, am, da* (w znaczeniu daj) itp. Ten nagły wzrost liczby słów oraz pojawienie się intencji komunikacyjnej ma bezpośredni związek z rewolucją dziewiątego miesiąca opisaną przez Tomasella (2002). Około dziewiątego miesiąca życia niemowlęta zaczynają rozumieć, że inni ludzie są podmiotami intencjonalnymi, stopniowo postrzegają innych w kategoriach: „taki jak ja", „podobny do mnie". Ten milowy krok w rozwoju dziecka umożliwia także: „intencjonalną organizację swoich własnych działań czuciowo-ruchowych, właściwą także innym naczelnym, a pojawiającą się w rozwoju człowieka około ósmego do dziewiątego miesiąca życia. Obie te umiejętności są dziedziczone biologicznie w tym sensie, że ich rozwój może przebiegać w wielu różnych środowiskach (pod warunkiem, oczywiście, że znajdują się tam inni przedstawiciele własnego gatunku), bez naruszenia norm rozwojowych" (Tomasello, 2002, s. 107). To wtedy właśnie pojawia się zdolność wspólnej uwagi, leżąca u podstaw nabywania języka. Jak ważny jest to czynnik dla jego rozwoju pokazują przypadki dzieci autystycznych, u których nie obserwujemy postrzegania innych ludzi jako „takich samych" oraz u których nie kształtuje się umiejętność podążania za uwagą dorosłych lub kierowania uwagi otoczenia na określony wycinek rzeczywistości. Przy braku takiej zdolności niemożliwe okazuje się wyłuskiwanie znaczeń z potoku mowy, a nawet przyporządkowywanie określonych słów właściwym desygnatom. Trudno przecież o takie przyporządkowanie, jeśli nie wiadomo, który fragment rzeczywistości został nazwany. To dowodzi, jak silnie język i jego nabywanie uwarunkowane jest społecznie, jak bardzo zależy od zdolności dziecka do wchodzenia w społeczne interakcje, czy tworzenia ich. Tomasello pisze o tym tak: „odniesienie językowe jest aktem społecznym, który polega na tym, że jedna osoba próbuje skłonić drugą osobę do skupienia uwagi na czymś w świecie zewnętrznym" (Tomasello, 2002, s. 132). Ta umiejętność musi jednak być wzajemna – aby się komunikować, dziecko musi umieć odebrać intencje innych, podążać za ich uwagą, ale również skierować ich uwagę na rzecz (osobę, sytuację), która je zainteresowała. Do tego celu początkowo dobrze nadaje się palec wskazujący i na etapie dziewiątego do dwunastego miesiąca jest to niezwykle symptomatyczny i diagnostyczny gest. Świadczy on bowiem o gotowości dziecka do nauki języka i do intencjonalnego używania słów. Oznacza, że zdolności poznawcze niemowlęcia osiągnęły poziom wystarczający, aby mogło ono zauważyć, że jest podobne do innych członków danego kręgu kulturowego, a oni są podobni do niego. W tym czasie rozpoczyna się proces przyswajania zdolności posługiwania się symbolami językowymi. Wraz z rozwojem poznawczym i zdolności komunikowania, prosty gest okazuje się niewystarczający – po pierwsze nie pozwala przywoływać, jest możliwy tylko w sytuacji, kiedy inni patrzą, a po drugie umożliwia wskazywanie jedynie obiektów znajdujących się w bezpośredniej bliskości. Język natomiast pozwala na coś nieporównywalnie ważniejszego – na wskazywanie tego, czego nie ma blisko, czego nie dosięgamy wzrokiem.

Około dziewiątego miesiąca system fonetyczno-fonologiczny zaczyna dopiero się tworzyć. Słabe jeszcze możliwości artykulacyjne pozwalają dziecku budować wyrazy jedno- lub dwusylabowe (oparte zwykle na reduplikowaniu otwartej sylaby ze spółgłoską prymarną). Brak zdolności złożonych ruchów artykulacyjnych oraz kształtujący się słuch fonemowy umożliwiają powtarzanie zasłyszanych, prostych sylab. Zachowania językowe dzieci w tym wieku pokazują, jak ważna i prymarna w odbiorze i tworzeniu mowy jest sylaba. Ta obserwacja wyznacza metody postępowania terapeutycznego oraz zachowań stymulujących. Jest także aktualna na dalszym etapie nauki języka mówionego i pisanego. Świadomość sylaby zdecydowanie wyprzedza świadomość fonemu.

Około dziesiątego, jedenastego miesiąca dziecko przejawia zarówno intencjonalne, jak i nieintencjonalne zachowania językowe. Próbuje nazywać osoby, przedmioty lub czynności, niekiedy jednak po prostu bawi się swoim głosem, ćwicząc umiejętności artykulacyjne i wzbogacając system fonetyczno-fonologiczny. To wtedy właśnie powstają długie, śpiewne sekwencje sylab, zwykle tych samych. Komunikaty intencjonalne bywają jednak krótkie, jedno- lub dwusylabowe.

Nieustannie wzrasta stopień rozumienia. Pod koniec pierwszego roku dziecko rozumie już kilka słów, zwykle rzeczowników w mianowniku. Potrafi reagować na nazwy (imiona) domowników, najczęściej wymienianą nazwę pokarmu, czasami na nazwy sytuacji (czynności) przyjemnych, jak kąpiel czy spacer. Na pewno jednak nie rozumie jeszcze zdań, nie rozumie bowiem złożonych relacji, jakie zachodzą w zdaniu między wyrazami. Nie oznacza to jednak, że nie należy mówić do dziecka zdaniami. Powinny być to jednak frazy krótkie, choć w pełni poprawne. Wiedza o zdolnościach rozumienia i etapach rozwoju mowy pozwala także na programowanie języka, którym mówimy do dzieci, po to aby ułatwić im procesy wyłuskiwania znaczeń oraz zasad łączenia wyrazów w zdania, czyli prawideł gramatyki. Krótkie zdania, które kierujemy do dziecka, pozwalają mu na szybkie powtarzanie słyszanych konstrukcji. Oznacza to, że mówiąc do dziecka krótkimi frazami, możemy przyczyniać się do przyspieszenia posługiwania się przez nie zdaniami. Badania dowiodły również (Shugar, Smoczyńska, 1980), że przy budowaniu długich zdań, często popełniamy w nich sporo błędów, głównie gramatycznych. W związku z tym, posługując się w rozmowach z dziećmi krótkimi frazami, dostarczamy im lepszych, precyzyjniejszych wzorców językowych, co niewątpliwie ułatwia im rozumienie oraz budowanie poprawnych wypowiedzi.

Rozwój języka (przez który rozumiemy oczywiście nie tylko zdolność uczenia się nazw elementów otaczającej rzeczywistości) uwarunkowany jest jeszcze jedną, niezwykle istotną, umiejętnością – odwracania ról. Zwrócił na to uwagę Tomasello (2002), który podkreśla, że sam mechanizm naśladownictwa powodowałby, że dziecko, naśladując dorosłego, kierowałoby symbole do samego siebie, a nie do uczestnika interakcji. W związku z tym konieczne jest, aby mechanizm naśladownictwa połączony został z odwracaniem ról w taki sposób, aby dziecko umiało postawić siebie na miejscu dorosłego, a dorosłego na swoim. „W wyniku procesu naśladowania z odwróceniem ról dziecko przyswaja sobie symbol językowy, czyli narzędzie komunikacyjne rozumiane intersubiektywnie przez obie strony interakcji. Taki proces uczenia się gwarantuje więc, że dziecko rozumie, iż przyswojony symbol jest podzielany społecznie, czyli w większości sytuacji dziecko może założyć, że słuchacz zarówno rozumie, jak i może posłużyć się tym samym symbolem" (Tomasello, 2002, s. 143).

Rozważania Tomasella pokazują nam, jak istotne są społeczno-poznawcze podstawy nabywania języka, do których zalicza się:

- scenę wspólnej uwagi;
- zdolność do postrzegania intencji komunikacyjnych, co umożliwia zrozumienie używania symboli językowych przez dorosłych;
- możliwość odwrócenia ról, dzięki której dzieci nabywają zdolność aktywnego używania symboli językowych (2002, s. 131).

Tab. 1. Rozwój mowy w pierwszym roku życia

WIEK W MIESIĄCACH	UMIEJĘTNOŚCI OCZEKIWANE ROZWOJOWO
2	– wokalizacje pierwszych samogłosek; – wydawanie dźwięków, które nie przypominają ludzkiej mowy.
4	– doskonalenie repertuaru samogłosek; – pojawienie się pierwszych (prymarnych) spółgłosek.
6	– powtarzanie (naśladowanie) sylab charakterystycznych dla języka narodowego; – gaworzenie samonaśladowcze.
8	– naśladowanie, powtarzanie oraz samodzielna wokalizacja sylab; – rozumienie wypowiedzi o zabarwieniu emocjonalnym.
9	– pojawienie się gestu wskazywania palcem; – początek kształtowania się pola wspólnej uwagi oraz rozumienia intencji komunikacyjnych.
10	– pierwsze słowa zbudowane z sylab otwartych; – rozumienie prostych słów (najczęściej rzeczowników w mianowniku).
12	– rozumienie prostych poleceń, niektórych nazw osób, przedmiotów i czynności; – samodzielne wypowiadanie kilku wyrazów; – powtarzanie sylab i słów wypowiadanych przez dorosłego.

Źródło: Tabela opracowana przez autorki na podstawie literatury (patrz bibliografia do rozdziału IV) oraz badań i obserwacji własnych.

Pierwszy rok życia przynosi duże zmiany w zdolności komunikowania się dziecka z otoczeniem. Po dwunastu miesiącach od urodzenia zaczyna się intensywny rozwój mowy, w którym współistnieją procesy rozumienia i mówienia. W wieku dwunastu miesięcy dziecko rozumie już wiele prostych poleceń i pytań. Potrafi poprawnie zareagować na pytanie typu: *gdzie mama, tata, lampa?* (Zarębina, 1965) – zrozumienie pytania sygnalizuje zazwyczaj przeniesieniem wzroku na właściwą osobę lub przedmiot, rzadziej wskazaniem palcem. Roczne dziecko potrafi również wykonać polecenie *daj* (na przykład *daj lalę, daj misia*), rozumie zakaz *nie wolno*. Dowodem na poprawne rozwijajnie się języka jest również częste i chętne powtarzanie sylab oraz całych wyrazów. Najłatwiejsze są oczywiście sylaby otwarte i zbudowane z nich krótkie wyrazy. Jednak w tym wieku dziecko zaczyna również naśladować artykulację sylab zamkniętych (czego dowodem jest pojawiające się często w mowie dzieci słowo *am* 'jedzenie, jeść' oraz połączenia samogłoski i sylaby otwartej, na przykład *ama*). Jednowyrazowe wypowiedzenia tworzone w tym czasie oznaczają, że system językowy dzieci do pierwszego roku życia jest systemem jednoklasowym (Zarębina, 1965). Te jednoczłonowe wypowiedzenia są jednak – zależnie od sytuacji – etykietkami przedmiotów, osób, czynności (wtedy pełnią rolę wyrazu, określonej części mowy) lub sytuacji (stając się wtedy pod względem funkcji równoważne zdaniu).

ĆWICZENIA

Stymulacja rozwoju mowy powinna odbywać się od pierwszych dni życia dziecka i obejmować: czynności artykulacyjne, zdolność naśladowania i rozumienia oraz zachowania społeczne warunkujące pojawienie się języka. W związku z tym terapeuta:

- pomaga opiekunom w podstawowym zakresie poznać zasady właściwego sposobu mówienia do niemowlęcia. Jako materiał poglądowy należy wykorzystywać nagrania spontanicznych wypowiedzi domowników. Skorygowanie podstawowych błędów, głównie długości i stopnia złożoności zdań, ułatwi dziecku nabywanie systemu językowego.
- uświadamia rodzicom, że ich zadaniem jest częste mówienie do dziecka. W stanach ożywienia i zabawy dziecko powinno słyszeć głos opiekunów. Nazywanie otaczających dziecko przedmiotów, wykonywanych właśnie czynności czy odczuwanych emocji jest podstawą dostarczania poprawnych wzorców językowych.
- pokazuje rodzicom, jak wzmacniać wokalizacje dziecka poprzez naśladowanie wydawanych przez nie dźwięków. Warto powtarzać głównie dźwięki typowe dla języka ojczystego.

- od czwartego miesiąca życia dziecka zachęca je do intencjonalnego naśladowania wymawianych samogłosek i sylab – teraz to dorosły wypowiada dźwięk, a dziecko powtarza.
- od szóstego miesiąca, kiedy dziecko zaczyna częściej przyjmować pozycję siedzącą, uczy opiekunów, że powinni starać się nazwać te fragmenty rzeczywistości, na które dziecko właśnie patrzy. Chwile, kiedy interesuje się ono czymś w swoim otoczeniu, ułatwiają mu zapamiętywanie słyszanych nazw.
- uświadamia rodzicom, że ta metoda wzbogacania systemu językowego dziecka powinna stać się stałym zwyczajem, na przykład podczas spacerów i innych form spędzania wolnego czasu. Jeszcze łatwiejsze staje się to od dziewiątego miesiąca, kiedy dziecko zaczyna dzielić uwagę z dorosłym i sygnalizować, na przykład wskazując palcem, czym właśnie jest zainteresowane. Takie zachowanie dziecka nigdy nie powinno być przez opiekunów ignorowane.
- informuje opiekunów o tym, że aby dziecko mogło naśladować język i szybko zacząć mówić, należy dbać o zapewnienie mu dużej liczby bodźców werbalnych możliwych do powtórzenia. Najłatwiejsze – przed ukończeniem pierwszego roku życia – do powtórzenia są onomatopeje, zwykle zbudowane z sylab otwartych, często w oparciu o spółgłoski prymarne. MU, BE, PI PI jako nazwy zwierząt na pewno szybko pojawią się w mowie prawidłowo rozwijającego się dziecka.
- śpiewa dziecku kołysanki (lub czyta wierszyki) szeptem – raz do jednego, raz do drugiego ucha.

2. ROZWÓJ JĘZYKA W WIEKU PONIEMOWLĘCYM

Wiek poniemowlęcy przynosi ogromne zmiany w systemie językowym i kompetencji komunikacyjnej dziecka. Kształtujący się szybko w tym czasie język pozwala na użycie mowy w różnych sytuacjach społecznych. Naśladując zachowania dorosłych, będąc uczestnikiem i pilnym obserwatorem rozmaitych zdarzeń, dziecko utrwala sobie wiele zachowań językowych właściwych dla określonych sytuacji. Język staje się wyspecjalizowanym narzędziem nie tylko uzyskiwania pożądanych dóbr, ale również komunikowania wybranych treści. Co prawda dziecko silnie jeszcze tkwi w ramach „tu i teraz", ale ta sytuacja zaczyna się zmieniać już trzecim roku życia.

2.1. Rozwój mowy w drugim roku życia

Drugi rok życia to czas szybkich zmian w systemie językowym dziecka i to w każdej ze sfer tworzących ten system. Rozwija się system fonetyczno-fonologiczny, wzbogacając się o nowe dźwięki. Do końca drugiego roku w mowie dziecka pojawiają się już wszystkie samogłoski ustne oraz duża część spółgłosek. W związku ze słabą jeszcze pionizacją języka, w artykulacji brakuje głosek dziąsłowych; u niektórych dzieci pojawiają się one dopiero około czwartego roku życia. Większość wypowiadanych spółgłosek jest w charakterystyczny sposób zmiękczana, co spowodowane jest, typowym w tym wieku, unoszeniem masy języka ku górze. Ten artykulacyjny nawyk z czasem zanika. Niekiedy trudności sprawiają dzieciom spółgłoski wargowo-zębowe („w", „f") oraz tylnojęzykowe („k", „g"). Najpóźniej jednak do trzeciego roku życia powinny one znaleźć się w fonetycznym repertuarze dziecka.

Z powodu niedojrzałości motorycznej narządów artykulacyjnych, w mowie dwulatka dochodzi do wielu zjawisk językowych wynikających z trudności w wykonywaniu na przykład ruchów artykulacyjnych. W związku z tym obserwujemy liczne uproszczenia grup spółgłoskowych, upodobnienia lub odpodobnienia, metatezy (przestawki), epentezy (wstawki) i substytucje (zastępstwa). Zjawiska te samoczynnie ustępują wraz ze zwiększaniem się możliwości artykulacyjnych, wzbogacaniem systemu fonetyczno-fonologicznego oraz wzrostem liczby wykonywanych prób nazywania.

Początek drugiego roku życia to czas, kiedy dziecko posługuje się kilkoma lub kilkunastoma słowami, w większości rozumianymi jedynie przez najbliższe otoczenie. Dziecko nazywa więc domowników (np. *mama, tata, baba, dada* 'dziadek'), otaczające go zabawki (np. *bum* 'auto', *fu fuf* 'pociąg', *mi* 'miś')[1]. Jeśli dziecko w tym wieku posiada duży zasób słów, którymi nazywa otaczającą je rzeczywistość, jest to w większości przypadków zasługa odpowiedniej stymulacji i wielu interakcji językowych z opiekunami. W tym czasie trudno bowiem dziecku wyodrębnić ze zdań, którymi posługują się dorośli, nazwy odnoszące się do przedmiotów i ludzi. Znacznie ułatwia mu to używanie przez dorosłych prostych wyrazów, zwłaszcza onomatopei. Mając możliwość łatwego powtórzenia, dziecko szybciej zaczyna samodzielnie nazywać. W słownictwie dziecka dwunasto- do czternastomiesięcznego występuje zdecydowana przewaga rzeczowników w stosunku do czasowników. Dziecko nazywa więc zwierzęta (np. *ka ka* 'kaczka', *pi pi* 'ptaszek', *ku kum* 'żabka'), niektóre przedmioty z otoczenia

---

1. Wszystkie podane w tym rozdziale przykłady pochodzą z zapisu rozwoju mowy Miłosza z okresu od dwunastego do szesnastego miesiąca życia.

(np. *pampa* 'lampa', *ta tak* 'zegar', *kam* 'kamyk', *pi piś* 'długopis', *pa* 'parasolka'). W mowie dziecka występuje wiele homonimów (np. *koko* 'kura' i 'oko', *kaka* 'kaczka, kaszka' i 'kawa', *tam* – zaimek wskazujący i 'witaminy', *papa* 'pupa' i 'pożegnanie'). Niewielką grupę czasowników reprezentują głównie rozkaźniki (np. *da* 'daj', *kach* 'otwórz' czy 'zamknij', *tań* 'wstań' oraz nieliczne formy pełniące funkcję oznajmień: *aaa* 'spać' czy 'śpi').

Większość z wykorzystywanych przez dziecko słów może być użyta jako nazwa określonego zjawiska zarówno w funkcji wyrazu, jak i zdania. Na początku drugiego roku życia rzadko dochodzi do łączenia wyrazów, więc kiedy dziecko mówi na przykład *buu* 'buty', może posiadać intencję nie tylko nazwania rzeczy, którą widzi, ale i wyrażenia prośby lub nakazu: *włóż mi buciki, chcę iść na spacer*. Rozumienie komunikatów dziecka jest możliwe najczęściej dzięki kontekstowi lub konsytuacji. Dziecięce przekazy najlepiej odbierają osoby spędzające z dzieckiem najwięcej czasu, zwykle matki. Rozumienie jego wypowiedzi jest niezwykle ważne ze względu na rozwój językowy dziecka. Dziecko jako nadawca musi bowiem obserwować reakcje odbiorcy i zauważać wpływ wypowiedzianych dźwięków (słów) na zachowanie dorosłych. Stanowi to ważny czynnik motywacyjny, bowiem pomaga budować w dziecku przekonanie, że język ma moc sprawczą. Tylko wtedy, kiedy wypowiadane komunikaty powodują zmianę zachowania i wywołują reakcję dorosłych, dziecko będzie podejmowało wysiłek, aby komunikować się językowo.

Wypowiedzi opiekunów potrzebne są również do tego, aby właściwie budować system znaczeń dziecięcego języka oraz wzmacniać językowe zachowania dziecka. Tylko wtedy, gdy wielokrotnie usłyszy ono, po wypowiedzianych przez siebie słowach, na przykład po *ka ka*: *tak, to kaczka, kaczka robi (mówi) kwa kwa,* ma możliwość utrwalenia nowego pojęcia. Takie postępowanie znacznie przyśpiesza proces nabywania słownictwa przez dzieci w drugim roku życia. Uczenie się nowych słów powoduje, że pod koniec drugiego roku życia pojawia się często umiejętność budowania wypowiedzi dwuwyrazowych, choć nie zawsze mają one postać zestawiania rzeczownika z czasownikiem. Ponieważ jednak granice między częściami mowy są w tym wieku jeszcze nieostre, analiza gramatyczna wypowiedzi dziecka nie zawsze bywa jednoznaczna.

Tworzenie przez dziecko komunikatów werbalnych jest dowodem, że rozumie ono niektóre wypowiedzi dorosłych. Rozumienie wyprzedza rozwojowo mówienie, więc dziecko, które nie rozumie zachowań językowych dorosłych, nie będzie mogło budować własnych wypowiedzi. Jest to ważna uwaga dla terapeutów i rodziców wychowujących dzieci z zaburzeniami rozwoju języka. Nie wolno w trakcie terapii sprowadzać ćwiczeń do nauki wymowy – wypowiadania słów. To poważne zaniedbanie metodyczne może znacznie zaburzyć proces budowania systemu językowego.

Poziom rozumienia wypowiedzi dorosłych znacznie wzrasta w ciągu drugiego roku życia. Roczne dziecko rozumie kilka poleceń, opartych głównie na rozkaźniku *daj*, potrafi przyporządkować kilka rzeczowników osobom i przedmiotom z najbliższego otoczenia, reaguje na zakaz, na przykład *nu nu* 'nie wolno'. Dwulatek natomiast rozumie większość nazw osób, przedmiotów i czynności, które mają związek z jego codziennymi doświadczeniami. Rozumie również proste zdania pojedyncze – dwu- lub trzyelementowe, nawet takie, które zawierają często powtarzane wyrażenia przyimkowe, na przykład: *w domu, na spacer, w pokoju*. U dwulatka zaczyna kształtować się rozumienie związków przyczynowo-skutkowych, co wiąże się również z rozumieniem zdań złożonych podrzędnie, wyrażających relację przyczynowości. Pod koniec drugiego roku życia mogą to być jednak tylko podstawowe relacje przyczynowe, ściśle związane z codziennym doświadczeniem dziecka (na przykład: *daj buty, bo idziemy na spacer; nie dotykaj kubka, bo jest gorący*). Oceniając rozwój systemu językowego dziecka, należy zwrócić szczególną uwagę na poziom rozumienia wypowiedzi słownych, które nie są osadzone w silnym, jednoznacznym kontekście sytuacyjnym. Nie można bowiem wnioskować, że dziecko rozumie zdanie *włóż buty*, wtedy gdy ubrane znajduje się w przedpokoju i obserwuje przygotowania opiekuna do wyjścia na spacer. Świadczyć to może bowiem o rozumieniu kontekstu sytuacyjnego i zdolności wiązania określonych zachowań z typowymi sytuacjami codziennymi. Rozumienie języka musi być diagnozowane w izolacji od wpływów konsytuacji.

Rozwój języka jest procesem następującym w wyniku integracji wielu zdobywanych stopniowo umiejętności. Nierozerwalnie, u dzieci prawidłowo rozwijających się, złączone są ze sobą rozumienie i mówienie. Jak zauważyła Maria Zarębina, mowa zaczyna się wtedy, kiedy schodzą się dwa obserwowane w rozwoju dziecka procesy: mówienie bez rozumienia i rozumienie bez mówienia (Zarębina, 1965, s. 22).

Mowa dziecka w drugim roku życia jest najczęściej bezfleksyjna. Wypowiadane przez dziecko słowa używane są zwykle w funkcji mianownika (rzeczowniki) i 3 os. lp (czasowniki). Również o sobie dziecko w tym wieku mówi w 3 os. i wraz z kształtowaniem się świadomości (odrębności) „ja" pojawia się forma pierwszoosobowa. Nie oznacza to jednak, że dziecko nie rozumie słów odmienianych. Wprowadzanie różnych form fleksyjnych pozwala mu poznać rolę końcówek fleksyjnych w procesie komunikacji oraz wprowadzać odmianę do swojego języka. W wieku dwóch lat dostrzega ono już niektóre informacje wyrażane w przypadkach zależnych, na przykład: *nie ma tatusia, nie ma lali, daj mamusi*. Pojmowanie mechanizmów fleksyjnych jest podstawą uruchomienia ich we własnym języku. W tym celu jednak dziecko musi doskonalić umiejętność naśladowania zachowań językowych dorosłych oraz zdolność dzielenia uwagi. Jak ważne jest to zjawisko, świadczy fakt szybkiego pojawiania się w mowie dziecka zaimków wskazujących „tam" i „tu". Stosunkowo niedługo po wprowadzeniu gestu wskazywania palcem zaczyna ono łączyć go ze słowem. Słowo i gest przez jakiś czas stanowią nierozłączną całość (również w przypadku słowa *daj*, kiedy dziecko, wypowiadając je, wykonuje jednocześnie charakterystyczny ruch rączką). Rozwój zdolności komunikacyjnych dziecka powoduje jednak eliminowanie gestów - słowo okazuje się wystarczające, aby przekazać informacje lub wyrazić pragnienie.

Tab. 2. Rozwój mowy w drugim roku życia

WIEK W MIESIĄCACH	UMIEJĘTNOŚCI OCZEKIWANE ROZWOJOWO
13–16	– posługiwanie się nazwami osób, przedmiotów i kilku czynności; – wyrazy główne amorficzne, zbudowane z reduplikowanych sylab otwartych; – doskonalenie zdolności dzielenia uwagi z dorosłymi.
18	– dalszy rozwój słownictwa, wypowiedzi w większości jednowyrazowe, rzadziej dwuwyrazowe bez odmiany; – rozwój rozumienia prostych zdań (głównie poleceń i zakazów).
24	– stały wzrost słownictwa; – pojawienie się wypowiedzi dwuwyrazowych i początki fleksji, jako pierwsza pojawia się deklinacja; – w odmianie czasownika najczęściej używana jest 3 os. lp, także w znaczeniu 1 os. trybu orzekającego; – występują także formy 2 os. lp trybu rozkazującego.

Źródło: Tabela opracowana na podstawie: J. Cieszyńska, 2000, *Od słowa przeczytanego do wypowiedzianego*, Kraków, i własnych obserwacji.

ĆWICZENIA

Terapeuta/rodzic:

- wskazuje na przedmioty i wypowiada ich nazwę. Musi uchwycić moment, kiedy wzrok dziecka skupiony jest na nazywanej rzeczy. Na początku drugiego roku powinny przeważać onomatopeje, np.: *hau, iha, iii* 'świnka', *fu fu* 'pociąg', *tik tak*.
- zachęca dziecko do powtarzania sekwencji samogłosek, początkowo dwóch, następnie trzech itd. (np.: A O, U A, AOE).
- podaje dziecku nazwy samogłosek wraz z obrazem graficznym – każda samogłoska powinna zostać zapisana drukowanym pismem bezszeryfowym na osobnym kartoniku (5 na 5 cm).

- zwraca uwagę na to, że tempo mówienia do dziecka, zwłaszcza wtedy, gdy wprowadza nowe słowa, powinno być wolniejsze od spontanicznej mowy opiekunów.
- pamięta o tym, że wypowiadanym do dziecka zdaniom musi towarzyszyć wyrazista mimika oraz – w niektórych przypadkach - czytelny gest (np. wyciągnięcie ręki podczas wypowiadania *daj* lub charakterystyczne rozłożenie rąk przy mówieniu *nie ma*). Strategie prawopółkulowe zapewniają szybsze tempo zapamiętywania i wcześniejsze rozumienie zachowań językowych dorosłych[2].
- stymuluje rozwój języka także poprzez wspólne czytanie bajek. To czytanie tekstów drukowanych powinno być wspierane opowiadaniem treści ilustracji językiem dostosowanym do możliwości dziecka. Podczas oglądania obrazków terapeuta lub rodzic wskazuje palcem dziecka wybrane fragmenty przedstawionej rzeczywistości i wypowiada nazwy. Zachęca dziecko do powtarzania. Kieruje do niego także pytania: *Kto to?*, *Co to?* lub *Gdzie jest kot? Pokaż.* Zasłaniając ręką niektóre przedmioty lub postacie, podaje formy dopełniacza, mówi na przykład: *To auto. O, nie ma auta; To miś. Nie ma misia.*

2.2. Słownik dziecka dwuletniego

Poniżej podajemy przykładowy słownik dziecka dwuletniego. Ponieważ lista leksemów nie jest zapisem mowy konkretnego dwulatka, wyrazy mają formę podstawową (w przypadku deklinacji – mianownika liczby pojedynczej, w przypadku koniugacji – bezokolicznika), bez zniekształceń typowych dla rozwoju mowy w tym okresie (uproszczeń grup spółgłoskowych, upodobnień, metatez itp.). Musimy jednak pamiętać, że system fonetyczno-fonologiczny oraz możliwości realizacyjne są bardzo zindywidualizowane u dzieci dwuletnich. Najczęściej poprawnie wypowiadane są słowa zbudowane z sylab otwartych, zawierające spółgłoski prymarne. W innych przypadkach dzieci dokonują różnych zniekształceń, czasami trudnych do jednoznacznej językowej analizy. Niekiedy również tworzą własną nazwę wybranego fragmentu rzeczywistości, przechodząc przez tzw. okres mowy swoistej, cechujący się dużą liczbą dziecięcych neologizmów.

Zasób słownictwa dziecka w tym wieku jest ściśle związany z jego indywidualnymi doświadczeniami. Zależne są one na przykład od tego, w jakiej rodzinie

2. O strategiach prawo- i lewopółkulowych – patrz rozdział VII.

(jak licznej, o jakiej strukturze pokoleniowej) wychowuje się dziecko, gdzie mieszka (w mieście czy na wsi), jak rozwinięte jest motorycznie, na jakim jest poziomie samoobsługi, jakie są jego preferencje pokarmowe. Słowo, aby utrwalić się w mowie dziecka, musi być wielokrotnie w jego otoczeniu powtarzane, a dla niego samego musi mieć moc sprawczą. W związku z tym dziecko, które rzadko widuje swoją babcię, nie utrwali nazywającego ją słowa w pierwszym okresie rozwoju mowy - inaczej niż maluch, którym na co dzień opiekuje się babcia. Podobnie jest z nazwami pokarmów - niejadek nie będzie używał ich w ogóle, inaczej niż dziecko o dużym apetycie, które zdaje sobie sprawę, że użycie słowa nazywającego jedzenie przyspiesza otrzymanie go.

Podany zestaw leksemów ma więc za zadanie wskazać, które obszary rzeczywistości powinny być przez dwulatka (w dowolny sposób) nazywane. Ma pomóc terapeutom zorientować się, czy rozwój pojęciowy dziecka przebiega prawidłowo. Jak zawsze jednak podczas diagnozy wczesnego rozwoju dziecka należy dokonać oceny innych aspektów związanych z mową, w tym systemu fonetyczno-fonologicznego oraz pierwszych dowodów tworzenia systemu gramatycznego.

1. **rzeczowniki:**
   a) nazwy osób, najczęściej członków rodziny:
   mama, tata, babcia, dziadek, ciocia, wujek, imiona rodzeństwa, pan, pani, pani/pan doktor.
   b) nazwy zwierząt (zależne od doświadczeń dziecka) - realizowane często poprzez onomatopeje:
   krowa, kot, pies, kura, ptak, koń, świnka, koza, baran, żaba, słoń, lew.
   c) nazwy pokarmów:
   sok, mleko, jajko, kaszka, bułka, chleb, cukierek, czekolada, herbata, kawa, zupa, jabłko, kakao, banan, masło, ser.
   d) nazwy zabawek:
   lala, miś, auto, piłka, klocki, bajka, książeczka, rowerek, wiaderko, łopatka, sanki, kredki, pociąg, balon.
   e) nazwy części ciała:
   oko, nos, buzia, ucho, włosy, ręka, noga, brzuch, głowa, pupa.
   f) nazwy ubrań:
   spodnie, spódniczka, bluzeczka, kurtka, buty, czapka, szalik, rękawiczki, sweter, skarpetki, kapcie, majtki, koszulka, piżamka.
   g) wyposażenie domu:
   lampa, stół, łóżko, okno, telewizor, radio (wieża, magnetofon - zależy od użycia w rodzinie), kubek, talerz, łyżka, butelka, zegar, poduszka, kocyk.
   h) świat poza domem:
   kwiatek, drzewo, słońce, piaskownica, plac zabaw, spacer, auto, autobus, samolot, pociąg, rower, sklep, dom, dym, deszcz, śnieg, noc, dzień, ulica.

2. **czasowniki** – używane zwykle w 3 os. lp:
   spać, jeść, pić, myć, dawać (daj), iść, jechać, kupić, boleć, oglądać, mieć, siedzieć, bać się, bawić się, układać, latać, kąpać, sikać, czytać, mówić, płakać, biegać, całować, spaść, upaść, rysować.
3. **przymiotniki:**
   duży, mały, gorący, ciepły, zimny, dobry, zły, głodny; czasami też: brzydki, ładny, czysty, brudny, chory.
   W tym czasie możliwe jest używanie jednego swoistego przymiotnika w kilku znaczeniach, na przykład: *be* 'zły', 'brzydki', 'gorący', 'brudny', to samo słowo może mieć również znaczenie przysłówkowe: 'brzydko', 'źle'.
4. **przysłówki:**
   ciepło, zimno, szybko, powoli, ładnie, brzydko, dobrze, źle.
5. **zaimki:**
   tam, tu, to, co?, kto?, mój.
6. **przyimki:**
   do, na, u, w, z, dla lub niekiedy uniwersalny zaimek a, na przykład: *a mamy* 'dla mamy', *a górę* 'na górę', *a domu* 'do domu'.
7. **spójniki:**
   i.
8. **liczebniki:**
   jeden, dwa, trzy.
9. **partykuły:**
   nie.

2.3. Rozwój mowy w trzecim roku życia

W trzecim roku życia szybko i w sposób skokowy rozwija się system językowy. Stopniowo pojawiają się kolejne kategorie gramatyczne, znacznie wzbogaca się również system fonetyczno-fonologiczny. Dziecko poprawnie wymawia wszystkie samogłoski, z wyjątkiem nosowych.

W tym okresie system fonetyczno-fonologiczny nie posiada więc jedynie głosek dziąsłowych i samogłosek nosowych. Pisze o tym również M. Zarębina: „system fonologiczny dziecka z początkiem 3. r. życia różni się od takiegoż systemu dorosłych w zakresie samogłosek brakiem dystynkcji ustne:nosowe, w zakresie spółgłosek brakiem dystynkcji zębowe (szczelinowe i zwartoszczelinowe): dziąsłowe" (Zarębina, 1965, s. 31).

Przełom drugiego i trzeciego roku oraz cały trzeci rok życia to okres stałego, szybkiego pojawiania się w mowie dziecka poszczególnych kategorii językowych. Jako pierwsza pojawia się deklinacja rzeczownika, a w niej mające najwyższą frekwencję przypadki: mianownik, biernik i dopełniacz. W dalszej kolejności dziecko uruchamia: narzędnik, miejscownik i celownik. Pojawienie się wołacza silnie uzależnione jest od wzorców, które dziecko naśladuje. Jeśli opiekunowie prawidłowo używają wołacza w formach adresatywnych, przypadek ten pojawia się w mowie dziecka bardzo wcześnie. Niestety, w potocznym użyciu coraz częściej obserwujemy wykorzystywanie mianownika w funkcji wołacza. W tej sytuacji dziecko również nie będzie szybko posługiwało się tym przypadkiem.

Kolejność pojawiania się przypadków uzależniona jest również od posługiwania się przez dziecko przyimkami. Ta obserwacja jest potwierdzeniem spostrzeżeń M. Zarębiny, która pisze: „przypadki konkretne, wyrażane przy pomocy przyimków, pojawiają się później niż przypadki gramatyczne, ponieważ przyimki są częścią mowy, która przejawia się stosunkowo późno" (Zarębina, 1965, s. 39). W mowie dziecka dwuletniego często zdarzają się sytuacje opuszczania przyimka, niekiedy przy zachowaniu poprawnej formy fleksyjnej rzeczownika. Przez okres przejściowy, wprowadzania do systemu językowego przyimków, występuje również zjawisko używania uniwersalnego „*a*", oznaczającego najczęściej stosunki przestrzenne, na przykład: *ide a góle* 'idę na górę', *jade a tatusia* 'jadę do tatusia', *tam, a śtole* 'tam, na stole'.

Jak silnie rozwój mowy dziecka oparty jest na mechanizmach naśladownictwa, świadczy często spotykany fakt posługiwania się przez chłopców czasownikami w rodzaju żeńskim. Formy *ja byłam, ja źlobiłam* 'zrobiłam', wypowiadane przez chłopców w trzecim roku życia, dowodzą, że głównymi dostarczycielkami wzorców językowych są matki, przede wszystkim dzięki większej ilości czasu spędzanego z dzieckiem. Wydaje się również, że matki częściej podejmują rozmowy z małymi dziećmi i chętniej odpowiadają na zadawane przez nie pytania. Wypowiedzi matek bywają dłuższe, częściej zawierają pełne (poprawne) zdania, są dla małych dzieci łatwiejsze do zrozumienia. Poczyniona tu obserwacja pozwala również sądzić, że poprawnie stosowane przez dziewczynki formy żeńskie, początkowo nie są wynikiem świadomego wyboru z inwentarza możliwości fleksyjnych, a jedynie takim samym naśladownictwem jak w przypadku mowy chłopców.

Pod koniec trzeciego roku życia dziecko potrafi zbudować poprawne zdania nie tylko pojedyncze, ale i złożone. Słowo poprawne oznacza w tym przypadku zdanie z właściwie wypełnionymi miejscami konotacyjnymi, w którym intencja nadawcy jest w pełni czytelna. Nie oznacza natomiast wypowiedzi pozbawionej błędów fleksyjnych i artykulacyjnych, bowiem kształtowanie się sprawności systemowej u trzylatka trwa nadal i często zdarzają się niepoprawne formy wypowiadanych wyrazów. Błędne użycia mają najczęściej swoje źródło w odmianie przez analogię. Dziecko – wzorując się na utrwalonych już, dobrze znanych wyrazach – tworzy nowe, zakładając większą regularność odmiany, niż ma to miejsce w rzeczywistości. Stąd właśnie: *oni ją, powią* 'jedzą', 'powiedzą', *będziemy być* (przez analogię do: *będziemy spać, będziemy jeść*), *babcio* (forma wołacza utworzona przez analogię do: *mamo, tato*).

Trzeci rok przynosi szybki rozwój składniowy. Już w drugim roku pojawiają się pierwsze zdania, jednak w większości przypadków są one dwuczłonowe. Zwykle pod koniec drugiego roku pojawiają się w mowie dziecka dopełnienia i okoliczniki. Jednak to trzeci rok przynosi znaczne zmiany w długości wypowiadanych zdań. Jak podkreśla Maria Zarębina, to stan uczuciowy dziecka decyduje najczęściej o szyku wyrazów w zdaniu (Zarębina, 1965). Z tego powodu na pierwszym miejscu umieszcza ono ten element wypowiedzi, który wydaje się najważniejszy, usiłuje go uwypuklić. Szyk wyrazów w zdaniu zależy więc głównie od intencji nadawcy, a nie od poziomu sprawności systemowej.

Poczynione przez autorki obserwacje kolejności pojawiania się rodzajów zdań złożonych potwierdzają wnioski Marii Zarębiny: „Zdania złożone pojawiają się równocześnie ze zdaniami pojedynczymi rozwiniętymi. Parataksa poprzedza hipotaksę. Najwcześniej występuje stosunek zespolenia łączny" (Zarębina, 1965, s. 63).

W rozwoju mowy dziecka jako pierwsze, spośród zdań złożonych podrzędnie, pojawiają się zdania przyczynowe. Dziecko mówi więc na przykład: *nie ćem, bo to jeś niedoble* 'nie chcę, bo to jest niedobre' lub *daj mi kalośki, bo pada deść* 'daj mi kalosze, bo pada deszcz'. Obserwacje te potwierdzają wcześniejsze prace, m.in. cytowana już rozprawa Marii Zarębiny oraz prace Leona Kaczmarka (Kaczmarek, 1953, 1988). Niemal równolegle dziecko zaczyna używać również konstrukcji dopełnieniowych, mówiąc na przykład: *żobać, że umiem* 'zobacz, że umiem'. Wprowadzenie do mowy zdań podrzędnych sprawia, że do końca trzeciego roku życia dziecko posługuje się wszystkimi typami zdań funkcjonujących w polskiej składni. Nie oznacza to oczywiście, że budując te zdania, nie popełnia już błędów fleksyjnych. Mały użytkownik języka ma coraz większą, nieuświadomioną oczywiście, wiedzę o wymogach konotacyjnych czasowników, natomiast procesy akomodacji (w języku tak skomplikowanym fleksyjnie jak język polski) jeszcze przez jakiś czas będą jednak dla dziecka trudne. Stopniowo maleje liczba błędów fleksyjnych, a w mowie trzylatka pojawiają się kolejne kategorie gramatyczne.

Posługiwanie się językiem na opisanym powyżej poziomie zapewnia dziecku sprawne funkcjonowanie w społeczeństwie. Potrafi ono zakomunikować swoje potrzeby, odpowiedzieć na stawiane mu pytania, zapytać o interesujący je fragment rzeczywistości. Prawidłowy rozwój językowy daje dziecku poczucie bezpieczeństwa – dzięki językowi można bowiem porządkować otaczający świat, nauczyć zasad obowiązujących w społeczeństwie. Koniec trzeciego roku życia jest również optymalnym czasem na rozpoczęcie wczesnej nauki czytania metodą sylabową[3]. Pozwoli ona zapobiegać negatywnym skutkom uczenia czytania poprzez literowanie i głoskowanie oraz przyspieszy rozwój poznawczy dziecka.

Tab. 3. Rozwój mowy w trzecim roku życia

WIEK W LATACH	UMIEJĘTNOŚCI OCZEKIWANE ROZWOJOWO
3	– stały wzrost słownictwa; – rozwój systemu fonetyczno-fonologicznego (brak jedynie głosek dziąsłowych, stopniowe ustępowanie charakterystycznej miękkości spółgłosek); – szybki rozwój konstrukcji składniowych (budowanie wszystkich typów zdań złożonych podrzędnie i współrzędnie); – wzrost sprawności komunikacyjnej i społecznej.

Źródło: Tabela opracowana przez autorki na podstawie literatury (patrz bibliografia do rozdziału IV) oraz badań i obserwacji własnych.

ĆWICZENIA

Terapeuta:

- pokazuje dziecku obrazek przedmiotu (na obrazku powinny być przedstawione rzeczy, z którymi dziecko często się styka, które widuje w swoim otoczeniu), prosi o podanie nazwy, a następnie odwraca obrazek lub zasłania go ręką i pyta: *czego nie ma*, ćwicząc z dzieckiem poprawną formę dopełniacza.
- czytając z dzieckiem książeczki, wskazuje na znajdujące się na ilustracjach przedmioty i podaje ich nazwy. Tak samo nazywa czynności oraz cechy przedmiotów, zwłaszcza takie, jak wielkość, kolor i cechy osób (np. wesoły, smutny, zły).
- prosi dziecko o podanie nazw przedmiotów, osób i czynności przedstawionych na obrazkach w książeczkach. Pytania powinny być stopniowo coraz bardziej skomplikowane, od pytania *kto* lub *co to jest?* po *co stoi na stoliku?, co trzyma w rączkach Kasia?, czym bawi się Adam?*
- podczas czytania książeczek stymuluje dziecko do nadawania imion postaciom i posługiwania się konsekwentnie tymi imionami. Jest to

3. O zasadach nauki czytania metodą sylabową patrz: J. Cieszyńska, 2006, *Kocham uczyć czytać. Poradnik dla rodziców i nauczycieli*, Kraków.

doskonałe ćwiczenie pamięci oraz zdolności oznaczania i kategoryzowania.

- ukończone trzy lata to optymalny wiek na rozpoczęcie wczesnej nauki czytania metodą sylabową. Najpierw dziecko poznaje samogłoski, następnie kolejne paradygmaty sylab[4]. Wczesna nauka czytania, jako metoda stymulująca rozwój struktur mózgowych, pozwala na szybszy rozwój poznawczy, ułatwia i przyspiesza rozwój mowy, pozwala korygować wady wymowy oraz zapobiega rozwojowi dysleksji.
- chcąc zwiększyć motywację dziecka do nauki czytania, powinien nauczyć je odczytywania kilku wyrazów globalnie, na przykład: nazw osób, pokarmów i napojów (mama, tata, Ola, sok, jajko, ser). Posługując się kilkoma wyrazami oraz zwiększającą się liczbą sylab, można szybko budować pasjonujące dla małego czytelnika teksty dotyczące najbliższego otoczenia. Mogą one dotyczyć chwil utrwalonych na zdjęciach, niedawnych zdarzeń czy ulubionych czynności.
- na początku systematycznie prowadzi z dzieckiem album słów, które potrafi ono już odczytać. Kolejność czytania wyrazów powinna często się zmieniać.
- wprowadza zabawę polegającą na wypełnianiu przez dziecko poleceń mówionych mu szeptem do ucha, na przykład: *schowaj klocek pod poduszką, zanieś tatusiowi piłkę, wrzuć piłeczkę do koszyka*. Jest to też dobra okazja do obserwacji, czy dziecko podczas zabawy (jeśli dobrze już pozna jej reguły) nie nadstawia częściej jednego ucha. Może to bowiem świadczyć o jego dominacji.
- proponuje dziecku gry językowe. Mogą one mieć formę zagadek. Ponieważ jednak zagadki rymowane są dla dzieci trudne, początkowo należy układać proste zagadki nierymowane, oparte na głównych cechach definicyjnych danego przedmiotu, na przykład: *Co to jest?*
  Ma cztery koła i trąbi na ulicy (tata jeździ nim do pracy); *Ma jedno uszko lub dwa, pijesz w nim soczek lub herbatkę?*
  Jest długi, żółty, smaczny i słodki?
  (Początkowo dla ułatwienia rozwiązania dziecko jako odpowiedź może wybierać jeden z trzech obrazków).
- rozwiązuje z dzieckiem zagadki rymowane, na przykład: *Jest biała, siedzi w tubie/Zęby nią czyścić lubię.*

4. Więcej na temat wczesnej nauki czytania metodą sylabową – patrz rozdział IX.

3. ROZWÓJ JĘZYKA W WIEKU PRZEDSZKOLNYM

Język przedszkolaka dowodzi zwykle, że proces kształtowania się systemu językowego w podstawowym wymiarze dobiega końca. Jest to bowiem czas ostatecznego formowania się systemu fonetyczno-fonologicznego oraz pojawiania się wszystkich kategorii gramatycznych oraz schematów składniowych. Zwiększa się zasób słów, a rozwój poznawczy pozwala również używać nazw abstrakcyjnych, porządkować świat czasowo i przestrzennie. Na początku wieku przedszkolnego dzieci potrafią udzielać odpowiedzi na proste pytania (zwykle o pojedynczą informację) dotyczące niedawnej przeszłości, wspominać odleglejsze wydarzenia, zazwyczaj łączące się z silniejszymi emocjami (np. emocjonujące zdarzenia z wakacji), rozumieć zdania odnoszące się do bliskiej przyszłości (np. *Po obiedzie pójdziemy na spacer*). Koniec wieku przedszkolnego przynosi rozwój zdolności narracji, dziecko potrafi opowiedzieć kilkoma zdaniami, co działo się w przedszkolu lub wydarzyło na wycieczce. Swobodnie także konstruuje wypowiedzi dotyczące przyszłości. Staje się gotowe do czytania tekstów i nauki języka poprzez opisy metajęzykowe, o ile dostosowane są do jego poziomu poznawczego. Przedszkolak to w pełni świadomy użytkownik - nadawca i odbiorca - języka.

3.1. Rozwój mowy w czwartym roku życia

Czwarty rok życia jest czasem doskonalenia zdobytych umiejętności. Następuje dalszy rozwój systemu fonetyczno-fonologicznego. W mowie dziecka pojawiają się głoski dziąsłowe. Najczęściej jako pierwsze realizuje ono „sz" i „ż", następnie „cz" i „dż". W tym wieku nie musi jeszcze wymawiać głoski „r", która zgodnie z opisem rozwoju mowy, pojawia się ostatnia. Niekiedy dochodzi jednak do takiej sytuacji, że dziecko realizuje „r" przed pozostałymi dźwiękami dziąsłowymi. Bez względu jednak na kolejność pojawiania się, czterolatek powinien poprawnie wymawiać już wszystkie dźwięki mowy, z wyjątkiem „r".

Podczas artykulacji dźwięków zaniknąć powinno ostatecznie charakterystyczne dla wcześniejszego okresu zmiękczanie spółgłosek. Dziecko realizuje już głoski zgodnie z ortofonicznymi normami języka polskiego. Brak poprawnej wymowy lub brak głosek, oprócz „r", po ukończeniu czterech lat jest podstawą do rozpoczęcia zajęć logopedycznych. Jakakolwiek trudność w prawidłowej artykulacji lub opóźnienie rozwoju mowy wskazują również na konieczność przeprowadzenia diagnozy rozwoju sprawności poznawczych i językowych czterolatka. Częstym przypadkiem jest bowiem współistnienie problemów artykulacyjnych i rozwojowych, wskazujących na zagrożenie dysleksją. Rozpoczęcie terapii w tym wieku przynosi dobre efekty, daje logopedzie dużo czasu na przygotowanie dziecka do nauki w szkole, pozwala skorygować wadę, zanim dziecko uświadomi sobie jej istnienie. Jest to niezwykle ważne ze względu na rozwój poznawczy i emocjonalny.

Stały wzrost słownictwa, którym posługuje się dziecko, powoduje, że wypowiedzi czterolatka stają się coraz dłuższe i barwniejsze. Zaczyna on używać słów mających zabarwienie emocjonalne, podkreślających ekspresję dziecięcych wypowiedzi. Pojawiają się więc takie słowa lub frazy, jak: *naprawdę!*, *ojej*, *jakie wspaniałe...*, *to niesamowite...*. Często wyrażenia podkreślające emocje są przeniesieniami wypowiedzi dorosłych lub bohaterów bajek. Nie ma w tym nic złego – naśladownictwo jest przecież ważnym mechanizmem nauki języka – o ile wypowiedzi te stosowane są przez dzieci adekwatnie do sytuacji, co dowodzi zrozumienia znaczenia i funkcji. Zwracać należy natomiast baczną uwagę na to, czy dziecko nie powtarza zasłyszanych fraz nieadekwatnie lub natrętnie, po kilka razy. Takie zachowania mogą być echolaliami[5] i wskazywać na nieprawidłowości rozwoju poznawczego i językowego.

W wieku czterech lat dziecko rozwija zdolność narracji. O ile do tej pory każde zdarzenie stanowiło najczęściej osobny temat, zwykle jednozdaniowej, wypowiedzi, czwarty rok przynosi umiejętność nazywania prostych związków przyczynowo-skutkowych lub relacji czasowych, co pozwala na łączenie zdarzeń i wyrażanie tego językowo. Rozwój poznawczy pozwala dziecku również coraz sprawniej orientować się w różnicach między przeszłością, teraźniejszością a przyszłością. Ma to oczywiście związek z rozwojem językowym. Każdy bowiem język etniczny ma własne sposoby dzielenia czasu obiektywnie płynącego we wszechświecie. Język polski dysponuje w tym celu kategorią czasu oraz aspektu. O ile jednak w przypadku czasu ważny jest moment mówienia i w relacji do niego ustala się, co było, jest i będzie, o tyle w przypadku aspektu kluczowy staje się moment zakończenia czynności wyrażanej czasownikiem.

Rozwój zdolności narracji, oprócz silnego powiązania z językiem, jest również silnie związany z pojemnością pamięci (zarówno sekwencyjnej, jak i symultanicznej), a także z lewopółkulowymi umiejętnościami: tworzenia, powtarzania i pamiętania sekwencji. Jeśli bowiem dziecko będzie wykazywało zaburzenie funkcji lewopółkulowych, tworzenie narracji, językowe odtwarzanie sekwencji zdarzeń będzie długo sprawiało mu dużą trudność. Takie trudności obserwujemy często u leworęcznych dzieci oraz u tych, które nie wybrały jeszcze ręki (proces kształtowania lateralizacji nie został jeszcze zakończony).

5. Echolalie – natrętne powtarzanie dźwięków, słów, fraz.

Ponieważ czterolatek dysponuje już pełnym zakresem zdań złożonych, jest gotowy do wyrażania wielu istotnych relacji przestrzennych, czasowych, przyczynowych, wynikowych itp. Należy go do tego zachęcać, poszerzając zakres stawianych mu pytań. Ważne jest więc, aby pytać nie tylko *kto?*, *co?* i *co robi?*, ale również *kiedy?* oraz *dlaczego?* Bardzo istotne jest także odpowiadanie na pytania stawiane przez czterolatka po to, by rozwijać jego wiedzę, ale również po to, by dostarczać właściwych wzorców językowych. Rozmowy prowadzone z czterolatkiem mają ogromne znaczenie dla jego rozwoju w wielu sferach. Oprócz wiedzy i języka, kształtują również odpowiednie postawy społeczne i uczą komunikacji także w rozumieniu gotowości do prowadzenia dialogu, wchodzenia naprzemiennie w role nadawcy i odbiorcy. Ma to wielki wpływ na kształtowanie w dorosłym życiu relacji międzyludzkich, w tym relacji z życiowymi partnerami.

Wiek, w którym dziecko osiągnęło sporą biegłość językową, ale wiele umiejętności powinno jeszcze utrwalić i rozszerzyć, jest dobrym czasem na liczne ćwiczenia językowe oraz ćwiczenia funkcji, które są niezbędne do sprawnego posługiwania się językiem. Należy do nich niewątpliwie pamięć[6]. Ćwiczą ją doskonale wszelkiego rodzaju wierszyki i zagadki, które dziecko uczy się recytować. Jednocześnie takie zabawy językowe wzbogacają słownictwo i są okazją do doskonalenia umiejętności prozodycznych. Szczególnie ważne jest ciągłe ćwiczenie naprzemienności ról. Znane na pamięć teksty można wykorzystać do odgrywania dialogów lub wcielania się w różne role. Pozwala to dziecku zauważać różnice w konstrukcjach językowych, którymi posługujemy się w zależności od pełnionych ról społecznych i od sytuacji.

Charakterystycznym etapem rozwoju językowego czterolatka są pytania. Lawinowo wzrastająca ich liczba wystawia na próbę cierpliwość większości rodziców. Dzieci pytają o wszystko, bowiem wkraczają w wiek intensywnego poznawania świata i – co warto podkreślić – zaczynają odkrywać, że poznawać można nie tylko: dotykając, patrząc, słuchając i smakując, ale również pytając. Język zaczyna odgrywać ogromną rolę poznawczą i trzeba o tym pamiętać wtedy, gdy słyszymy kolejne pytanie zadawane przez czterolatka. Od naszych odpowiedzi zależy bowiem nie tylko to, ile dziecko będzie o świecie wiedziało, ale przede wszystkim to, ile będzie chciało się dowiedzieć w przyszłości. Możemy bowiem rozbudzić lub zgasić jego naturalną ciekawość i potrzebę wiedzy. Udzielając odpowiedzi, jednocześnie z rozwijaniem wiedzy, dostarczamy małemu użytkownikowi języka wzorców wypowiedzi, wzbogacamy jego słownictwo

---

6. O ćwiczeniach pamięci sekwencyjnej i symultanicznej – patrz rozdział VIII.

i kształcimy kompetencję komunikacyjną. Budujemy również określony model relacji, który obowiązywać będzie także później. Możemy stać się dla dziecka autorytetem, partnerem do rozmowy, albo osobą, z którą komunikacja werbalna będzie ograniczała się do wymiany krótkich informacji. Warto więc wykorzystać wiek pytań, przypadający na czwarty i piąty rok życia, na stworzenie właściwego modelu komunikacyjnego z własnym dzieckiem.

Do najczęściej zadawanych pytań należy: *dlaczego?* To niezwykle ważne pytanie w rozwoju poznawczym dziecka. Jest to bowiem dociekanie przyczyn, umożliwia zatem dostrzeżenie zależności między wydarzeniami, zjawiskami itp. Pozwala odkrywać i zauważać skomplikowane relacje rządzące światem i widzieć zjawiska i zdarzenia jako wpływające na siebie, występujące w określonym porządku. Właściwy rozwój poznawczy w tym zakresie będzie warunkiem niezbędnym w przyszłości do czytania tekstów ze zrozumieniem, a tym samym zdobywania wiedzy. Aby pokazać dziecku, jak ważne jest dostrzeganie relacji, należy nie tylko odpowiadać na, ale również zadawać pytanie *dlaczego?* W ten sposób pomagamy dziecku w dostrzeganiu związków pomiędzy elementami świata, który nas otacza.

Czterolatek sprawnie porusza się także w gąszczu wyrażeń przyimkowych nazywających relacje przestrzenne. Rozumie większość przyimków wyrażających usytuowanie osoby lub zdarzenia w przestrzeni, potrafi poprawnie ich użyć w tworzonych przez siebie zdaniach. Istnieją oczywiście przyimki mające wysoką frekwencję w mowie dziecka czteroletniego (np. *na, do, w*) oraz niską (np. *obok, pod, za*). W tym wypadku występują jednak silne różnice indywidualne, zależne m.in. od języka otoczenia, w których wychowuje się dziecko.

Dużo więcej trudności przysparza czterolatkowi wyrażanie relacji czasowych. Zaczyna on już rozumieć wyrażenia przyimkowe nazywające te relacje (np. *po obiedzie, po kąpieli, przed kolacją*), ale rzadko pojawiają się one w jego mowie. Pełną kompetencję w tym zakresie przynosi dopiero piąty i szósty rok życia.

ĆWICZENIA

Terapeuta/rodzic:

- w czasie czytania książeczek (oglądania obrazków) często zadaje dziecku pytanie: *dlaczego?* Wskazuje na widoczne związki między sytuacjami, zdarzeniami i emocjami lub zachowaniami bohaterów. Nazywa te związki, a następnie sprawdza rozumienie poprzez stawianie pytania: *dlaczego?* czy *z jakiego powodu?*

Pokazuje dziecku obrazki i pyta: *dlaczego Maja płacze? Dlaczego Miłosz uśmiecha się i macha rączką? Z jakiego powodu Jędruś daje kwiaty Agatce?*

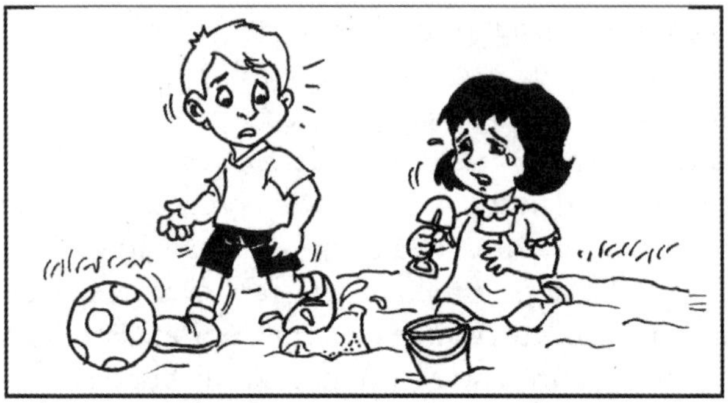

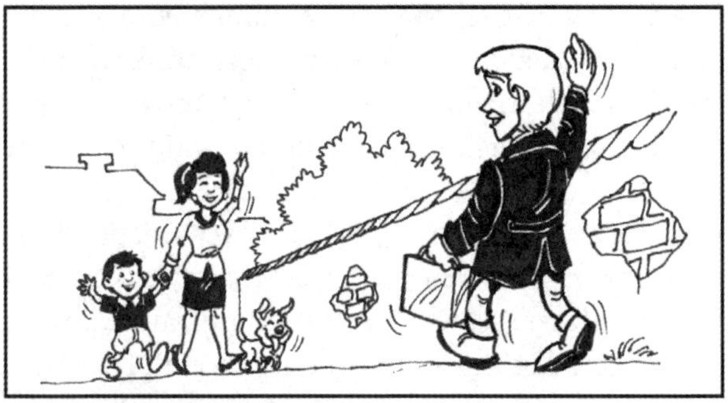

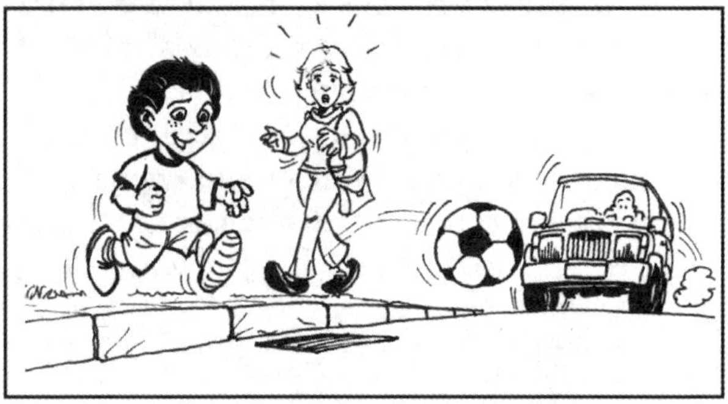

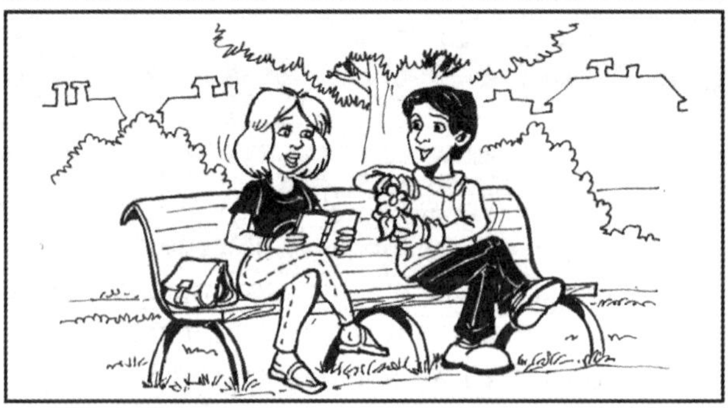

- czyta kilkakrotnie (wprowadzając w przerwach inne ćwiczenia) krótki wierszyk, zwracając szczególną uwagę na intonację i akcent; kolejne czytania powinny zachęcać dziecko do uzupełnienia krótkich fragmentów – najpierw poszczególnych wyrazów, następnie fraz, całych wersów. Dziecko powinno naśladować także prozodię czytającego. Utrwalony tekst można mówić z podziałem na role. Ćwiczenie to można także wykonywać na tekście pisanym prozą.
- czyta dobrze znany dziecku tekst (wierszyk lub bajkę) i zamienia niektóre wyrazy na brzmiące podobnie, nazywające inną rzecz (osobę, czynność) lub takie, które całkowicie zmieniają sens tekstu. Mogą być to też takie wyrazy, których wprowadzenie pozbawia wypowiedź sensu. Zadaniem dziecka jest wychwycenie i poprawienie tych nieścisłości, np.:
  Pan kotek był smutny (dziecko: *nie, chory*).
  I leżał w koszyczku (*łóżeczku*).
  I przyszedł słoń doktor (*kot*).
- aranżuje zabawę tematyczną, w czasie której wyznacza dziecku naprzemiennie różne role, na przykład kupującego i sprzedającego, lekarza i pacjenta, rodzica i dziecka. Należy zwrócić uwagę na to, aby zadaniem dziecka było nie tylko odpowiadanie na pytania, ale również zadawanie ich. Takie zabawy mogą odbywać się za pomocą figurek lub pacynek. Zasada naprzemienności ról oraz wcielania się w różne postaci musi zostać zachowana.
- stara się wyczerpująco odpowiadać na pytania dziecka. Zwraca szczególną uwagę na pytanie *dlaczego?*, wyjaśniając dziecku relacje między zdarzeniami, zjawiskami itp. Odpowiedzi udzielane przez dorosłego muszą być dostosowane do poziomu poznawczego i językowego czterolatka. Ważne jest, aby pytania, które stawia dziecko, zadawać również jemu. Można wykorzystać do tego chwile, kiedy czytamy mu książeczki lub spacerujemy z nim. Należy zwracać dziecku uwagę, że określone emocje mają swoje przyczyny w zdarzeniach, słowach, zachowaniach innych osób – zatem do dziecka często powinny być kierowane pytania typu: *dlaczego Miłosz jest smutny?*, *dlaczego Ania się śmieje?*
- w trakcie czytania bajek i opowiadań musi – zadając pytania – stale sprawdzać poziom rozumienia tekstu. Należy pytać o bohaterów i związane z nimi wydarzenia, na przykład: *co robi Maja?*, *kto rozbił wazon?*, *co Jędruś kupił mamie?*, ćwiczyć opowiadanie treści zgodne z kolejnością zdarzeń w tekście, na przykład: *Jagódka zjadła obiad. Co potem robiła* lub *zrobiła?*, oraz sprawdzać rozumienie związków

przyczynowo-skutkowych, na przykład: *dlaczego Adaś poszedł do pana doktora?„„ dlaczego Krzyś nie mógł grać w piłkę?*

- Stawia przed dzieckiem trzy przedmioty (mogą być to mebelki do zabawy, na przykład: szafa, stół, łóżko). Wręcza dziecku piłeczkę i mówi *piłeczka jest na szafie, piłeczka jest pod łóżkiem* itp. Zadaniem dziecka jest umieścić zabawkę we wskazanym przez terapeutę miejscu. Następnie, umieszczając piłeczkę (lub inną znaną dziecku rzecz) kolejno na wybranym przedmiocie lub pod nim, pyta: *gdzie jest piłeczka?* (stosując zasadę odwracania ról, zachęcamy dziecko, aby to ono umieszczało piłeczkę w wybranym przez siebie miejscu i zadawało pytanie: *gdzie jest?*)
- stopniowo należy wprowadzać kolejne przyimki, pamiętając o konieczności podawania przyimków w opozycjach oraz zgodnie z frekwencją występowania w mowie potocznej. Najważniejsze dla wyrażania podstawowych relacji przestrzennych są dla dziecka przyimki: *na, do, z (ze), w (we), dla, u, pod*, w dalszej kolejności: *o, od, przed, za, nad* oraz czasowy *po*.

3.2. Rozwój mowy w piątym i szóstym roku życia

Piąty i szósty rok życia to czas ostatecznego kształtowania się systemu językowego. Dziecko nabiera wprawy w posługiwaniu się wcześniej zdobytymi umiejętnościami oraz uzupełnia system o (nieliczne już) brakujące elementy fonetyczno-fonologiczne i gramatyczne.

Na początku piątego roku życia system fonetyczno-fonologiczny jest w znacznej części ukształtowany. Dziecko realizuje już większość dźwięków polszczyzny, łącznie z nosówkami (zgodnie z asynchronicznym, charakterystycznym dla polszczyzny sposobem wymowy samogłosek nosowych). Jedynym brakującym dźwiękiem może być głoska „r", choć zdarza się również, że pojawia się ona jeszcze przed pozostałymi głoskami dziąsłowymi z wyjątkiem „l". Jeżeli jednak dziecko realizuje wszystkie głoski poprawnie, a nie realizuje „r", piąty rok życia jest właściwym momentem na pojawienie się tego dźwięku. Należy bowiem pamiętać, że dziecko musi poprawnie wypowiadać wszystkie dźwięki języka ojczystego przed rozpoczęciem nauki w szkole, aby uniknąć – spowodowanych błędną wymową – trudności w czytaniu i pisaniu.

Kolejne lata życia przynoszą stały rozwój leksykalny oraz doskonalenie narracji. Zdolność do zauważania związków między zjawiskami i zdarzeniami oraz umiejętność ich językowego wyrażenia powoduje, że dzieci potrafią opowiedzieć, co działo się w niedalekiej przeszłości, a także co nastąpi w bliskiej przyszłości. Ich wypowiedź staje się coraz bardziej spójna, z językowymi (tekstowymi) wykładnikami spójności. Dzieci nie budują już tylko zdań nazywających (etykietujących) poszczególne fragmenty rzeczywistości, ale porządkują je w określone sekwencje i łączą w spójne struktury składające się z dwóch, trzech lub większej liczby zdań.

Piąty rok życia to nadal wiek pytań. Ich liczba nie jest tak duża, jak w czwartym roku, ale dziecko często stawia dorosłych przed koniecznością wyjaśniania zjawisk niewyjaśnialnych lub wręcz przeciwnie - oczywistych. Każde pytanie jest jednak dla dziecka tak samo ważne, więc pozostawione bez odpowiedzi, negatywnie wpłynie na motywację dziecka do szukania rozwiązań problemów oraz na jakość relacji z rodzicami. Trzeba podkreślić, że pięcio- czy sześciolatek ma ogromną potrzebę posiadania autorytetu i choć coraz częściej manifestuje związek z grupą rówieśniczą, to jednak prawdziwe poczucie bezpieczeństwa dają mu właściwe relacje z opiekunami.

Koniec wieku przedszkolnego jest także tym czasem, na który przypada początek twórczego posługiwania się językiem oraz kształtowania się wiedzy metajęzykowej. Dzieci zaczynają bawić się słowami, potrafią rymować, dostrzegać różnego rodzaju niuanse językowe, zauważać wieloznaczność wyrazów oraz fakt, że istnieją języki obce. Odchodzą też od bardzo dosłownego rozumienia słów i wyrażeń, w ich języku zaczynają pojawiać się wyrażenia, zwroty, słowa o znaczeniu metaforycznym. Jako pierwsze - z oczywistych powodów o wyższej frekwencji w mowie potocznej - pojawiają się wyrażenia metaforyczne silnie zleksykalizowane, ale sześciolatek potrafi już sam tworzyć wypowiedzi o charakterze przenośnym.

W wypowiedziach sześcioletnich dzieci pojawiają się również inne środki stylistyczne, m.in. porównania i coraz liczniejsze określenia.

Językowe zachowania sześciolatków wskazują na znaczny wzrost kompetencji komunikacyjnej, zwłaszcza uwzględnianie czynników społecznych - sytuacji, miejsca i osób, z którymi się rozmawia. Dzieci zaczynają w wyraźnie inny sposób rozmawiać z rówieśnikami, rodzicami, panią w przedszkolu czy w sklepie. Znają też większość konwencjonalnych formuł językowych przywitania, pożegnania, przepraszania, proszenia itp.

Sześciolatek ma już do dyspozycji wszystkie części mowy, kategorie gramatyczne oraz schematy składniowe polszczyzny. To, jak ich używa, zależy od wielu czynników wewnętrznych i zewnętrznych. Wpływ na ostateczną jakość posługiwania się językiem ma kształtowanie się organizacji funkcji półkulowych i stopień specjalizacji lewej półkuli w funkcjach mowy, poziom inteligencji dziecka i związany z tym poziom ogólnej wiedzy o świecie, wzorce językowe, wśród których dziecko się wychowuje, oraz ilość i jakość bodźców językowych dostarczanych przez opiekunów od pierwszych miesięcy życia. W wieku pięciu i sześciu lat obserwujemy już duże różnice indywidualne w poziomie językowym dzieci. Różnice te dotyczą zarówno bogactwa słownictwa, jak i poprawności oraz stopnia złożoności budowanych wypowiedzi. Maria Zarębina zwraca uwagę, że jednym z wyznaczników rozwoju językowego jest poprawny szyk enklityk, „który świadczy o wyjściu przez dziecko poza stadium szyku emocjonalnego na pozycje konwencjonalnego" (Zarębina, 1994, s. 69). Zatem poprawnie rozwijające się dziecko przestaje układać wyrazy w zdaniach, kierując się emocjami, a zaczyna stosować przyswojone już, choć jeszcze nieuświadomione, prawidła ojczystej składni.

Wkraczając w wiek szkolny, dziecko staje również na starcie edukacyjnych wyścigów. Dorobek językowy, z jakim rozpoczyna naukę w szkole, będzie nieocenioną pomocą w sprostaniu coraz wyższym wymogom stawianym przez nauczycieli i rodziców.

Tab. 4. Rozwój mowy w wieku przedszkolnym

WIEK W LATACH	UMIEJĘTNOŚCI OCZEKIWANE ROZWOJOWO
4	– stałe bogacenie słownictwa, budowanie zdań rozwiniętych i złożonych; – rozwój systemu fonetyczno-fonologicznego (pojawienie się głosek dziąsłowych, oprócz „r"); – częste używanie wyrazów nazywających cechy – wzrost liczby przymiotników i przysłówków; – spadek liczby neologizmów dziecięcych i błędów gramatycznych; – wiek pytań – lawinowo wzrastająca liczba pytań, pojawienie się pytania *dlaczego?;* – swobodne nazywanie relacji przestrzennych wyrażeniami przyimkowymi.
5 i 6	– w pełni ukształtowany system fonetyczno-fonologiczny; – wzrost zdolności narracji; – początki kształtowania się wiedzy metajęzykowej; – znaczny wzrost kompetencji komunikacyjnej; – swobodne operowanie elementami słownikowymi i gramatycznymi systemu językowego.

Źródło: Tabela opracowana przez autorki na podstawie literatury (patrz bibliografia do rozdziału IV) oraz badań i obserwacji własnych.

ĆWICZENIA

Terapeuta:

- rozkłada przed dzieckiem historyjkę obrazkową (początkowo trójelementową, następnie zwiększa poziom trudności). Prosi dziecko o ułożenie obrazków (z zachowaniem kierunku od lewej do prawej) oraz o stworzenie opowiadania na podstawie obrazków. Ważne jest, aby dziecko starało się uchwycić oraz językowo wyrazić związki przyczynowo-skutkowe oraz czasowe, a nie jedynie treść poszczególnych obrazków.

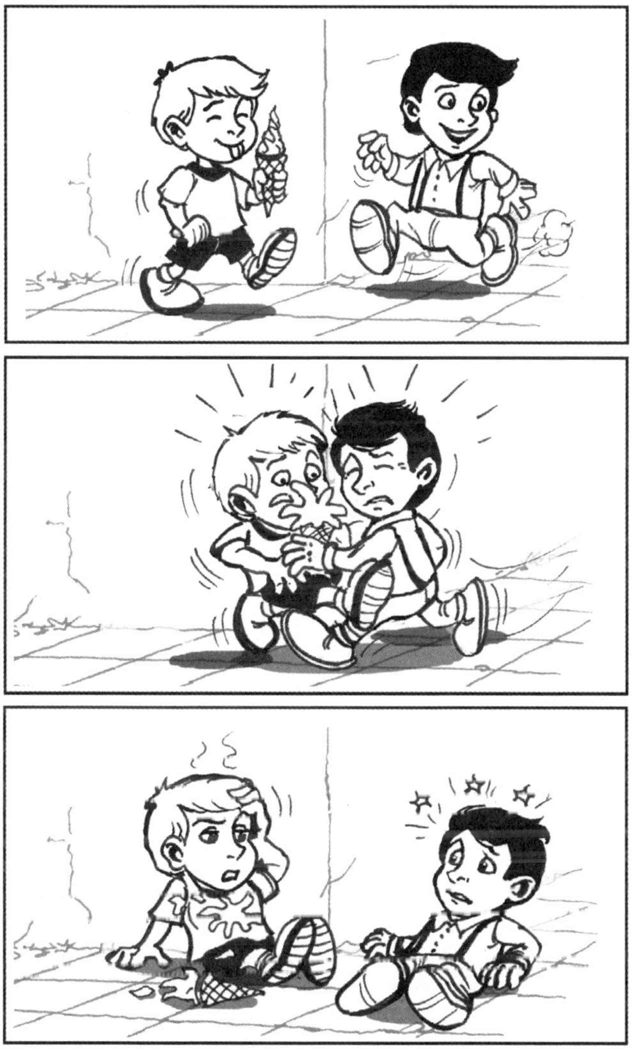

- zachęca dziecko do bawienia się rymami. Aby uchwycić zasadę, można rymować pseudowyrazy (układać wierszyki w języku biedronek, pszczółek, pluszowych zabawek itp.), a następnie zestawiać pary rymujących się słów i układać proste rymowanki. Ćwiczeniem wstępnym może być również czytanie z dzieckiem znanych wierszyków i zachęcanie go do uzupełniania ostatnich, rymujących się wyrazów w wersach.
- organizuje zabawę tematyczną, w czasie której dziecko używa konwencjonalnych formuł językowych. Ważne jest, aby aranżować różne sytuacje społeczne – na przykład spotkanie z rówieśnikiem, panią w przedszkolu, siostrą zakonną. Za każdym razem dziecko powinno użyć właściwych dla sytuacji i rozmówcy zwrotów, na przykład przywitania i pożegnania.
- kontynuuje naukę czytania – dziecko pięcioletnie, które rozpoczęło naukę czytania sylabami w wieku lat trzech, czyta już proste teksty, zna wszystkie paradygmaty sylab otwartych i zamkniętych. W tym wieku dzieci ciągle jeszcze – zamiast bajek lub czytanek drukowanych w książkach – wolą teksty o sobie. Zadaniem terapeuty jest zatem przygotowywanie takich tekstów, dbanie o ich właściwy poziom językowy i graficzny (duże, drukowane litery, czcionka bezszeryfowa, odpowiednie odstępy między linijkami).
- wykonywane wcześniej ćwiczenia myślenia przez analogię oraz kategoryzacji pomagają dzieciom odczytywać wszystkie rodzaje druku. Ćwiczenia rozpoznawania małych, dużych, pisanych, drukowanych liter można rozpocząć dopiero ze sprawnie czytającym dzieckiem.

BIBLIOGRAFIA

Bednarek D., 2002, *Specyficzne trudności w czytaniu w świetle najnowszych badań*, „Kosmos", t. 51, z. 1 (254).

Cieszyńska J., 2000, *Od słowa przeczytanego do wypowiedzianego. Droga nabywania systemu językowego przez dzieci niesłyszące w wieku poniemowlęcym i przedszkolnym*, Kraków.

Cieszyńska J., 2001, *Nauka czytania krok po kroku. Jak przeciwdziałać dysleksji*, Kraków.

Cieszyńska J., 2003, *Metody wywoływania głosek*, Kraków.

Cieszyńska J., 2006, *Kocham uczyć czytać. Przewodnik metodyczny dla rodziców i nauczycieli*, Kraków.

Grabias S., 1997, *Mowa i jej zaburzenia*, „Audiofonologia", t. X.

Grabias S., 1997, *Język w zachowaniach społecznych*, Lublin.

Huget P., 2007, *Od dzieciństwa ku młodości. Psychologiczno-pedagogiczne podstawy kształcenia nauczyciela polonisty*, Kraków.

Jakobson R., 1989, *W poszukiwaniu istoty języka*, t. 1–2, Warszawa.

Jakobson R., Halle M., 1964, *Podstawy języka*, Wrocław.

Kaczmarek L., 1953, *Kształtowanie się mowy dziecka*, Poznań.

Kaczmarek L., 1988, *Nasze dziecko uczy się mowy*, Lublin.

Kurcz I., 1992, *Język a psychologia. Podstawy psycholingwistyki*, Warszawa.

Kurcz I., 1995, *Pamięć. Uczenie się. Język*, Warszawa.

Kurcz I., 2000, *Psychologia języka i komunikacji*, Warszawa.

Kurcz I., Shugar G.W., Bokus B., 1987, *Wiedza a język. Język dziecka*, Wrocław.

Miodunka W.T., 1992, *Język polski jako obcy. Programy nauczania na tle badań współczesnej polszczyzny*, Kraków.

Napierała-Harwas B., Trempała J. (red.), 2000, *Psychologia rozwoju człowieka*, t. 2, Warszawa.

Shugar G., Smoczyńska M. (red.), 1980, *Badania nad rozwojem języka dziecka*, Warszawa.

Szuman S., 1985, *Podstawy rozwoju i wychowania w ontogenezie*, Warszawa.

Szuman S., 1985, *Studia nad rozwojem psychicznym dziecka*, Warszawa.

Tomasello M., 2002, *Kulturowe źródła ludzkiego poznawania*, Warszawa.

Vasta R., Haith M., Miller S.A., 1995, *Psychologia dziecka*, Warszawa.

Wadsworth B., 1998, *Teoria Piageta. Poznawczy i emocjonalny rozwój dziecka*, Warszawa.

Wygotski L.S., 1989, *Myślenie i mowa*, Warszawa.

Zarębina M., 1965, *Kształtowanie się systemu językowego dziecka*, Wrocław.

Zarębina M., 1980, *Język polski w rozwoju jednostki. Analiza tekstów dzieci do wieku szkolnego. Rozwój semantyczny języka dziecka*, Kraków.
Zarębina M., 1994, *Język polski w rozwoju jednostki. Analiza tekstów dzieci. Rozwój semantyczny. Dyskusja nad teorią Chomskiego*, Kraków.

V

ETAPY ROZWOJU ZABAWY

Obserwacja zabawy małego dziecka dostarcza informacji o jego rozwoju, umożliwia dostrzeżenie różnorodnych przejawów kreatywności. Pozwala budować matce, ojcu, a także terapeucie empatię. Uczy współodczuwania emocji przeżywanych przez małe dziecko. Zabawa staje się także podstawą rozwoju empatii u dziecka, buduje jego umiejętności intuicyjne oraz kształtuje przyszłe zdolności do obdarzania uczuciami. Najnowsze doniesienia neurobiologów potwierdzają wagę omawianego tu zagadnienia (Bauer, 2006). W szczególności podkreśla się istotę tego współbrzmienia dziecka z dorosłym dla formowania się poczucia tożsamości. To właśnie brak emocjonalnego rezonansu z drugim człowiekiem jest głównym problemem w terapii autyzmu. Wspólna zabawa z dzieckiem daje ogromne możliwości aktywowania tzw. zwierciadlanych neuronów[1].

Sensacyjne neurologiczne odkrycie końca lat dziewięćdziesiątych XX wieku powinno znaleźć odbicie w programach terapeutycznych dla dzieci z zaburzeniami rozwojowymi. Otóż stwierdzono, że spostrzeżenie czyjegoś działania aktywuje u obserwatora własny neurologiczny program, dokładnie taki, jaki rejestruje się podczas rzeczywistego wykonywania danego ruchu. Te komórki nerwowe, w których obserwuje się wyładowania elektryczne (aktywność komórek) podczas spostrzegania działania innych osób, nazwano właśnie zwierciadlanymi neuronami (Bauer, 2006, s. 23, tłum. autorek). Oczywiście, należy pamiętać, że owo spostrzeganie odnosi się do wszystkich zmysłów. Obrazowo mówiąc, szelest sreberka zdejmowanego z czekoladki powoduje elektryczną aktywność tych neuronów, które działałyby, gdyby w istocie czynność była wykonywana przez słuchającego. Człowiekowi wystarczy usłyszeć o jakimś działaniu (na przykład o krajaniu cytryny), by wywołać reakcje zwykle obserwowane podczas tej czynności (efekt nadmiernego wydzielania śliny). Jak pisze cytowany już Bauer (s. 21–25): „Nie tylko obserwacja, każde spostrzeżenie,

1. W literaturze anglojęzycznej *mirror neurons*, w literaturze niemieckojęzycznej *Spiegelneurone*.

które zachodzi poprzez uczestnictwo innych osób, zapala [aktywuje - przyp. autorek] w korze mózgowej obserwatora neurony zwierciadlane[2]. [...] Ludzie, oglądający działania innych, aktywują połączenia neuronalne swoich własnych motorycznych neuronów. Zachodzi w nich rezonans [współbrzmienie - przyp. autorek] dokładnie w tej sieci połączeń nerwowych, które byłyby aktywne, gdyby osoba badana wykonywała samodzielnie odpowiednią czynność"[3]. Dzieje się tak nawet wówczas, gdy badane osoby mają za zadanie jedynie wyobrazić sobie, że jakąś czynność wykonują. Najsilniejszą aktywność neuronów notowano wówczas, gdy poproszono podczas eksperymentu o równoległe imitowanie obserwowanych działań.

W badaniach stwierdzono, że neurony zwierciadlane odpowiedzialne za motorykę leżą w tych okolicach kory mózgowej, gdzie znajdują się pola zawiadujące produkcją mowy. Fakt ten skłonił neurologów do nowych dociekań; próbują oni tłumaczyć zachowania językowe jako formę przedstawiania sobie (wyobrażania) specyficznych programów działania (użycia języka). Pewne jest, że zwierciadlane neurony pozwalają na umysłową symulację wszystkiego, co czynią osoby w otoczeniu obserwatora.

Wyniki omówionych badań wskazują na ogromną rolę terapeutyczną zabawy polegającej na naśladowaniu, z początku prostych, działań dorosłego, aż do coraz bardziej skomplikowanych sekwencji z regułami. Prowadzi to do formowania się w umyśle dziecka schematów działań. Najważniejsze dla terapeuty, zajmującego się wczesną stymulacją dzieci z różnorodnymi zaburzeniami rozwojowymi, jest uświadomienie sobie mechanizmów rozumienia przez dziecko działań i powstałych w ich efekcie skutków. Obserwacja aktywności ruchowej (zabawowej) dorosłego umożliwia dziecku spontaniczne i bezrefleksyjne (nieuświadomione) **zrozumienie** tego, co czynią inni. To z kolei pozwoli w przyszłości przewidywać rezultaty i planować własne działania. Badania dowiodły, że kiedy schematy istnieją, nawet częściowe informacje o wykonywanej czynności pozwolą dziecku przewidywać jej skutki. Wystarczy więc spostrzeżenie fragmentu sekwencji działań, by uruchomić w umyśle dziecka aktywność zwierciadlanych neuronów. Stąd wynika nacisk, jaki kładziemy na wykonywanie wielu nowych czynności ręką dziecka, a potem zachęcanie do obserwacji działań terapeuty. Taki sposób stymulacji wykorzystuje mechanizmy obserwowane

---

2. *Nicht nur die Beobachtung, jede Wahrnemung eines Vorgangs, der bei anderen ablaeuft, kann im Gehirn des Beobachters Spiegelneurone zum Feuern bringen.*
3. *Menschen, welche die Handlungen anderer beobachten, aktivieren Netzwerke ihrer eigenen Handlungsneurone. Bei ihnen tritt die Resonanz genau in jenem Zellnetzen auf, die auch dann feuern wuerden, wenn die jeweilige Versuchsperson die entschprechende Handlung selbst ausfuehrte.*

przez neurologów podczas eksperymentów dotyczących funkcjonowania neuronów zwierciadlanych. Trzeba w tym miejscu jeszcze podkreślić, że uczucia lęku, zdenerwowania lub napięcia redukują w znacznym stopniu działanie tych neuronów. Konieczne jest więc zapewnienie dziecku optymalnych warunków podczas ćwiczeń stymulujących rozwój.

W celach diagnostycznych warto dokonać porównania osiągania kolejnych etapów w rozwoju zabawy i mowy. Dostrzec można wówczas oczywistą równoległość w nabywaniu systemu językowego i w nabywaniu umiejętności działań, które mają w tym okresie życia przede wszystkim charakter zabawy. Można powiedzieć z całą dobitnością, że właśnie w rozwoju zabawy tkwią korzenie mowy i wszystkich przyszłych intelektualnych osiągnięć dziecka.

Rozwój zabawy jest ściśle uzależniony od osiągnięć w sferze motorycznej, percepcji wzrokowej i słuchowej. Zaproponowane przez nas ćwiczenia w rozdziałach I, II, III i IV są pewnym rodzajem zabawy osoby dorosłej z dzieckiem. Jeśli rozumiemy zabawę jako działanie, które nie służy jedynie funkcjom biologicznym (takim, jak na przykład jedzenie), to wydaje się oczywiste, iż wczesna stymulacja może być dla dziecka formą zabawy, działania podejmowanego i kontynuowanego dla osiągania uczucia przyjemności, zadowolenia z aktywności, radości z kontaktu z dorosłymi. To nie oznacza wcale, że w istocie terapia rozwojowa jest jedynie zabawą. W taki sposób powinno ją odczuwać dziecko.

Wczesna stymulacja, wykorzystując spontaniczne, ludyczne (zabawowe) działania dziecka, zmierza do harmonijnego rozwoju wszystkich funkcji psychicznych jednostki. Oznacza to ścisłe ukierunkowanie na cel, którym jest ćwiczenie oczekiwanych umiejętności, tych znajdujących się w sferze najbliższego, indywidualnego rozwoju małego człowieka. Im częściej dziecko będzie samorzutnie powtarzało zachowania przyswojone podczas terapii, tym szybciej osiągnie ono kolejne stopnie poszczególnych sprawności.

Przedstawione w tym rozdziale etapy rozwoju zabawy mają pomóc terapeucie w przeprowadzeniu diagnozy możliwości dziecka i ustaleniu etapu, który został już osiągnięty. Będzie to, jak zawsze podczas podejmowanej wczesnej interwencji, etap podstawowy, od którego rozpoczną się ćwiczenia.

Jeszcze raz pragniemy podkreślić, że przy przeprowadzaniu ćwiczeń, stymulujących rozwój zabawy niemowlęcia od czwartego do dwunastego miesiąca życia, konieczne jest każdorazowe wykonanie zadania ręką (rękami) dziecka, a potem zaprezentowanie działań przez dorosłego. Dopiero po takiej podwójnej prezentacji zachęcamy dziecko do podjęcia samodzielnie wykonywanych czynności.

Na koniec posłużmy się cytatem z przywoływanej już książki Joachima Bauera *Dlaczego ja czuję to, co ty czujesz. Intuicyjna komunikacja i tajemnica neuronów zwierciadlanych:* „Reakcje zwierciadlane nie rozwijają się same z siebie, zawsze potrzebują partnera" (2006, s. 57, tłum. tytułu i cyt. - autorki.).

1. ROZWÓJ ZABAWY W WIEKU NIEMOWLĘCYM

1.1. Zabawa palcami – ćwiczenie schematów sensoryczno-motorycznych

Pierwsze działania, które możemy określić jako zabawę, ponieważ nie zaspokajają potrzeb życiowych dziecka, obserwujemy już w wieku czterech miesięcy. Niemowlę ćwiczy wówczas schematy sensoryczno-motoryczne[4]. Schematy owe to wzorce, matryce, prototypy działań, które są źródłem kolejno zdobywanych umiejętności.

Czteromiesięczne dziecko zdolne jest do wykonywania stereotypowych ruchów palcami i wokalizowania dźwięków zbliżonych do samogłosek. Umiejętności te są doskonalone poprzez ciągłe powtarzanie, przygotowują dziecko do kolejnej fazy rozwoju zabawy. Kontynuowanie takich samych działań nie tylko prowadzi do coraz doskonalszych realizacji, ale także przynosi na kolejnych etapach zmiany ćwiczonych schematów i asymilowanie nowych obiektów. Odmienność badanych palcami i ustami przedmiotów dostarcza informacji pozwalających zmieniać i modyfikować schematy chwytu. Dzięki tym zabawom pięcio-, sześciomiesięczne niemowlę będzie mogło bawić się grzechotką, przekładając ją z ręki do ręki. Ta zabawa z kolei uruchomi procesy rozwojowe dotyczące koordynacji wzrokowo-ruchowej. Widząc w prostych manipulacjach dziecka czteromiesięcznego zapowiedź jego przyszłych sprawności manualnych, wykorzystujemy podczas ćwiczeń różnorodne zabawki i materiały, aby dostarczać wciąż nowych, fascynujących informacji o otaczającej rzeczywistości.

Rozwój zabawy na pierwszym etapie polega na koordynacji schematów: chwytania i postrzegania wzrokowego i słuchowego. Najważniejszymi osiągnięciami są intensywne poruszanie palcami oraz potrząsanie grzechotką włożoną dziecku do ręki[5]. Potrząsaniu grzechotką towarzyszy aktywne przyglądanie się. Ten pierwszy etap rozwoju zabawy dotyczy wyraźnie własnego ciała. Dziecko przede wszystkim „bawi się" ruchem rąk i palców, doznaje przyjemności pły-

---

4. Patrz rozdział I.
5. Kształtowanie się umiejętności manipulacyjnych – patrz rozdział I.

nącej z odczucia ruchu własnego ciała. Czteromiesięczne niemowlę poprzez zabawę ćwiczy intensywnie koordynację ręka:usta.

ĆWICZENIA

Terapeuta:

- przygotowuje kilka atrakcyjnych zabawek, pokazuje dziecku i umieszcza je w polu widzenia, wkłada zabawkę w dłoń dziecka, istotne jest, by niemowlę samo podjęło zabawę przez dwie, trzy minuty.
- przygotowuje dla dziecka „chłodne gryzaczki" (napełnione wodą specjalne zabawki do chłodzenia dziąseł), obserwuje, czy dziecko radzi sobie z przywodzeniem zabawki do ust.
- kładzie rozebrane dziecko na przewijaku (wówczas obserwuje się wzmożoną aktywność niemowlęcia) i podaje mu do ręki grzechotkę. Ruchy całego ciała będą miały wpływ na intensywność poruszania ręką, w której umieszczona została grzechotka. W przypadku trudności dziecka z jej utrzymaniem w dłoni należy przymocować małe dzwoneczki do nadgarstka, aby wrażenia słuchowe stanowiły motywację do podejmowania ruchu.

Najważniejszą zdobyczą tego okresu rozwojowego jest czerpanie przyjemności z odczuwania ruchu własnego ciała.

1.2. Zabawa grzechotką – poznawanie świata

Szósty miesiąc życia, co zostało opisane w rozdziale IV, jest czasem intensywnego rozwoju gaworzenia samonaśladowczego. Manipulowaniu zabawkami odpowiada na tym etapie „manipulowanie" głoskami. Powtarzanie sekwencji ruchów znajduje swoje odbicie w budowaniu łańcuchów sylabowych. Każda z tych czynności pozwala dziecku także na dokonanie nowych odkryć związanych z analizatorem słuchu. Najważniejszym osiągnięciem tego okresu jest ujawnienie się zainteresowania obiektami zewnętrznymi. Podczas zabawy dziecko ćwiczy koordynację oko:ręka. Ponieważ jednak półroczne niemowlę nie jest w stanie samodzielnie zdobywać przestrzeni (przemieszczać się), jego poznawanie świata w zabawie jest ściśle uzależnione od stymulacji organizowanych przez otoczenie.

ĆWICZENIA

Terapeuta:
- podaje dziecku siedzącemu na kolanach opiekuna grzechotki i gryzaczki, tak by mogło je sprawnie uchwycić całą powierzchnią dłoni.
- przekłada zabawkę z jednej dłoni dziecka do drugiej.
- postukuje grzechotką o krawędź stołu, po tej demonstracji przekazuje zabawkę dziecku.
- trzyma grzechotkę w zasięgu ręki niemowlęcia, powinna ona być dotykana przez dziecko obiema rękami.

Najważniejszą umiejętnością tego okresu jest samodzielna zabawa przedmiotem trzymanym w dłoni.

1.3. Nowe zabawki, nowe osoby – odkrywanie nieznanych światów

Trzeci etap rozwoju zabawy następuje około ósmego miesiąca życia, dziecko wstępuje w tę fazę wówczas, gdy jest zdolne do zachowań skierowanych na osiąganie zamierzonego celu. Obserwujemy, iż postępującej sprawności palców towarzyszy wzrastająca precyzja ruchów języka i warg. Umiejętności naśladowania ruchów osób dorosłych odpowiada możliwość naśladowania intonacji wypowiedzi płynących z otoczenia. Im więcej okazji ma dziecko do przyglądania się działaniom dorosłych i powtarzania tych samych czynności, tym skuteczniejsza jest stymulacja zwierciadlanych neuronów. A to właśnie od ich działania zależy także rozwój mowy.

Intensywna eksploracja (poznawanie) otoczenia staje się możliwa, bowiem dziecko potrafi już siedzieć bez podtrzymania, a także na różne sposoby zdobywa przestrzeń[6]. Otwierają się nowe pola działania, rozpoczyna się odkrywanie nieznanych dotąd światów widzianych z innej perspektywy. Niemowlę ujawnia zachowania intencjonalne, zaczyna „wiedzieć", co zrobić, by odnaleźć schowaną pod kocykiem piłkę lub dostać smoczek leżący pod poduszką. Wiedza owa ma swoje źródło w działaniu zwierciadlanych neuronów, w umiejętności odtwarzania schematów działań obserwowanych u bawiących się z dzieckiem dorosłych. Zauważony przez dziecko ruch ukrywania przedmiotu (zabawki) za

6. Patrz rozdział I.

zasłoną (kocykiem, pieluchą, pudełkiem) uruchamia w jego umyśle program odtwarzania całej czynności.

Najważniejszym osiągnięciem tego etapu rozwoju zabawy jest włączenie nowych obiektów w wyćwiczone już schematy działania. Staje się to możliwe dzięki udoskonaleniu manipulacji (pojawienie się chwytu z przeciwstawieniem kciuka) oraz przez poszukiwanie przedmiotów, które zniknęły z pola widzenia. Ośmiomiesięczne dziecko potrafi włączyć w swoje zabawy także osoby dorosłe. To właśnie wtedy niemowlę bardzo intensywnie „manipuluje" rodzicami, wyrzucając zabawki z łóżeczka i wózeczka. Najprzyjemniejszą zabawą jest wówczas śledzenie „lotu" zabawki oraz oglądanie dorosłych wrzucających piłki, misie i lalki do łóżeczka.

ĆWICZENIA

Terapeuta:

- nakręca budzik i chowa go pod pieluszkę, włączywszy brzęczyk.
- chowa pod pieluszkę piłkę, lalkę, klocek.
- zakrywa swoją twarz kolorową chustką, pokazuje dziecku, jak usunąć zasłonę.
- podaje dziecku jednocześnie dwa klocki, dwie piłeczki, przysuwając je do obu dłoni dziecka.
- podaje jednocześnie dwa krążki, przysuwając je do obu dłoni dziecka.
- wkłada do pudełka piłeczki i klocki. Zachęca dziecko do powtórzenia działań.

Najważniejszą umiejętnością kształtowaną między ósmym a dziesiątym miesiącem życia jest formowanie się pojęcia stałości przedmiotu (możliwość poszukiwania obiektu, który zniknął z pola widzenia) oraz zdolność uchwycenia dwóch różnych przedmiotów w dłonie (w każdej ręce jedna zabawka).

1.4. Zabawa przez naśladownictwo

Dziesięcio , jedenastomiesięczne dziecko potrafi śledzić ruchy dorosłych i stara się je powtarzać, dzięki czemu zapamiętuje całe sekwencje. Odtwarza je, pobudzane przez domowników językowo. Dzieje się tak wówczas, gdy rodzice proszą: *zrób pa pa; pokaż, jaki jesteś duży; pokaż, jak Jędruś tańczy* itp. To właśnie na skutek rozumienia wielu nowych słów, zabawy stają się z jednej strony zależne od mowy, a z drugiej oparte na naśladowaniu zachowań innych. Wówczas dziecko próbuje powtarzać także wypowiedzi płynące z otoczenia. Oprócz nowych zabaw, takich jak na przykład oglądanie książeczki, pojawiają się pierwsze słowa zbudowane z sylab otwartych.

Umiejętność naśladowania, od powtarzania sekwencji ruchów całego ciała, przez gesty, aż do subtelnych ruchów artykulacyjnych, jest najważniejszą zdobyczą tego etapu rozwoju zabawy. Badania neurologiczne potwierdzają konieczność jednoczesnego pobudzania pól motorycznych kory, odpowiedzialnych za czynności manualne i obszarów związanych z produkcją (artykulacją) mowy.

ĆWICZENIA

Terapeuta:

- upuszcza klocki na podłogę (tak, by włączyć także doznania słuchowe). Podaje dziecku klocki do ręki, naprzemiennie do prawej i do lewej dłoni.
- wykonuje dłonią dziecka gest *pa pa*.
- wykonuje dłonią dziecka gest *nie ma* (rozłożenie rąk) podczas zabawy polegającej na ukrywaniu przedmiotu pod pieluszką.
- pokazuje (wykonuje sam, a potem dłońmi dziecka) zabawy manualne (*kosi kosi, sroczka, idzie rak nieborak, lata lata osa*).
- tańczy z dzieckiem przy muzyce.
- bawi się w *konika, samolot, autobus* (podrzucanie dziecka siedzącego na kolanach dorosłego).
- pokazuje, jak toczyć pustą, plastikową butelkę po podłodze.
- pokazuje, jak wywołać dźwięki, zgniatając plastikową butelkę.
- wrzuca klocki do pojemnika i wysypuje je na podłogę.
- przesypuje klocki z pojemnika do pojemnika (można użyć lekkich, plastikowych pojemników na żywność).
- przesypuje kaszkę manną z kubeczka do kubeczka.
- przesypuje guziki z pudełka do pudełka (należy uważać, by dziecko nie brało guzików do buzi).
- nabiera kaszkę, guziki na łyżkę.
- imituje rozmowę telefoniczną poprzez podnoszenie słuchawki do ucha.
- prezentuje plastikowe zwierzątka, a potem pokazuje je w książeczce.

Najważniejszą umiejętnością formowaną na tym etapie rozwojowym jest naśladowanie czynności.

1.5. Nowe zabawki, nowe działania – wykorzystanie narzędzi

Osiągnięciem piątego etapu (około dwunastego miesiąca życia) jest świadome korzystanie z narzędzi - z przedmiotów codziennego użytku oraz słów. Intensywną eksplorację otoczenia umożliwia samodzielne poruszanie się (nawet, jeśli jest to jedynie chodzenie wzdłuż ściany lub mebli). Dziecko może poznawać nowe obiekty, tworzyć modyfikacje dotychczasowych schematów działań, przekształcać je, wykorzystywać różnorodne przedmioty jako narzędzia. Język staje się częściej używanym środkiem komunikacji. Aktywność poszukiwawcza jest widoczna także w budowaniu nowych, złożonych wypowiedzeń, które - choć są jednoczłonowe - mają znaczenie wypowiedzi wieloczłonowych (na przykład wołanie *mama* oznacza 'przyjdź do mnie', *bi bi* - 'pojedziemy lub jedźmy wózkiem na spacer'[7]).

ĆWICZENIA

Terapeuta:

- pokazuje dziecku, jak można stukać klockami, trzymając je w obu dłoniach.
- podczas kąpieli w wannie demonstruje, jak przelewać wodę z kubeczka do kubeczka.
- pokazuje, jak wprawić w ruch za pomocą strumienia wody dziecięcy wiatraczek.
- imituje ruch mieszania płynu (łyżeczką, plastikowym widelczykiem, drewnianą szpatułką do lodów) w pustym kubeczku.
- wprawia w ruch wirowy zakrętkę od słoika.
- wrzuca klocki do szeleszczącego, foliowego worka.
- przyciąga buty, ciągnąc za sznurówki.
- przyciąga zabawki, ciągnąc za kolorową wstążkę.
- rysuje woskową kredką na twardym kartonie.

---

7. Przykład zachowań językowych Jędrzeja w wieku dwunastu miesięcy.

- pokazuje, jak autko jedzie po torze wyścigowym, pociąg po szynach, jak motor zjeżdża z góry (po przechylonej tacce, deseczce lub grubym kartonie).
- zachęca dziecko do naśladowania zabawy *w kierowcę, w motorniczego* (chodzi o imitowanie ruchów rąk).

Najważniejszą umiejętnością tego okresu rozwojowego jest wykorzystywanie znanych schematów użycia narzędzia w nowych sytuacjach. Dokonanie transferu (przeniesienie działań z jednych obiektów na inne) jest świadectwem prawidłowego rozwoju intelektualnego niemowlęcia.

1.6. Etapy rozwoju zabawy i mowy w wieku niemowlęcym

Należy podkreślić ścisłą zależność rozwoju zachowań ludycznych (zabawowych) od osiągania coraz wyższych etapów rozwoju pozostałych funkcji psychicznych. Zabawa pozwala dziecku ćwiczyć, udoskonalać nowe umiejętności, ale jej pojawienie nie jest możliwe bez rozwoju motorycznego, funkcji wzrokowych, słuchowych i przede wszystkim nie może się urzeczywistnić bez rozwoju mowy.

Tabela pokazuje wzajemne współzależności w rozwoju mowy i zabawy w wieku niemowlęcym. Można obserwować relacje, jakie istnieją między wczesnymi wokalizacjami i zachowaniami parajęzykowymi a czynnościami zabawowymi dziecka.

Jeśli przyjmiemy, że linie poziome obrazują równoległy rozwój zabawy i mowy (Rys. 1), to można dostrzec relacje w osiąganiu poszczególnych etapów oraz oczekiwać wzajemnych wpływów tych niezwykle ważnych czynności. Mowa i zabawa są bowiem aktywnościami dziecka budującymi jego intelekt.

Mowa i zabawa rozwijają się równolegle dzięki aktywności własnej dziecka, ale bez świadomej stymulacji środowiska nie będą mogły osiągnąć swej pełni. To, że niemowlę się bawi, rozumie językowe wypowiedzi dorosłych i samo próbuje je budować, staje się możliwe dzięki interakcjom społecznym. Z drugiej strony, umiejętności językowe i ludyczne ułatwiają i formują taki kontakt, są więc zarazem jego przyczyną, jak i skutkiem. Rozwój dziecka ukazuje zależności i wzajemne wpływy wszystkich funkcji psychicznych. To właśnie dlatego uszkodzenie jednego ze zmysłów, jednej sfery, powoduje zmiany w indywidualnych planach rozwojowych.

Tab. 1. Rozwój zabawy i rozwój mowy do pierwszego roku życia

UKOŃCZONY WIEK W MIESIĄCACH	ZABAWA	WOKALIZACJA I JĘZYK
4	– zabawa grzechotką włożoną do rąk (potrząsanie, przyglądanie się); – zabawa palcami.	– wokalizacje dźwięków podobnych do samogłosek.
6	– przekładanie zabawek z ręki do ręki; – manipulowanie przedmiotami; – powtarzanie wywoływanych dźwięków.	– włączenie nowych dźwięków spółgłoskowych o dużej różnorodności; także takich, których brak w otoczeniu; – wymawianie sylab i budowanie z nich łańcuchów; – gaworzenie samonaśladowcze[8].
8	– manipulowanie zabawkami z przeciwstawieniem kciuka; – poszukiwanie przedmiotu, który zniknął z pola widzenia; – wyrzucanie zabawek z wózka i łóżeczka; – wykonywanie czynności zmierzających do osiągnięcia celu.	– wielokrotne powtarzanie dźwięków, intensywnie podczas zabawy; – rozumienie wypowiedzi z zabarwieniem emocjonalnym.
10	– zabawy typu *a kuku, kosi-kosi, sroczka;* – odnajdywanie ukrytych przedmiotów; – oglądanie książeczek; – wskazywanie przedmiotów i obrazków; – zabawy przy muzyce; – naśladowanie ruchów.	– rozumienie słów; – naśladowanie wypowiedzi dorosłych; – pierwsze słowa zbudowane z sylab otwartych.
12	– próby rysowania; – wykorzystywanie narzędzi.	– rozumienie poleceń; – powtarzanie sylab i wyrazów; – budowanie wypowiedzeń jednoczłonowych.

Źródło: J. Cieszyńska, 2000, *Od słowa przeczytanego do wypowiedzianego. Droga nabywania systemu językowego przez dzieci niesłyszące w wieku poniemowlęcym i przedszkolnym*, Kraków.

8. Gaworzenie samonaśladowcze – polega na produkowaniu szeregów identycznych dźwięków, np. *dadada, bababa.*

Rys. 1. Etapy rozwoju mowy i zabawy dziecka w wieku niemowlęcym

	Ćwiczenie schematów	Powtarzanie sekwencji	Zachowania skierowane na cel	Naśladowanie ruchów	Wykorzystywanie narzędzi
Zabawa					
			Gest wskazywania palcem PROTODIALOG		
Mowa					
	Wokalizacja samogłosek	Gaworzenie samonaśladowcze	Powtarzanie dźwięków	Naśladowanie wypowiedzi	Budowanie wypowiedzi jednoczłonowych

Źródło: J. Cieszyńska, 2001, *Od słowa przeczytanego do wypowiedzianego. Droga nabywania systemu językowego przez dzieci niesłyszące w wieku poniemowlęcym i przedszkolnym*, Kraków.

2. ROZWÓJ ZABAWY W WIEKU PONIEMOWLĘCYM

2.1. Poszukiwanie nowych efektów własnych działań

Osiemnastomiesięczne dziecko bawi się, przede wszystkim manipulując zabawkami, przedmiotami codziennego użytku, częściami ubrania. Wykorzystuje te same schematy działania wobec nowych obiektów. Mowa zrozumiała jest w konsytuacji, tak jak zabawa. Te same ruchy rąk mogą oznaczać ptaka, samolot, wiatr itp. Zarówno słowo, jak i gesty podczas zabawy są wieloznaczne. Wypowiadane wyrazy powstają w oparciu o reduplikacje sylab; te same czynności w zabawie także są wielokrotnie powtarzane. Rzadko jeszcze występują konstrukcje dwuwyrazowe, równie rzadkie jest łączenie sekwencji różnych czynności. Ale właśnie ten okres życia dziecka można określić jako dążenie do uzyskania nowych efektów. Włączenie nowych obiektów w sferę działań powoduje przekształcenie istniejących schematów. Dzieje się tak dlatego, że przedmioty, którymi manipuluje dziecko, wykonane są z różnorodnych materiałów, mają inną wielkość i kształt. Dziecko musi więc każdorazowo przystosowywać schemat czynności do nowego obiektu, a także miejsca zabawy. Te adaptacje pozwalają odkryć nowe sposoby działania. Dzieci, u których obserwujemy zwolnione tempo osiągania kolejnych etapów rozwoju zabawy, powinny otrzymywać różnorodne przedmioty do manipulacji. Chodzi o możliwość zapoznania się z odmiennymi fakturami, różnym ciężarem czy plastycznością. Dzieciom wykazującym trudności manipulacyjne poleca się zabawę dużymi i ciężkimi klockami. Wówczas ćwiczona jest sprawność stopniowania siły między mięśniami (zginaczami i prostownikami).

Konieczne jest uświadomienie rodzicom, że dzięki zabawom dziecko uczy się intuicyjnie rozumieć, a ten rodzaj wiedzy jest jeszcze możliwy bez języka. **Ale język nie będzie mógł się rozwijać bez tego intuicyjnego rozumienia** (Bauer, 2006). Wszakże te zabawy, które doprowadzają dziecko do nieuświadamianej wiedzy, nie mogą odbywać się bez udziału dorosłych. Dziecko bawiące się samotnie w kąciku, choć jest postrzegane przez domowników jako „grzeczne" (czytaj: nienastręczające problemów), nie ma dużych szans na nabywanie intuicyjnej, niewerbalnej wiedzy o świecie.

ĆWICZENIA

Terapeuta:

- nakręca zabawkę *bąk*, przysuwa do siedzącego dziecka, obserwując samodzielne próby zmierzające do uruchomienia (nakręcenia) zabawki.
- nakłada krążki na drążek piramidy.
- wkłada sznurek w otwór klocka-walca.
- rysuje kreski na kartonie.
- wkłada figury geometryczne w otwory układanki.
- przewozi autem ciężarówką klocki, kasztany, kamyki z jednej części pokoju do drugiej.
- wkłada do słoiczków (typu twist), pomalowanych na dwa kolory, klocki czerwone i żółte.

Na tym etapie rozwoju zabawy istotne jest dostarczenie dziecku różnorodnych materiałów.

2.2. Zabawy konstrukcyjne

Zabawy dwulatków pokazują już preferencje płciowe. Chłopcy tworzą konstrukcje z klocków, układają ciągi samochodów, wagoników. Dziewczynki odtwarzają pielęgnacyjne działania dorosłych – karmią lalki, ubierają je, kładą do łóżeczka, wożą w wózeczku. Dzieci są wówczas zdolne do wytworzenia umysłowej reprezentacji przedmiotów, czyli do myślenia o obiektach w sposób symboliczny.

Na tym etapie rozwoju zabawy dziecko nie potrafi jeszcze odtworzyć całych sekwencji działań. Podejmowane przez nie czynności są wykonywane oddzielnie, tak jak wyrazy wymawiane w tej fazie jeszcze bez przyimków i spójników. Naśladowaniu czynności towarzyszy powtarzanie wypowiedzi dorosłych. Najważniejszą zdobyczą tego etapu rozwoju jest właśnie odtwarzanie konstrukcji w zabawie i w języku.

ĆWICZENIA

Terapeuta:

- demonstruje zakręcanie i odkręcanie plastikowej butelki.
- pokazuje dziecku sposób kręcenia korbką.
- nawleka drewniane koraliki na sznurek.
- buduje mostek z trzech klocków.
- buduje wieżę z pięciu klocków.
- demonstruje zabawę *w stację benzynową* (imitowanie napełniania baku).
- pokazuje, jak ubrać lalkę lub misia (czapka, buty).
- demonstruje karmienie i mycie lalki (misia).
- zachęca dziecko do zbudowania z klocków ogrodzenia dla zwierzątek, garażu dla samochodów.
- pokazuje, jak przybić drewnianym młotkiem drewniane gwoździki do korkowej deseczki.
- przygotowuje duży kawałek materiału z przyszytym zamkiem błyskawicznym o grubych ząbkach, pokazuje dziecku, jak trzeba zasunąć zamek.
- przygotowuje kawałek materiału z przyszytym dużym guzikiem i odpowiednią dziurką, pokazuje, jak zapiąć guzik.
- wykonuje z plasteliny lub modeliny *placuszki*, *kiełbaski*, *ziemniaczki*.

Zabawy konstrukcyjne ćwiczą sprawność manualną dziecka w wieku poniemowlęcym, tak by mogło ono z powodzeniem rozpocząć rozbudowane zabawy tematyczne. To właśnie wtedy dziecko zdobywa umiejętności, które pozwolą mu, w niedalekiej przyszłości, podjąć naukę pisania. Niezmiernie ważne jest, aby podczas prowadzenia stymulacji poprzez zabawy konstrukcyjne nie zapominać o specjalnym wspieraniu tych dzieci, które do tej pory takiej aktywności zabawowej nie przejawiały. Chodzi o wykonywanie działań ręką dziecka, a potem prezentowanie sposobów wykonywania zadania przez terapeutę. Umiejętność podjęcia zabawy konstrukcyjnej klockami uczy dostosowania się do zasad, jest bezpośrednim wyznacznikiem gotowości do uczenia się reguł językowych.

2.3. Początki zabawy tematycznej

W rozwoju zabawy trzylatków obserwujemy, jak budowaniu sekwencji czynności towarzyszy budowanie zdań złożonych z użyciem spójników. Zabawa tematyczna staje się możliwa dzięki bogatemu słownictwu. Dziecko może, używając słów, nazwać na przykład wodę zupą, pokrywkę kierownicą. Potrafi opowiadać o tym, co robi lalka, poruszając nią, imitując jej zachowania. Wykorzystuje przymiotniki, by przypisywać przedmiotom różnorodne cechy, które nie są dane w bezpośredniej percepcji. Na przykład mówi, trzymając w dłoni kamyki: *to są pyszne ziemniaczki*, siedząc na krześle: *lecę rakietą do nieba*. Tworzeniu sekwencji wyrazów towarzyszą sekwencje działań podczas zabaw tematycznych.

Należy podkreślić, że rozwój zabawy tematycznej zależy od ilości i jakości interakcji malucha z dorosłymi. W badaniach stwierdzono, że dziecko, które dużo i wyraźnie mówi, stymuluje swymi zachowaniami werbalnymi częstsze i dłuższe interakcje językowe z dorosłymi niż to, które mówi mało lub bardzo niewyraźnie (Vasta i inni, 1995). Dorośli chętniej podejmują zabawy z dziećmi dobrze funkcjonującymi językowo. Wspólne zabawy inspirują trzylatka do poszukiwania nowych sposobów działania, do rozbudowanych wypowiedzi językowych i spontanicznego tworzenia reguł.

Coraz wyraźniej obserwuje się w tym okresie rozwoju w zabawach dziewczynek i chłopców preferencje różnych form aktywności. O ile wcześniejsze wybory zabawek chętnie tłumaczy się tradycyjnymi stereotypami, to jednak pod koniec wieku poniemowlęcego widać, że dziewczynki bawią się w co innego niż chłopcy. Nasze obserwacje kliniczne potwierdzają oczywiście stereotypowość zachowań dorosłych wobec potomstwa. Oznacza to, że chłopcom kupuje się: piłki, klocki, auta, kolejki, misie. Dziewczynkom: lalki, wózeczki, akcesoria kuchenne i kosmetyczne.

Jednakże, już podczas zajęć z osiemnastomiesięcznymi dziećmi obserwujemy zainteresowanie chłopców typowo „męskimi" zabawkami, mimo obecności w polu ich widzenia atrakcyjnych zabawek umownie określanych jako „dziewczęce". Nie sposób tych reakcji tłumaczyć jedynie uwarunkowaniami kulturowymi. Wydaje się, że te działania, które częściej obserwujemy u chłopców, są związane raczej z prawopółkulowymi preferencjami. Chłopcy wykazują większe zainteresowanie zabawami przestrzennymi (budowanie z klocków). Bawią się przedmiotami, którymi można manipulować (ulubione zabawki to narzędzia taty). Podejmują często zabawy ruchowe, zawierające jakieś formy agresji (mocowanie się). Dziewczynki chętnie bawią się lalkami, odtwarzają zachowania matek i opiekunek. Lubią także przebierać się, czesać, ozdabiać włosy i sukienki, słuchać czytanych im bajek. Niewątpliwie takie wzorce zachowań odgrywają ogromną rolę w procesie uczenia się ról społecznych, mogą być więc genetycznie zaprogramowane.

Cennych informacji na temat dziecięcych wyborów zależnych od płci dostarczają nam obserwacje dzieci podczas zabawy w budowanie zamków z piasku (na plaży, w piaskownicy). Chłopcy całą swoją uwagę poświęcają ogólnej konstrukcji zamku, który według nich powinien być duży, posiadać fosę i okienka strzelnicze. Dziewczynki ozdabiają ściany zamku muszelkami, kamykami, liśćmi i kwiatkami (!).

Należy podkreślić, że o ile chłopcy interesują się jedynie zabawkami i grami pewnego określonego typu, to dziewczynki ujawniają szerszy zakres zainteresowań i równie chętnie podejmują zabawy uznawane za typowe dla płci przeciwnej. Zachowania takie potwierdzają teorie dotyczące mózgowych preferencji zdolności płciowych. Warto zwrócić uwagę na fakt, iż dziewczynki nabywają system językowy, statystycznie rzecz ujmując, znacznie wcześniej niż chłopcy. Zważywszy na niepodważalną zasadę, że to kobieta uczy potomstwo mowy[9], musi ona mieć różny od męskiego program uczenia się języka. Odmienność owa pozwala matkom równie łatwo nawiązywać dialog z córką, jak i z synem. Zasada ta dotyczy przede wszystkim wczesnych etapów rozwoju dziecka. Łatwość podejmowania tzw. chłopięcych zabaw przez dziewczynki umożliwi w przyszłości matce podejmowanie satysfakcjonujących interakcji z męskim potomstwem. Ojcowie preferują zawsze ruchowe formy zabawy zarówno z synami, jak i z córkami. To oni uczą dzieci jeździć na rowerze, na nartach, pływać i grać w piłkę. W gruncie rzeczy ważne jest tylko to, aby zarówno dziewczynki, jak i chłopcy uzyskali możliwość rozwijania zabaw różnego rodzaju, bez względu na to, które z rodziców będzie preferowało zabawy ruchowe, a które „stolikowe". Dla stymulacji rozwoju ważna jest wielostronność, polisensoryczność bodźców.

ĆWICZENIA

Terapeuta:

- pokazuje, jak wyjąć kryształki brązowego cukru (lub małe cukierki) z butelki (dziecko musi odkręcić korek i wysypać cukierki, obracając butelkę).
- ustawia wieżę z ośmiu klocków.
- demonstruje cięcie nożyczkami.
- wykonuje z plasteliny walec i formuje z niego kółeczko.
- pokazuje, jak pokrajać (plastikowym nożem) plastelinową *kiełbaskę*.
- zachęca dziecko do naśladowania rysowania linii pionowej, poziomej i koła.

9. Zwróćmy uwagę, że mówi się *język macierzysty* w znaczeniu język narodowy.

- pokazuje dziecku zabawę *w gotowanie, u lekarza, w sklepie, u mechanika samochodowego, u fryzjera, na koncercie* (imitowanie gry na różnych instrumentach).
- demonstruje przeciąganie sznurówki przez otwory w deseczce lub grubym kartonie.
- pokazuje nawlekanie dużych koralików na sznurek (można użyć piłeczki pingpongowej).

Najważniejszą zdobyczą trzeciego roku życia jest pojawienie się rozbudowanych sekwencji w zabawach tematycznych oraz w wypowiedziach językowych. Kreacji w zabawie towarzyszy „twórczość językowa", dziecko tworzy formy analogiczne i neologizmy.

2.4. Etapy rozwoju zabawy i mowy w wieku poniemowlęcym

Tabela pokazuje korelacje między rozwojem zabawy a rozwojem mowy od zakończenia pierwszego do końca trzeciego roku życia. Należy mocno podkreślić wzajemny wpływ obu tych funkcji psychicznych, a także ich rolę w formowaniu się inteligencji dziecka w wieku poniemowlęcym.

Tab. 2. Rozwój zabawy i rozwój mowy od piętnastego do trzydziestego miesiąca życia

UKOŃCZONY WIEK W MIESIĄCACH	ZABAWA	JĘZYK
18	– złożone zabawy manipulacyjne; – takie same działania wobec różnych przedmiotów; – pierwsze konstrukcje oparte na reduplikacji działań i wzorów.	– wyrazy reduplikowane, wyrazy wieloznaczne, wykrzykniki, onomatopeje; – wypowiedzi jednowyrazowe, rzadko dwuwyrazowe; – brak odmiany, wyrazy amorficzne; – zatarte granice między częściami mowy; – składnia wyrażona z pomocą konsytuacji i intonacji.

Tab. 2. cd.

24	– zabawy konstrukcyjne; – naśladowanie czynności wykonywanych przez dorosłych; – brak tworzenia sekwencji czynności w zabawie; – zabawy równoległe z rówieśnikami.	– duża liczba zdrobnień; – w deklinacji wszystkie przypadki i liczby, przewaga mianownika i biernika. Czasem przypadek niezależny zamiast zależnego; – w koniugacji dystynkcja osób, czasów, częściowo trybów; – 3 os. użyta w znaczeniu 1 os.
30	– początki zabawy tematycznej; – powtarzanie sekwencji czynności.	– gwałtowny wzrost słownictwa, duża liczba zaimków. – formy analogiczne w deklinacji i koniugacji; – neologizmy; – użycie przyimków i spójników.

Źródło: J. Cieszyńska, 2000, *Od słowa przeczytanego do wypowiedzianego. Droga nabywania systemu językowego przez dzieci niesłyszące w wieku poniemowlęcym i przedszkolnym*, Kraków.

Analiza wzajemnych powiązań między rozwojem zabawy i mowy potwierdza przypuszczenia zwolenników ciągłości rozwoju, według których rozwój języka wyłania się z komunikacji bezsłownej i działań (Vasta i inni, 1995). Rysunek nr 2 ukazuje główne etapy rozwoju języka i działań ludycznych.

Rys. 2. Etapy rozwoju mowy i zabawy dziecka w wieku poniemowlęcym

Zabawa	Takie same działania na różnych przedmiotach	Budowanie konstrukcji	Zabawy tematyczne
Mowa	Wyrazy wieloznaczne	Zdrobnienia, wypowiedzenia wielowyrazowe	Neologizmy, wypowiedzenia złożone

Źródło: J. Cieszyńska, 2000, *Od słowa przeczytanego do wypowiedzianego. Droga nabywania systemu językowego przez dzieci niesłyszące w wieku poniemowlęcym i przedszkolnym*, Kraków.

Wydaje się, że należy postrzegać zabawę jako podstawowe źródło rozwoju dziecka. Jak pisze Wygotski (1989), w zabawie dziecko tworzy sytuację wyobrażeniową, która pozwala mu uczyć się reguł. Rozumienie reguł, podporządkowanie się im, ma znaczenie nie tylko dla nauki systemu językowego, ale także dla całego życia społecznego jednostki. „Rozwój od jawnej sytuacji wyobrażeniowej i ukrytych reguł, do gier z jawnymi regułami i ukrytą sytuacją wyobrażeniową, wyznacza ewolucję zabawy dziecka z jednego bieguna do drugiego" (Wygotski, 1989, s. 10). W zabawie dziecko koncentruje się na znaczeniu oderwanym od przedmiotu. Jednocześnie jednak, jak pisze Wygotski, dziecko uczy się, że każdy przedmiot ma swoją nazwę.

W przebiegu rozwoju jednostka poznaje znaczenie poprzez działanie, by potem **znaczenie** stawało się bodźcem do podejmowania **działania**.

3. ROZWÓJ ZABAWY W WIEKU PRZEDSZKOLNYM

3.1. Zabawy tematyczne czterolatków

Zabawy tematyczne dzieci w wieku przedszkolnym dają możliwość wzbogacania słownictwa, uczenia się ról społecznych, zdobywania wiedzy o świecie. Istotne jest tutaj imitowanie działań osób dorosłych wykonujących różne zawody. Będą to sekwencje ruchów o różnym poziomie skomplikowania. Dzieci z zaburzeniami rozwojowymi mają zwykle opóźnienia w nabywaniu systemu językowego, dlatego należy prowadzić zabawy tak, aby dziecko mogło przyswoić ich zasady bez konieczności rozumienia językowych instrukcji.

ĆWICZENIA

Terapeuta:

- przygotowuje ilustracje tematyczne:
  - u lekarza,
  - w sklepie,
  - w piaskownicy,
  - w autobusie,
  - w przedszkolu,
  - w domu (na przykład podczas posiłków),
  - w łazience,
  - urodziny,
  - nad morzem.

- Należy pokazać dziecku ilustrację, opowiadając o tym, co jest na niej przedstawione. Sytuacje będą odtwarzane z wykorzystaniem pacynek (mogą to być rękawiczki jako korpus i głowy wykonane z piłeczek celuloidowych), lalek lub postaci (na przykład z klocków lego). Chodzi nie tylko o rozumienie sytuacji rozgrywającej się na obrazku, ale także o rozumienie i użycie (wobec dzieci, które nie mówią, jedynie rozumienie) wypowiedzi językowych towarzyszących rozgrywającym się działaniom.
- Odgrywanie ról pozwala na intuicyjne rozumienie zdań. Tak jak w metodach komunikacyjnych nauczania języków obcych, kontekst i konsytuacja pozwolą dziecku szybciej przyswoić znaczenia słów, związków frazeologicznych i częstych w języku potocznym oraz utrwalonych w użyciu wyrażeń metaforycznych.
- Odgrywając poszczególne sceny (ilustracja służy nam jako scenografia i swoistego rodzaju didaskalia), terapeuta przystosowuje swoje językowe wypowiedzi do poziomu rozumienia języka przez każde dziecko. Istotne jest także kierowanie się kryterium frekwencyjnym (częstotliwość użycia danych wyrazów w środowisku dziecka).
- W sytuacji dużych trudności z odtwarzaniem sekwencji ruchów poszczególnych postaci należy imitować oczekiwane działania rękami i całym ciałem dziecka. Potem odtwarzać je ponownie w taki sposób, by przedszkolak miał możliwość dokładnej obserwacji. Wówczas przejawiają aktywność neurony zwierciadlane, a ich pobudzenie wpływa na wyładowania elektryczne w tych częściach kory mózgowej, która odpowiada za ruchy dłoni i narządów artykulacyjnych. Sama obserwacja ruchów partnera zabawy wyzwala ten neurobiologiczny proces.

3.2. Zabawy z regułami dla pięcio- i sześciolatków

W terapii dzieci pięcio- i sześcioletnich niezwykle ważne jest zrozumienie reguł językowych proponowanych zabaw oraz świadome przystosowanie do nich swoich reakcji. Na wcześniejszych etapach rozwojowych dzieci ćwiczyły przede wszystkim intuicyjne rozumienie. Wystarczająca była obserwacja zachowań dorosłego lub percepcja własnych działań wykonywanych dłońmi terapeuty. Ta niezwerbalizowana wiedza, jak wykonać zadanie, ma swoje źródło w działaniu neuronów zwierciadlanych, których aktywność warunkuje z kolei rozumienie reguł przekazywanych językowo.

ĆWICZENIA

Proponujemy na początek gry i zadania dające się rozumieć częściowo jeszcze na podstawie instrukcji niewerbalnej. Będą to:

- gry w Piotrusia, czyli dobieranie par,
- gry w domino obrazkowe,
- gry w warcaby.

Stopniowo należy przechodzić do zabaw wymagających rozumienia instrukcji słownych. Można więc wykorzystać:

- gry planszowe typu grzybobranie.
- gry w odgadywanie: *jaką czynność pokazałam?* Sekwencje działań pokazuje raz dziecko, raz terapeuta.
- rozwiązywanie krzyżówek obrazkowo-sylabowych przygotowanych przez terapeutę.

1.
2.
3.
4.
5.

1.				
2.				
3.				
4.				
5.				

SOL	LE	LA	O	KU	FON	RA
PA	LA	TE	AU	RY	LA	TO

- gry w układanie zagadek typu:
  Co to jest? Ma dwa koła, można na nim jeździć, ma kierownicę.
  Co to jest? Okrągła, pomarańczowa, do jedzenia.
  Co to jest? Długi, drewniany, często się łamie.

W tym ćwiczeniu chodzi zarówno o rozumienie, jak i tworzenie definicji.
Zabawy z regułami to świetne ćwiczenie zasad posługiwania się językiem i stosowania się do norm społecznych.

4. ĆWICZENIE UMIEJĘTNOŚCI NAŚLADOWANIA

Naśladowanie czynności wykonywanych przez dorosłego jest ważnym etapem w przygotowywaniu do naśladowania artykulacji, ma też swoje uzasadnienie jako nauka lokalizowania własnej osoby w przestrzeni. To z kolei pozwala na kształtowanie świadomości własnego ciała. Wiedza ta buduje się u małych dzieci w znacznej mierze przy udziale języka. Matka, ubierając dziecko, nazywa części ciała, pokazuje równocześnie odpowiedniość między ciałem dorosłego i dziecka.

Powtarzanie sekwencji ruchów uczy rozumienia i zapamiętywania kolejności przestrzennej i czasowej – niezbędnej umiejętności do nauki systemu językowego i czytania. Dzięki zabawom w naśladowanie dzieci uczą się schematów wykonywania czynności oraz tego, że sekwencje mogą być używane w różnych schematach. Takie układy czynności będą potem odtwarzane w odmiennych sytuacjach. Dokonanie transferu (przeniesienia) tych samych zachowań (schematów) na nowe sytuacje jest miarą sprawności intelektualnej dziecka. W terapii dąży się do tego, by maluch uczył się stosować znane sposoby działania do rozwiązywania nowych, nieznanych sobie zadań.

Podczas ćwiczeń prowadzonych z dzieckiem wszystkie instrukcje terapeuty opierają się na pokazie. Ma to uzasadnienie neurologiczne, chodzi o pobudzenie pracy neuronów zwierciadlanych.

Ważna jest więc taka organizacja pokazu, by percepcja dziecka była pełna. Pobudzenie neuronów zwierciadlanych jest koniecznym warunkiem skuteczności prowadzonej terapii, bez względu na typ uszkodzenia. Ma jednak wyjątkowe znaczenie podczas zajęć z dziećmi autystycznymi, z zespołem Aspergera i innymi zespołami autystycznymi. Najnowsze badania wskazują, że zaburzenia autystyczne są wynikiem zakłócenia pracy systemu neuronów zwierciadlanych (Bauer, 2006). Jednakże do dziś nie jest wiadomym, i to jest nadzieją każdego terapeuty, czy dysfunkcja ta ma podłoże biologiczne, czy też wynika z braku ćwiczeń zachowań komunikacyjnych. Neurobiolodzy przypuszczają, że minimalne deficyty o podłożu organicznym w połączeniu z brakiem odpowiedniej stymulacji środowiska dają w rezultacie efekt głębokich zaburzeń zachowania (Bauer, 2006). Zakładamy, że jak najwcześniejsza stymulacja neuronów zwierciadlanych daje ogromne szanse rozwojowe dzieciom z zaburzeniami o typie autystycznym. Dlatego kładziemy taki nacisk na skonstruowane przez nas ćwiczenia naśladowania oraz na sposób ich prezentowania dzieciom.

ĆWICZENIA

- naśladowanie ruchów ciała, dłoni, palców;
- naśladowanie ruchów warg, języka i szczęki;
- naśladowanie mimiki;
- naśladowanie wydawanych dźwięków;
- naśladowanie sposobów użycia narzędzi;
- naśladowanie czynności samoobsługowych;
- naśladowanie czynności wykonywanych przez osoby przedstawione na obrazku;
- naśladowanie czynności osób dorosłych;
- naśladowanie sekwencji zdarzeń według schematycznych rysunków;
- naśladowanie sekwencji czynności na polecenie słowne.

Im więcej zasad dziecko opanuje podczas ćwiczeń ogólnorozwojowych, tym łatwiej będzie przyswajało reguły językowe. Dostrzeże także samodzielnie powtarzające się prawidłowości i dzięki temu będzie mogło rozwiązywać nowe zadania językowe. Oznacza to włączenie dziecięcej aktywności w proces uczenia się znaczeń.

BIBLIOGRAFIA

Affolter F., 1997, *Spostrzeganie, rzeczywistość, język*, Warszawa.

Anusiewicz J., *Kulturowa teoria języka. Zarys problematyki*, [w:] Anusiewicz J, Bartmiński J. (red.), *Język a kultura*, 1991, t. 1, Wrocław.

Bauer J., 2006, *Warum ich fuehle, was du fuehlst. Intuitive Kommunikations und das Geheimnis der Spiegelneurone*, Muenchen.

Belsky J., Most R.K., 1981, *From exploration to play: A crosssectional study of infant free play behaviour*, „Developmental Psychology" nr 17.

Bernstein B., 1990, *Odtwarzanie kultury*, Warszawa.

Bogdanowicz M., 1985, *Psychologia kliniczna dziecka w wieku przedszkolnym*, Warszawa.

Bogdanowicz M., 2000, *Integracja percepcyjno-motoryczna. Teoria - diagnoza - terapia*, Warszawa.

Bokus B., 1984, *Nawiązywanie interakcji społecznych przez małe dziecko*, Wrocław–Warszawa–Kraków–Gdańsk–Łódź.

Brown P.M., 1988, *Symbolic play and language development in normally hearing and hearing impaired preschoolers, unpublished masters thesis*, Melbourne.

Froehlich A., 1998, *Stymulacja od podstaw*, Warszawa.

Grabowska A., Bednarek D., 2004, *Różnice płciowe w dysleksji*, [w:] Grabowska A., Rymarczyk K. (red.), *Dysleksja. Od badań mózgu do praktyki*, Warszawa.

Hall E.T., 1987, *Bezgłośny język*, Warszawa.

Huizinga J., 1967, *Homo ludens. Zabawa jako źródło kultury*, Warszawa.

Hurlock E.B., 1985, *Rozwój dziecka*, Warszawa.

Jakobson R., 1989, *W poszukiwaniu istoty języka*, t. 1–2, Warszawa.

Kielar-Turska M., 1997, *Procesy poznawcze w rozwoju: ujęcie dawne i nowe*, [w:] Mierzejewska H., Przybysz-Piwkowa M. (red.), *Rozwój poznawczy i rozwój językowy dzieci z trudnościami w komunikacji werbalnej*, Warszawa.

Knobloch-Gala A., 1997, *Patologia rozwoju procesów poznawczych u dzieci a ich rozwój językowy*, [w:] Mierzejewska H., Przybysz-Piwkowa M. (red.), *Rozwój poznawczy i rozwój językowy dzieci z trudnościami w komunikacji werbalnej*, Warszawa.

Kościelska M., 1995, *Oblicza upośledzenia*, Warszawa.

Kurcz I., 1987, *Język a reprezentacja świata w umyśle*, Warszawa.

Maas V.F., 1998, *Uczenie się przez zmysły. Wprowadzenie do teorii integracji sensorycznej*, Warszawa.

McCune-Nicolich L., Bruskin C., 1982, *Combinatorial competency in symbolic play and language*, [w:] Pepler D.J., Rubin K.H. (red.), *The Play of Childern current Theory and Research*, Basel.

Olechnowicz H., 1995, *Dziecko własnym terapeutą*, Warszawa.
Olechnowicz H. (red.), 1999, *U źródeł rozwoju dziecka. O wspomaganiu rozwoju prawidłowego i zakłóconego*, Warszawa.
Piaget J., 1992, *Mowa i myślenie dziecka,* Warszawa.
Piaget J., 1966, *Studia z psychologii dziecka*, Warszawa.
Szuman S., 1985, *Studia nad rozwojem psychicznym dziecka,* t.1, Warszawa.
Szuman S., 1985, *Podstawy rozwoju i wychowania w ontogenezie,* t. 2, Warszawa.
Tomasello M., 2002, *Kulturowe źródła ludzkiego poznawania*, Warszawa.
Tyborowska K., 1963, *Stadia i czynniki rozwoju intelektualnego w teorii J. Piageta,* „Psychologia Wychowawcza", t. VI, nr 2.
Vasta R., Haith M., Miller S.A., 1995, *Psychologia dziecka,* Warszawa.
Wolska M., *Mózgowa organizacja czynności psychicznych*, Kraków 2000.
Wygotski L.S., 1989, *Myślenie i mowa*, Warszawa.

VI

ROZWÓJ ZACHOWAŃ SPOŁECZNYCH I EMOCJI

Próba omówienia rozwoju społecznego w izolacji od pozostałych funkcji pokazuje, jak niewykonalnym zadaniem jest rozgraniczanie poszczególnych sfer życia człowieka od chwili narodzin. Co prawda Piaget sądził, że: „jednostka nie rodzi się społeczna, lecz stopniowo taka się staje" (za: Wadsworth, 1998, s. 81), ale do tego sformułowania należy podejść ze szczególną ostrożnością. Jeśli bowiem przyjmiemy, że wszystko, co dzieje się w interakcji człowiek–człowiek, jest społeczne, to dziecko jest jednostką społeczną od pierwszych chwil po narodzeniu, a może nawet jeszcze wcześniej. Tylko podstawowe funkcje życiowe (na przykład: oddychanie, trawienie, wydalanie, krążenie) są jedynie biologiczne i nie podlegają w podstawowym zakresie wpływom czynników środowiskowych. Udowodniono już jednak, że nawet wzrost, uwarunkowany genetycznie, w pewnym stopniu zależny jest od czynników środowiskowych.

Nawiązaniu kontaktu z drugim człowiekiem służy wiele zachowań, począwszy od pierwszych odruchów niemowlęcia, na przykład ssania i płaczu. Pierwsze doświadczenia w kontaktach z matką warunkują kształtowanie się relacji z innymi ludźmi, wpływają znacząco na jakość kontaktów interpersonalnych, kształtują też podstawowe emocje i cechy jednostki.

Rozwój społeczny wyznacza także rozwój poznawczy. Poznanie może odbywać się jedynie poprzez działanie w środowisku, poprzez odbieranie na drodze komunikacji informacji płynących z zewnątrz. Oczywiste w tym kontekście staje się ścisłe powiązanie rozwoju społecznego z rozwojem umiejętności komunikacji w szerszym znaczeniu, a języka (mowy) w znaczeniu węższym. Nawet zdolności motoryczne mają wpływ na rozwój społeczny, z jednej strony umożliwiając fizyczne bycie z drugim człowiekiem (na przykład wtedy, kiedy dziecko, raczkując, zbliża się do matki), z drugiej strony wpływając na rozwój mowy i zdolności komunikacyjne.

Współczesna wiedza nie pozwala na ścisłe rozgraniczenie tego, co społeczne, od tego, co genetyczne. Być może w aspekcie funkcjonowania jednostki ludzkiej taki podział w ogóle nie jest możliwy. Informacja o wielkim wpływie czynników środowiskowych na rozwój człowieka ma ogromne znacznie terapeutyczne – pozwala bowiem w wielu sferach ludzkiego życia tworzyć programy terapii, stymulujące rozwój i usprawniające zaburzone funkcje. W przypadku rozważań nad rozwojem dziecka we wczesnym okresie jego życia szczególnie istotne jest podkreślenie znaczenia jakości i ilości interakcji najpierw z matką, a następnie z innymi osobami z najbliższego otoczenia. Wytworzenie się właściwych wzorców kontaktów oraz zbudowanie na tej podstawie poprawnych zachowań emocjonalnych ma fundamentalne znacznie dla rozwoju każdego dziecka, a dziecka chorego w szczególności.

Jednostka ludzka, przebywając wśród innych członków społeczności, przejmuje od nich wzorce zachowań oraz wiedzę, niekoniecznie przekazywaną jedynie poprzez kod genetyczny. Tomasello pisze o zjawisku transmisji kulturowej. Jest ono: „w miarę powszechnym procesem ewolucyjnym, który pozwala indywidualnym organizmom zaoszczędzić wiele czasu i wysiłku, nie mówiąc już o ryzyku, dzięki wykorzystaniu istniejącej wiedzy i zdolności członków własnego gatunku. [...] Można tu zaobserwować zarówno rodziców wywołujących ustalone wzorce zachowań u swego potomstwa, jak i przekazywanie umiejętności w procesie uczenia się przez naśladowanie i instrukcję, co wskazuje na to, że być może istnieje wiele różnych rodzajów procesów transmisji kulturowej" (Tomasello, 2002, s. 11).

Ten sam autor w dalszej części cytowanej książki wyróżnia ostatecznie trzy podstawowe typy uczenia się kulturowego:

- uczenie się przez naśladowanie,
- uczenie się dzięki instrukcji,
- uczenie się kolaboratywne.

Wszystkie one są możliwe dzięki zdolności człowieka do rozumienia innych ludzi jako istot takich samych, mających takie samo życie wewnętrzne. Człowiek posiada zdolność postawienia się na miejscu innego człowieka, „a co za tym idzie, uczenia się nie tylko od innych, ale także poprzez innych" (Tomasello, 2002, s. 15).

Z tego powodu tak istotne jest, aby wykształcić w dziecku właściwe wzorce zachowań społecznych. Pozwalają one bowiem czerpać wiedzę ze wspólnego danej społeczności skarbca. Umożliwiają właściwe funkcjonowanie w społeczeństwie, budowanie poczucia tożsamości, stanowią podwaliny właściwego działania wszystkich sfer życia człowieka. „Każde dziecko, które posiada społeczno-poznawczy klucz do historycznie ukształtowanych poznawczych wytworów swej grupy społecznej, może uczestniczyć w kolektywności (wspólnocie) znanej jako poznanie ludzkie. Mogłoby powiedzieć (jak Izaak Newton), że widzi tak daleko dlatego, że stoi na ramionach gigantów." (Tomasello, 2002, s. 15).

1. ROZWÓJ SPOŁECZNY I EMOCJONALNY W PIERWSZYM ROKU ŻYCIA

1.1. Płacz – pierwszy akt komunikacji

Dziecko przychodzi na świat z wrodzonym odruchem płaczu. Odruch ten - podobnie jak pozostałe, w które wyposażony jest noworodek - stanowi podstawę jego przeżycia. Głos płaczącego dziecka, w prawidłowo kształtującej się diadzie matka-niemowlę, przywołuje opiekuna, który zaspokaja sygnalizowane potrzeby. Dopóki dziecko nie nabędzie innych zdolności komunikacyjnych, płacz i mimika wyrażają głównie emocje, których ono doświadcza. W pierwszych tygodniach życia zakres przeżywanych emocji jest bardzo wąski. Prawidłowo rozwijające się dziecko, które nie doświadcza bólu z powodu jakiejś przewlekłej choroby, odczuwa zwykle spokój (gdy wszystkie jego potrzeby są zaspokojone i gdy nie działają na niego zbyt silne bodźce) albo przeciwnie - dyskomfort. Taki stan trwa zwykle przez pierwsze trzy miesiące życia. Już jednak w tym czasie opiekunowie uczą się odróżniania rodzajów płaczu, zależnych od przyczyn dyskomfortu odczuwanego przez dziecko. Każda matka opiekująca się swoim dzieckiem zwykle potrafi powiedzieć, czy jest to płacz z powodu mokrej pieluszki, głodu, zimna czy niewyjaśnionego niepokoju. Właściwe reakcje na przywoływanie od pierwszych chwil życia budują poczucie bezpieczeństwa i stwarzają fundamenty prawidłowego rozwoju wszelkich sfer życia człowieka. Uderzającą cechą dużych placówek opiekujących się małymi dziećmi jest nienaturalny spokój panujący w wieloosobowych salach. Leżące w łóżeczkach niemowlęta płaczą dużo rzadziej niż ich rówieśnicy wychowywani w rodzinach. Płaczące dziecko, na głos którego sporadycznie reaguje opiekun, przestaje w końcu przywoływać go w ten sposób. Jednocześnie nie wykształca podstawowych i fundamentalnych zachowań społecznych, na zawsze zwykle utrwalając deficyty w tym zakresie.

Prawidłowe reagowanie na płacz ważne jest w szczególności wtedy, gdy istnieje podejrzenie o wczesnym uszkodzeniu rozwoju dziecka. W takich przypadkach zachowania matek są najczęściej przesadzone i nieadekwatne. Wzmaga się dyskomfort dziecka, spowodowany ciągłym napięciem emocjonalnym opiekuna. Sygnalizowanie niepokoju potęguje z kolei napięcie matki, tworząc reakcję kołową. Aby temu zapobiec, matka musi poznać dobrze pierwszy sposób komunikacji dziecka - płacz.

ĆWICZENIA

Celem ćwiczeń jest poznanie sposobu reagowania dziecka na różne bodźce i obserwacja rodzajów płaczu. Zadaniem terapeuty jest koordynowanie zadań wykonywanych przez matkę oraz pomoc w interpretacji zjawisk.

Terapeuta wraz z matką obserwuje i zapisuje rytm dzienny dziecka – okresy czuwania i snu, długość i rodzaj płaczu, skuteczność podjętych działań. Obecność osoby trzeciej – terapeuty jest niezwykle ważna dla matki, która dzięki temu lepiej panuje nad swoimi emocjami, nie stwarzając dodatkowych sytuacji stresowych, mogących nasilać negatywne reakcje niemowlęcia. Zwłaszcza dla matek, które urodziły pierwsze dziecko, pomoc w interpretacji niemowlęcych zachowań jest szczególnie cenna. Niemowlętom do trzeciego miesiąca życia przypisuje się głównie problemy kolkowe, które niekoniecznie muszą być jedynym powodem ich płaczu. Szczególnym przypadkiem mogą być dzieci nadwrażliwe na bodźce różnego typu – dotykowe, dźwiękowe, termiczne itp. Reagują silnym płaczem na wszelkie zmiany, źle znoszą wyjście z domu na spacer, zanurzenie w wodzie, rozbieranie w czasie zmiany pieluszki. Terapeuta powinien pomóc matce w interpretacji tych zjawisk. Takie zachowania charakterystyczne są zwłaszcza dla dzieci przedwcześnie urodzonych. W przypadku dzieci urodzonych w wyznaczonym terminie może to oznaczać skłonności do nadruchliwości i nadpobudliwości w późniejszym czasie.

Zadaniem matki i terapeuty jest znalezienie sposobu uciszania płaczu dziecka. Nieprawdą bowiem jest, jakoby „dziecko musiało się wypłakać", albo podczas płaczu ćwiczyło pojemność płuc. Rzeczywiście, po okresie uporczywego płaczu dziecko w końcu zamilknie, ale zrobi to albo ze zmęczenia, albo dlatego, że – podobnie jak w przypadku dzieci wychowywanych w dużych placówkach – nauczy się, że wysyłane sygnały nie są właściwie rozumiane przez matkę. Jest to bardzo niekorzystne ze względu na kształtowanie więzi emocjonalnych z matką oraz rozwój społeczny i emocjonalny samego dziecka. Do takich zachowań nie wolno opiekunom dopuszczać. Bywają sytuacje (wcale nierzadkie), że dziecko przez pierwsze trzy do czterech miesięcy płacze dużo i wiele czasu spędza w ramionach matki. Istnieje jednak zawsze ku temu jakiś powód – zdrowotny lub emocjonalny – i bliskość opiekunów pozwala dziecku przetrwać trudne dla niego miesiące.

1.2. Interakcja twarzą w twarz

Już pierwszy kontakt matki i dziecka po urodzeniu jest przykładem interakcji twarzą w twarz; kiedy matka bierze niemowlę na ręce, ich twarze zwrócone są ku sobie, a matka patrzy głównie na dziecko. Od tej pory, przez wiele miesięcy, ten typ kontaktu dominuje w relacji matka–dziecko. Matkę widzi dziecko wtedy, kiedy jest karmione (na początku głównie to, które jest karmione butelką, dziecko starsze widzi twarz matki także wtedy, kiedy ssie pierś), w czasie zmiany pieluszki, kąpieli i zabiegów pielęgnacyjnych. Także układ większości wózków dla niemowląt pozwala dziecku w czasie spaceru obserwować twarz opiekuna. Należy przy okazji podkreślić, że jest to układ korzystny zarówno dla matki, jak i dla dziecka; z tego właśnie powodu wózki ograniczające niemowlęciu kontakt wzrokowy z matką nie są wskazane, szczególnie w przypadku dzieci należących do grupy zagrożonych nieprawidłowym rozwojem.

Tak wiele okazji do interakcji twarzą w twarz zachęca matkę i dziecko do nawiązywania kontaktu. Pozwala również opiekunom na wnikliwe obserwowanie zachowań i reakcji oraz uczenie się charakterystycznych dla każdego dziecka cykli wzmożonej aktywności i uwagi, przechodzących w unikanie i wyciszenie. Jak podaje Vasta (Vasta i inni, 1995), odkrycie tych cykli jest niezwykle istotne dla zrozumienia mechanizmów interakcji społecznych we wczesnej fazie rozwoju. Poznanie cyklicznych zachowań noworodków pozwala matkom wytworzyć właściwe sposoby komunikacji. Kiedy aktywność dziecka wzrasta, matka zaczyna reagować: mówieniem, śpiewaniem, pieszczotami, uśmiechami. W chwili wyciszenia się dziecka, maleje również aktywność matki, co pozwala dziecku uspokoić się i uniknąć nadmiernej ilości bodźców.

Vasta opisuje również drugi wzorzec interakcji, pojawiający się wtedy, kiedy matka i dziecko nauczą się synchronizować okresy aktywności i wyciszenia (Vasta i inni, 1995). Na drugim etapie matka reaguje dopiero na aktywność dziecka – dziecko inicjuje kontakt. Za każdym razem otrzymuje jednak „odpowiedź", którą może być naśladowanie wydawanych przez nie dźwięków lub powtarzanie przez matkę tych samych ruchów, min, zachowań.

Należy zdecydowanie podkreślić, że utrwalanie się interakcji twarzą w twarz następuje jedynie przez pierwsze trzy do czterech miesięcy. Po tym czasie, kiedy dziecko nabywa zdolność zmiany pozycji ciała, więcej czasu spędza na siedząco, a potem na stojąco, i kiedy zaczyna interesować się innymi ludźmi i przedmiotami wokół, ilość okazji do kontaktów tego rodzaju gwałtownie maleje. Matka ma więc stosunkowo niewiele czasu, aby dokładnie obserwować sposób reagowania na bodźce i nauczyć się odczytywania stanu emocjonalnego swojego dziecka. Wydaje się, że to właśnie te kilka miesięcy ciągłego niemal patrzenia w twarz niemowlęcia pozwalają matkom stać się ekspertkami w dziedzinie niewerbalnej komunikacji z dzieckiem. Ta szczególna więź pozostaje na całe życie. Ma to także ogromne znaczenie dla rozwoju dziecka, które, jeśli jest dobrze rozumiane przez najbliższe otoczenie, wyrasta w poczuciu bezpieczeństwa i prawidłowo kształtuje swoje emocje.

Na początku, tuż po urodzeniu dziecka, żadna matka nie potrafi właściwie odczytać komunikatów, które ono wysyła. Ważne jest jednak, aby wnikliwie obserwować rozwój i nawiązywać coraz bliższy kontakt. Istnieje bowiem niebezpieczeństwo, że rodzice, którzy nie nauczą się rozumieć dziecka od pierwszych miesięcy jego życia, nie zrozumieją go też później, nawet wtedy, gdy będzie już potrafiło werbalizować swoje potrzeby. Częste patrzenie w twarz małego dziecka oraz zbliżanie do niego swojej twarzy powoduje, że łatwiejsze staje się wzajemne rozumienie, a kontakty zdecydowanie bardziej zażyłe. Szczególnie rodzice dzieci niesłyszących powinni zwrócić uwagę na znaczenie interakcji twarzą w twarz. Dziecko pozbawione możliwości odbierania dźwięków, słuchania głosu matki, lokalizowania źródła dźwięku żyje w poczuciu zagrożenia, niepewności. Spoglądanie w twarz rodzicom może częściowo zrekompensować straty emocjonalne spowodowane niedosłuchem. Dziecko uczy się wtedy również odczytywania informacji płynącej z mimiki, wyrazu oczu, uśmiechu, ruchu ust. Staje się to nieocenioną umiejętnością w trakcie nauki komunikacji językowej i daje duże szanse na naukę języka werbalnego.

ĆWICZENIA

Tak jak w przypadku obserwacji płaczu, również w tej sytuacji rola terapeuty polega głównie na wspieraniu rodziców i pomocy w interpretacji zachowań dziecka.

- Pierwsze zadanie powinno polegać na próbie ustalenia oznak aktywności i wyciszenia dziecka. Terapeuta wraz z matką obserwują dziecko przez kilka dni i prowadzą notatki. Ocenie podlegać powinna ruchliwość niemowlęcia, okresy jego snu i czuwania, zachowań w trakcie czuwania (na przykład, czy wodzi wzrokiem za przechodzącymi postaciami, czy zwraca uwagę na pojawiające się dźwięki, czy reaguje mimiką na pojawianie się znanych i nieznanych mu osób, czy odpowiada na próby nawiązania kontaktu przez matkę).
- Jeśli udało się ustalić okresy aktywności i wyciszenia, w chwili, gdy dziecko sygnalizuje chęć kontaktu (powinno ono być wtedy nakarmione i przewinięte, aby nic nie zaburzało interakcji), matka bierze je na ręce i próbuje nawiązać z maleństwem kontakt wzrokowy, jednocześnie mówiąc i uśmiechając się do niego czule. Należy próbować różnych sposobów komunikacji: łagodnego mówienia, śpiewania,

wokalizowania sylab (najlepiej zaczynać od sylab prymarnych: PA, MA, które dziecko wkrótce będzie umiało powtórzyć).

- Kolejnym etapem jest obserwacja dziecka, zmierzająca do tego, aby odpowiednio często wychwytywać jego reakcje mające na celu nawiązanie kontaktu. Za każdym razem na początku matka powinna reagować w ten sam sposób - wypowiadając te same słowa, dotykając dziecko w ten sam sposób, śpiewając tę samą piosenkę. Ta część interakcji powinna mieć charakter rytuału.
- W celu ułatwienia obserwacji dziecka, matki powinny jak najwięcej czasu spędzać w bezpośredniej bliskości dziecka. Mitem jest twierdzenie, że dziecko przez kilka pierwszych miesięcy większość czasu powinno spędzać w swoim łóżeczku w oddzielnym pokoju. Najlepszym rozwiązaniem jest umieszczanie dziecka w specjalnym leżaczku lub wózku, w którym będzie mogło jak najwięcej czasu spędzać blisko rodziców, widząc ich i słysząc ich rozmowy. Nie jest również prawdą, jakoby dziecka, które nie płacze, nie powinno się brać na ręce. Tylko w ten sposób można bowiem stworzyć odpowiednie warunki do prawidłowego kształtowania się interakcji twarzą w twarz.

1.3. Rozumienie emocji

Przez pierwsze trzy miesiące stany emocjonalne odczuwane przez dziecko są mało zróżnicowane. Niemowlę odczuwa albo spokój, gdy nic mu nie dolega, a jego potrzeby są zaspokojone, albo niepokój (w różny sposób okazywany), gdy w jakiejkolwiek sferze odczuwa dyskomfort. Samo dziecko nie rozumie jeszcze swoich emocji i dopiero wraz z rozwojem mowy uczy się je identyfikować i nazywać. Jednak od kilku pierwszych tygodni życia ma zdolność komunikowania swojego stanu oraz potrzeb. Świadczy o tym konsekwentnie odmienna modulacja płaczu uzależniona od tego, czy dziecko jest: głodne, mokre, zmęczone, czy też odczuwa brak bliskiego kontaktu z matką.

Istotnym aspektem rozwoju jest istnienie ścisłych interakcji emocjonalnych między matką a dzieckiem od pierwszych chwil po urodzeniu. Dziecko wyczuwa stany emocjonalne matki i zazwyczaj synchronizuje z nimi swój stan. Jeśli matka jest zdenerwowana i silnie napięta, dziecko często reaguje niepokojem i płaczem. Stwarza to niebezpieczeństwo reakcji kołowych, gdyż niepokój dziecka wzmaga zazwyczaj napięcie matki, a to z kolei rozdrażnia dziecko. Ważne jest więc, aby matka zdawała sobie sprawę z takich zależności, gdyż wyciszenie negatywnych emocji może pozytywnie wpłynąć na zachowanie niemowlęcia.

Dziecko jest od urodzenia tak silnie związane z opiekunami, a tym samym tak bardzo niesamodzielne, że jego wrodzone instynkty każą mu w początkowej fazie rozwoju podstawowe emocje łączyć z osobami z bezpośredniego otoczenia. Jak podają Maria Kielar-Turska i Marta Białecka-Pikul ([w:] Harwas-Napierała, Trempała, 2000), reakcje emocjonalne dziecka w pierwszym roku życia przedstawiają się następująco:

Tab. 1. Reakcje emocjonalne dziecka w pierwszym roku życia

WIEK W MIESIĄCACH	REAKCJA EMOCJONALNA
1	odpowiedź niepokojem na niepokój matki
2	uspokajanie się podczas spokojnego mówienia lub śpiewania przez opiekuna
3	odpowiedź uśmiechem na uśmiech
4	niepokój, jeśli matka przez dłuższy czas nie zajmuje się dzieckiem
5	strach, jeśli zobaczy nieznane osoby
7–8	płacz, gaworzenie, aby przyciągnąć uwagę opiekuna
10	naśladowanie ruchów dorosłego i włączanie się do zabawy

Źródło: Tabela opracowana przez autorki na podstawie M. Kielar-Turska i M. Białecka-Pikul ([w:] Harwas--Napierała, Trempała, 2000, s. 65) oraz badań i obserwacji własnych.

Odbieranie emocji odczuwanych przez najbliższych opiekunów dziecka ma ścisły i zdecydowany wpływ na chęć dziecka do działania, jego aktywność w poznawaniu otoczenia oraz obraz własnej osoby, tworzący się od pierwszych miesięcy życia na podstawie informacji przekazywanych przez otoczenie. Niemowlę wychowywane przez kochających i spokojnych rodziców będzie miało dużo odwagi i chęci do eksplorowania oraz odkrywania, nie zniechęcą go niepowodzenia, we właściwy sposób wykształci poczucie sprawstwa. Negatywne emocje sprawiają, że dziecko czuje się niepewnie, odczuwa zagrożenie i zdominowanie. Niechętnie podejmuje inicjatywę, unika interakcji, buduje negatywny obraz swojej osoby. Wspomniane cechy, ukształtowane we wczesnej fazie rozwoju, pozostają na zawsze integralną częścią osobowości człowieka. Utrwalone tak wcześnie, stanowią fundament rozwoju społecznego, w jakimś stopniu warunkując jakość społecznych kontaktów.

Od pierwszych chwil życia dziecko uczy się niewerbalnie komunikować to, co czuje. Robi to poprzez płacz, ruchy ciała, napięcie mięśni, ale przede wszystkim – mimikę. Mimiczne umiejętności dziecka w pierwszym roku życia rozwijają się następująco:

Tab. 2. Mimiczne wyrażanie emocji w pierwszym roku życia

WIEK W MIESIĄCACH	EMOCJE WYRAŻANE MIMICZNIE
1	radość, zadowolenie
3–4	złość, smutek
7	strach
11–12	nieśmiałość, wstyd

Źródło: Tabela opracowana przez autorki na podstawie literatury (patrz bibliografia do rozdziału VI) oraz badań i obserwacji własnych.

Uwidaczniając własne emocje na twarzy, dzieci dość szybko (już około szóstego miesiąca życia) uczą się odczytywać emocje widoczne na twarzach opiekunów. Dowodzi to niezbicie, jak ogromne znaczenie w kształtowaniu się odpowiednich relacji i kompetencji społecznych ma ludzka twarz. Pod koniec pierwszego roku dziecko dostosowuje swoje zachowanie do tego, co widzi na twarzy opiekunów – uśmiech lub groźne spojrzenie potrafią zachęcić lub zniechęcić dziecko do działania.

Vasta podaje, że rozwój emocji uzależniony jest od otoczenia społecznego, w szczególny sposób zaś od dwóch typowych procesów społecznych – modelowania i wzmacniania (Vasta i inni, 1995). Modelowanie polega na pokazywaniu dzieciom, zwykle w sposób wyrazisty, emocji, do których dzieci dość szybko (około trzeciego miesiąca życia) dopasowują swoje reakcje. Dotyczy to zwłaszcza emocji pozytywnych, gdyż te najczęściej, w przesadzony sposób, okazywane są przez matki. Dodatkowo również naturalnym zjawiskiem jest częstsze i wyraźnie pozytywne reagowanie przez matki na okazywane przez dzieci: radość, zadowolenie, przyjemność. Takie zachowania, choć często nieuświadomione przez opiekunów, określane są w terminologii psychologicznej jako wzmocnienia. Pozytywne reakcje otoczenia wzmacniają bowiem i utrwalają nawyki dziecka. Prawdopodobnie procesy te sprawiają, że pierwszy rok życia przynosi zdecydowanie wyciszenie reakcji negatywnych, a utrwalanie się pozytywnych. Być może również magiczna granica trzeciego miesiąca, o której opowiada się zawsze matkom dzieci niespokojnych, płaczących, nie wynika jedynie z dojrzewania układu pokarmowego i stopniowego ustępowania kolek, ale również z przebiegającego procesu socjalizacji, w wyniku którego niemowlę uczy się pozytywnie odpowiadać na okazywaną mu miłość i stopniowo eliminuje emocje negatywne.

Początkowo dzieci nie potrafią kontrolować wyrażania swoich stanów emocjonalnych. Reakcje następują zaraz po wystąpieniu bodźca, nie są odraczane ani wyciszane. Dopiero pod koniec pierwszego roku dzieci stopniowo wchodzą w długotrwały proces uczenia się zasad okazywania emocji, czyli obowiązującej w danej społeczności konwencji wyrażania tego, co się czuje. Takie zachowania są silnie zależne kulturowo i wiedza na ten temat warunkuje proces integracji jednostki z pozostałymi członkami grupy społecznej.

ĆWICZENIA

Właściwe rozumienie oraz przekazywanie emocji stanowi warunek prawidłowego kształtowania związku emocjonalnego między matką a potomstwem, następnie między dzieckiem a innymi członkami grupy społecznej. Także jakość dorosłego życia w społeczeństwie silnie zależy od umiejętności właściwego okazywania i odbierania emocji innych ludzi. Szeroko omawiana w ostatnich latach inteligencja emocjonalna nie jest niczym innym jak poprawnie wykształconą techniką reagowania oraz dojrzałością społeczną. Kolejny raz okazuje się, że sukcesy ludzi dorosłych mają swe źródło w bardzo wczesnym dzieciństwie. Uświadomienie sobie tego faktu pozwala na lepsze wykorzystanie czasu, który wiele osób uważa za okres głównie procesów fizjologicznych, związanych z jedzeniem i wydalaniem, a nie psychicznych, w tym emocjonalnych.

- Terapeuta lub matka mówią do dziecka spokojnym, ciepłym głosem, dbając jednocześnie, aby wyraz twarzy odpowiadał emocjom przekazywanym przez słowa. Matka powinna poprosić domowników o filmowanie jej w czasie codziennych czynności lub w czasie rozmowy z członkami rodziny, aby mogła poddać analizie swój wyraz twarzy. Należy bowiem pamiętać, że matki dzieci nieprawidłowo rozwijających się mają zwykle smutną twarz i taką mimikę widzą ich dzieci.
- Od szóstego miesiąca życia należy czytać dziecku książeczki, mimiką i intonacją podkreślając wyrażane słowami emocje. Terapeuta powinien starannie wybierać teksty, które pozwolą na nazywanie i identyfikowanie uczuć w sposób jednoznaczny. Zalecane jest samodzielne tworzenie tekstów do obrazków. Na drugim etapie czytania tekstów, obok nazywania emocji, należy pokazywać również schematy ludzkiej twarzy, oddające przeżywane przez bohaterów uczucia.
- Również od szóstego miesiąca należy wykonywać z dzieckiem ćwiczenia polegające na mimicznym pokazywaniu (w sposób wyrazisty) emocji – głównie radości, smutku, złości i strachu. Twarz matki lub terapeuty powinna znajdować się na wysokości oczu dziecka, w odległości około pół metra. Celem ćwiczenia jest skłonienie dziecka do odpowiedzi mimicznych, odzwierciedlających pokazywane mu emocje.

- Za każdym razem, kiedy opiekunowie chwalą lub ganią dziecko, powinni dbać o adekwatność reakcji mimicznych. Także zachęcając, stymulując dziecko do różnych działań, należy dbać o adekwatność przekazu słownego i mimicznego.
- Około dwunastego miesiąca życia dziecko zaczyna rozumieć proste polecenia i zakazy. Jeśli zamierza ono zrobić coś nieakceptowanego przez opiekunów, należy stanowczo, z odpowiednim gestem i mimiką mówić: *nie, nie wolno; nie ruszaj.*

1.4. Kształtowanie się przywiązania

Miłość, zwana w psychologii rozwojowej przywiązaniem, kształtuje się stopniowo i zależy od kilku czynników. Chociaż w większości przypadków matka kocha swoje dziecko już przed narodzeniem (wczesnemu kształtowaniu się uczucia sprzyja m.in. następujący w szybkim tempie postęp techniczny w medycynie, który pozwala, dzięki badaniom USG, zobaczyć dziecko na długo przez urodzeniem), jednak tak naprawdę miłość ma szansę wykształcić się dopiero w wyniku częstych i prawidłowych interakcji. W czasie kontaktów z dzieckiem matka poznaje jego reakcje, uczy się odczytywać jego potrzeby i odczuwa radość wtedy, kiedy owe potrzeby udaje jej się zaspokoić. Dość szybko dziecko uczy się przekazywać niewerbalnie swoje emocje, odpowiadając uśmiechem na uśmiech, wyrażając mimiką swoje zadowolenie. Ogromne znaczenie w kształtowaniu się uczuć macierzyńskich ma także aspekt biologiczny, głównie hormonalny, chociaż – jak często w dziedzinie psychologii – postawienie wyraźnej granicy między tym, co biologiczne, a tym, co społeczne nie jest możliwe. Należy jednak z całą stanowczością podkreślić, że przywiązanie jest efektem procesu, który zachodzi w wyniku kontaktów matki z dzieckiem i na który niekwestionowany wpływ ma jakość i ilość tych kontaktów.

Pierwsze prawdziwe – w rozumieniu rodziców – dowody przywiązania otrzymuje matka w okresie od szóstego do ósmego miesiąca życia dziecka. Wtedy to bowiem niemowlę zaczyna negatywnie reagować na nieobecność matki oraz na pojawianie się obcych osób. Co prawda wcześniej dziecko również wysyłało niewerbalne komunikaty świadczące o przywiązaniu – uspokajało się szybciej w ramionach matki, uśmiechało radośnie na jej widok, ale zwykle nie płakało wtedy, kiedy matka wychodziła lub kiedy w bezpośredniej bliskości pojawiała się obca twarz.

Badania dowodzą (Vasta i inni, 1995), że istnieją trzy główne schematy reagowania dzieci na rozstanie z matką:

A. dzieci **lękowo-unikające**, które silnie negatywnie reagują na rozstanie z matką, a po jej powrocie ignorują ją lub jej unikają;
B. dzieci **ufnie przywiązane** do opiekuna, które rozstanie z matką przeżywają negatywnie i protestują przeciwko niemu, ale po powrocie witają matkę entuzjastycznie;
C. dzieci **lękowo-ambiwalentne**, które również silnie protestują przeciwko rozstaniu, z chwilą powrotu okazują jednak matce złość, czasami agresję.

Z trzech podanych powyżej wzorców, tylko model B jest poprawny i świadczy o właściwych relacjach łączących matkę i dziecko. Jest to ważna informacja dla wszystkich matek, które niepokoi negatywna reakcja dziecka na rozstanie, nawet krótkie. Jeśli zachowanie dziecka realizuje model B, płacz lub protest dziecka w chwili rozstania świadczy o prawidłowo kształtującym się przywiązaniu. Jeśli natomiast w czasie powrotu dziecko okazuje złość, agresję lub unika matki, trzeba zastanowić się nad przyczynami jego reakcji.

Należy oczywiście podkreślić, że miłość rodzi się nie tylko pomiędzy matką a dzieckiem, ale również pomiędzy ojcem, rodzeństwem, innymi członkami rodziny a dzieckiem. Niemowlę z każdym z otoczenia nawiązuje inny typ relacji, niezmiernie ważny ze względu na jego rozwój oraz kształtowanie kompetencji społecznych. Diada matka–dziecko stanowi jednak podstawę i wzorzec relacji z innymi ludźmi. Deficyty w tej materii odbiją się negatywnie na relacjach z innymi członkami rodziny i na interakcjach społecznych także w dorosłym życiu.

Podczas kształtowania się właściwego modelu przywiązania wielkie znaczenie ma postawa matki. Jeśli potrafi zrozumieć komunikaty wysyłane przez niemowlę, jeśli potrafi okazać mu czułość oraz zaakceptować chorobę lub upośledzenie określonych funkcji, wtedy powstaje szczególny typ relacji, zwany miłością. Jak podaje Vasta: „jakość relacji dziecko–opiekun stanowi do pewnego stopnia rezultat jakości opieki sprawowanej nad dzieckiem" (Vasta i inni, 1995, s. 469). Bardzo istotną kwestią jest również werbalizowanie pozytywnych uczuć kierowanych do dziecka. Przekaz językowy jest równie ważny jak przekaz mimiczny, a nazywanie uczuć pozwala dzieciom na szybszą identyfikację swojego stanu oraz wcześniejsze kontrolowanie swojej ekspresji.

ĆWICZENIA

Trudno w ramach terapii nauczyć matkę kochać swoje dziecko. Można jednak poprawić jakość i ilość interakcji, które w bezpośredni sposób wpływają na kształtowanie się przywiązania. Czasami zdarza się, że matki – będąc w trudnej sytuacji psychicznej po urodzeniu chorego dziecka

– długo unikają z nim kontaktów i ograniczają ilość interakcji. Rolą terapeuty jest zapobieganie takim sytuacjom.

- W sytuacji wycofywania się matki z kontaktów z dzieckiem należy stwarzać liczne okazje do interakcji. Matka powinna wykonywać lub uczestniczyć przy zabiegach pielęgnacyjnych, karmić niemowlę, nosić je na rękach. Terapeuta musi kierować uwagę matki na przejawy prób nawiązywania kontaktu przez dziecko. Musi podkreślać każdy uśmiech dziecka, komentować mimiczne reakcje, nazywać emocje.
- Matki, które nie karmią swoich dzieci piersią, powinny zadbać o odpowiednią dawkę kontaktu cielesnego z niemowlęciem, na przykład powinny układać dzieci na swoim brzuchu, na piersiach i przytulać tak, aby dziecko mogło wsłuchiwać się w bicie serca.
- Ważne jest kształtowanie odpowiednich wzorców rozstania i powrotu matki. Nie powinna ona nagle znikać dziecku, należy dążyć raczej do wyjścia poprzedzonego pożegnaniem, a po powrocie czule przywitać się z dzieckiem, nawet wtedy, gdy jest zajęte zabawą.
- Nie należy ignorować sygnalizowania potrzeb przez dziecko – płacz za każdym razem powinien spowodować reakcję matki. Nie zawsze musi być to wzięcie na ręce, ale zawsze dziecko powinno zobaczyć uśmiechniętą twarz i usłyszeć głos opiekuna.

1.5. Rozwój niewerbalnego dialogu

Dzieci od pierwszych chwil po urodzeniu, a nawet sporo wcześniej, prowadzą ze swoimi opiekunami niewerbalny dialog. Nauka „języka" i sposobu komunikowania swoich potrzeb przez dziecko jest trudnym zadaniem dla matki. Nawiązanie kontaktu, budowanie więzi, tworzenie przywiązania warunkuje prawidłowy rozwój dziecka oraz kształtowanie się relacji z rodzicami i innymi ludźmi na całe życie. Wszystkie te aspekty zależą od zdolności do oraz jakości komunikacji.

Płacz wyraża potrzeby niemowlęcia – szybko następuje różnicowanie sposobów płaczu i umiejętność rozumienia tego przekazu przez opiekunów pozwala dziecku budować poczucie bezpieczeństwa i zaspokojenia. Dzięki temu eliminuje ono stopniowo ze swojego zachowania reakcje negatywne, zastępując je spokojem lub zadowoleniem. Sygnały tego szybko znajdują swoje odzwierciedlenie w mimice – dziecko zaczyna się uśmiechać. Początkowo jest to tzw. uśmiech endogenny, pojawiający się bez żadnej zewnętrznej, społecznej prowokacji (Szewczykowska, 1988). Najczęściej ten pierwszy typ uśmiechu można dostrzec w czasie snu. Dość szybko jednak pojawia się uśmiech będący prawdziwym komunikatem: *jest mi dobrze, jestem bezpieczny, jestem spokojny*. Około trzeciego miesiąca życia dziecka rodzice otrzymują to, na co z niecierpliwością czekają od jego urodzenia – uśmiech będący odpowiedzią na ich uśmiech. To już prawdziwy dialog. Jest to ważny dowód i wyraz porozumienia, które rodzi się między opiekunami a dzieckiem, od tej chwili pojawia się przekonanie, że rodzice są rozumiani.

Chociaż zachowania komunikacyjne dziecka przez długi czas mają charakter niewerbalny, niezwykle istotne jest, aby od pierwszych chwil po narodzeniu rodzice, zwłaszcza matka, używali słów, komunikując się ze swoim dzieckiem. Jest to ważne co najmniej z kilku powodów. Po pierwsze, mówiąc do dziecka, matka dostarcza mu materiału językowego, na bazie którego stworzy ono swój własny język. Po drugie, opisując świat, wraz ze słowami przekazuje emocje, na odbiór których w pierwszych miesiącach życia dziecko nastawione jest przede wszystkim. Po trzecie, od wczesnych miesięcy życia komunikacja z opiekunami, to, co oni mówią, stanowi podstawę poznawczego i społecznego rozwoju dziecka, warunkując niejako również jego dalszy rozwój, już nie tylko zależny od rodziców.

Kolejnym elementem rodzącego się dialogu jest pojawienie się u dziecka wokalizacji. Bardzo często dziecko zaczyna artykułować dźwięki wtedy, kiedy bezpośrednio koło niego pojawia się matka. Pierwsze sylaby są dla matek jak pierwsze słowa, ponieważ matki potrafią w krótkich dźwiękach odczytać wiele treści. Instynktownym, ale bardzo ważnym zachowaniem matek jest powtarzanie po niemowlętach artykułowanych przez nie dźwięków, najczęściej sylab. Takie wzajemne gaworzenie wpływa na dziecko stymulująco, zachęca je do dłuższego powtarzania i powoduje tzw. reakcje kołowe – matka naśladuje dziecko, a dziecko matkę. Jest to pierwsze wspaniałe ćwiczenie językowe dla dziecka, doskonalące artykulację oraz słuch fonemowy.

Jeszcze przed ukończeniem pierwszego roku życia dialog niewerbalny zaczyna powoli nabierać cech językowego porozumiewania się. Dzieje się to przede wszystkim za sprawą wzrastającego poziomu rozumienia u dziecka oraz wypowiadanych pierwszych słów. Aby jednak mogło dojść do pojawiania się pierwszych struktur językowych, a wcześniej do rozumienia wypowiedzi opiekunów, dziecko musi odpowiednio często odbierać językowe bodźce. W tym wypadku stymulacja środowiskowa ma niewątpliwie znaczenie kluczowe.

Oprócz słów ważną rolę w przekazywaniu informacji zaczyna przed ukończeniem pierwszego roku odgrywać u dziecka gest. Jednym z nich jest wyciągnięcie rączek do rodziców, jeśli dziecko chce być wzięte na ręce lub przytulone. Odpowiadanie na takie sygnały to także lekcja komunikacji, która służy również budowaniu zrozumienia. Zwłaszcza że w takiej chwili dziecko zawsze wyraża potrzebę zapewnienia mu poczucia bezpieczeństwa lub wyrażenia uczuć.

Drugim znaczącym gestem, leżącym u podstaw komunikacji, jest wskazywanie przedmiotu w celu skupienia na nim wspólnej uwagi. Jak podkreśla Tomasello (2002), jest to zachowanie typowe jedynie dla ludzi. Nie posiadają go inne naczelne, nawet szympansy. Pojawienie się tego gestu jest uwarunkowane pojmowaniem drugiego człowieka jako takiego samego jak ja, mającego te same intencje komunikacyjne.

Musimy pamiętać, że na tak wczesnym etapie rozwoju języka, dziecko rozumie tylko kilka, najważniejszych dla niego, słów. Ciągle jeszcze lepiej odbiera emocje, które wyrażamy niewerbalnie, niż wyrazy, które wypowiadamy. Dlatego, komunikując się z dzieckiem, należy pamiętać, żeby wzmacniać przekaz językowy mimiką lub gestem, ułatwiającymi rozumienie i przyśpieszającymi rozwój języka.

ĆWICZENIA

Ćwiczenia stymulujące pierwsze niewerbalne dialogi są naturalną kontynuacją wcześniejszych interakcji twarzą w twarz oraz wynikiem prawidłowo kształtującego się przywiązania. Tylko w takich warunkach może rodzić się wzajemne rozumienie.

- Do każdego dziecka, także niesłyszącego, należy mówić od pierwszych dni życia. Matka może opisywać wykonywane przez siebie czynności, nazywać trzymane przedmioty, zwłaszcza te z bezpośredniego otoczenia niemowlęcia, oraz określać uczucia swoje i dziecka.
- Trzymając dziecko na rękach, tak aby mogło widzieć twarz, matka lub terapeuta wypowiadają, początkowo jedną, samogłoskę. Usta mówiącego powinny być pomalowane czerwoną szminką, a twarz wyrażać pozytywne emocje. Na początku jedyną odpowiedzią dziecka będzie uśmiech, z czasem pojawią się próby naśladowania dźwięków.
- Będąc w bezpośredniej bliskości, matka lub terapeuta powtarza sylaby wypowiadane przez dziecko, stymulując je do dalszego naśladowania. Z czasem to opiekun powinien wypowiadać sylabę, którą następnie powtórzy niemowlę. Należy pamiętać, że na wczesnym etapie rozwoju dziecka muszą być to sylaby prymarne, np. PA, MA, BA.
- Ucząc dziecko rozumienia pierwszych słów lub fraz, należy zadbać o równoległy, adekwatny przekaz niewerbalny. Mówiąc więc do dziecka *brawo*, trzeba koniecznie równocześnie wykonać odpowiedni ruch dłońmi oraz szeroko i wyraźnie uśmiechnąć się. Mówiąc *nie wolno* trzeba pokiwać wskazującym palcem oraz mimicznie wyrazić

niezadowolenie. Takie zachowania przyśpieszają rozumienie, a to z kolei – jako podstawowy warunek – przyśpiesza rozwój języka.

- W chwili, gdy u niemowlęcia pojawi się zachowanie polegające na wskazywaniu przedmiotu w celu skupienia na nim wspólnej uwagi, zadaniem opiekunów jest wyraźne reagowanie pozwalające dziecku odczuć, że zostało zrozumiane. Rodzic zatem głośno nazywa przedmiot, który stał się obiektem zainteresowania, następnie może wymienić jego cechę i zademonstrować przeznaczenie. Na przykład matka mówi: *O, piłka. To duża piłka. Zobacz, piłka robi bam, bam, bam.*

1.6. Temperament a socjalizacja

Chociaż w kształtowaniu się relacji między rodzicami a potomkiem wiele zależy od postawy, wiedzy, dojrzałości i stałości emocjonalnej opiekunów, dziecko również posiada – już w chwili urodzenia – określone cechy, które ułatwiają lub utrudniają wzajemne kontakty. Twierdzenie bowiem, że przychodzące na świat dziecko jest jak biała karta, którą środowisko może dowolnie zapisywać, tylko w niewielkim stopniu jest prawdziwe. Niemowlę rodzi się bowiem wyposażone w cały wachlarz cech wrodzonych, które ujawniają się już w pierwszych dniach życia. Jak zauważa Vasta: „U małych dzieci osobowość nie zawiera jeszcze licznych komponentów, które stwierdzamy w późniejszych latach – przekonań, postaw i wartości. Z tego powodu badanie osobowości małego dziecka jest przeważnie ograniczone do pomiaru jego ekspresywności emocjonalnej i wrażliwości na stymulację pochodzącą z otoczenia. Te komponenty osobowości są zwane temperamentem. [...] Tak jak dzieci różnią się pod względem wzrostu, ciężaru czy budowy ciała, tak samo różnią się w swoim ogólnym stylu reagowania na świat" (Vasta i inni, 1995, s. 455).

Ogólna definicja temperamentu niewiele mówi nam o istotnych elementach tego zjawiska, głównie dlatego, że badania nie wyjaśniły do tej pory wszystkich wątpliwości. Należy przypuszczać, że poziom stabilności określonych cech, stanowiących składowe temperamentu, jest silnie zindywidualizowany i zależy od wielu czynników, także środowiskowych. Trudno niekiedy odróżnić opiekunom to, co wrodzone, charakterystyczne dla temperamentu, od tego, co chwilowe, spowodowane na przykład dolegliwościami układu pokarmowego lub innymi, natury zdrowotnej. Często zdarza się, że płaczące dzieci przechodzą szereg badań w celu wykrycia przyczyny nadmiernego niepokoju, drażliwości, płaczliwości. Nie należy rezygnować z tych medycznych poszukiwań, trzeba jednak za każdym razem próbować również pilnie obserwować, w jakich sytuacjach dziecko wykazuje niepokój i starać się te okoliczności eliminować.

Głównymi elementami, analizowanymi podczas badań nad temperamentem, są: aktywność dziecka, sposób reagowania na stymulację pozytywną i negatywną oraz jego reakcje na kontakty z innymi ludźmi, niebędącymi jego bezpośrednimi opiekunami. Podział na trudne i łatwe dzieci niewiele wnosi do terapii. Istotne jest jednak zgodne twierdzenie wszystkich naukowców zajmujących się temperamentem, że cechy wrodzone tylko do pewnego stopnia determinują zachowanie dziecka. Wpływ środowiska jest niekwestionowany i może okazać się kluczowy w ostatecznym kształtowaniu się postawy człowieka.

Cechy osobowościowe mają niewątpliwy wpływ na jakość relacji rodzic-dziecko. Dużo łatwiej bowiem opiekować się dziećmi spokojnymi, pogodnymi i reagującymi łagodnie. Drażliwość niemowlęcia wielokrotnie udziela się matce, głównie z powodu narastającego poczucia winy, że nie potrafi zaspokoić jego potrzeb. Może to prowadzić do – wielokrotnie opisywanych już – reakcji kołowych, bowiem dziecko wrażliwe na bodźce szybko, zwykle negatywnie, reaguje na emocje matki. W związku z tym matka musi szukać sposobu wyciszania negatywnych emocji, aby poprawnie kształtować wzajemne relacje oraz nie dopuszczać do ugruntowywania się błędnych reakcji niemowlęcia na bodźce. Z obserwacji własnych autorek wynika, że przejawiająca się wcześnie intensywność zachowań dziecka wobec stymulacji pozytywnej i negatywnej pozostaje często jego cechą stałą. Niedopuszczanie do utrwalania się błędnych wzorców reakcji jest więc głównym zadaniem wczesnej terapii.

ĆWICZENIA

Ćwiczenia mają za zadanie rozpoznanie sposobu reagowania dziecka na określone bodźce. Wiedza ta pozwoli ocenić, które reakcje niemowlęcia mogą być warunkowane cechami wrodzonymi, oraz stworzyć program terapii pozwalający na wyciszanie negatywnych emocji.

- Należy obserwować dziecko w zmieniających się warunkach, na przykład w trakcie spokojnego spaceru, w dużym sklepie, w cichym i głośnym miejscu, w małym i przestronnym pomieszczeniu. Powtarzające się reakcje dziecka w podobnych warunkach mogą świadczyć o wrodzonych sposobach reagowania. Zadaniem opiekunów i terapeutów jest ograniczenie bodźców, które wywołują negatywne reakcje, w celu niedopuszczenia do utrwalania się niepożądanych zachowań.
- Jeżeli dziecko negatywnie reaguje na kontakty z obcymi, należy stopniowo przyzwyczajać je do ich obecności. Pierwsze próby zawsze powinny odbywać się w towarzystwie matki i w pomieszczeniach znanych, aby zapewnić maksimum poczucia bezpieczeństwa. Obca osoba nie może od razu zbliżać się do dziecka, powinna również pamiętać o mimicznym przekazywaniu pozytywnych emocji.

- Matka staje przed dzieckiem, jej twarz powinna być dobrze widoczna. Mówi czule do niego i uśmiecha się wyraźnie. Po kilku minutach zabawy przesłania swoją twarz kartką przedstawiającą inną twarz (może być to duże zdjęcie, należy jednak pamiętać, aby przedstawiało uśmiechniętą osobę). Matka nie przestaje mówić do dziecka, nawet wtedy, kiedy chowa się za fotografią.
- Dziecko nadwrażliwe na różne bodźce stopniowo do nich przyzwyczajamy, etapami zwiększając intensywność stymulacji. Dotyczy to bodźców dźwiękowych, wielkości przestrzeni, intensywności światła itp. Terapeuta przygotowuje na przykład taśmy z nagraniami głosu matki, jej rozmowy z inną osobą, wielu rozmawiających osób, odgłosów otoczenia. Odtwarza te nagrania dziecku, stopniowo zwiększając poziom głośności. Pilnie obserwuje reakcje dziecka.
- Terapeuta pomaga poznać naturalny rytm aktywności i odpoczynku niemowlęcia, aby określone czynności (karmienie, spacer, kąpiel) dostosować do jego potrzeb. Niektóre zachowania mogą być odmienne od przyzwyczajeń rodziców i wtedy terapia staje się trudniejsza, wymaga od opiekunów zmiany niektórych swoich przyzwyczajeń lub przekonań (na przykład przekonania, że każde dziecko powinno zasypiać o godzinie 19.00, spać w ciągu dnia minimum dwie godziny, jeść regularnie co trzy godziny). Zrozumienie odmienności potrzeb dziecka pozwala uniknąć nadmiernych napięć.

1.7. Matka i inni

Dziecko od pierwszych chwil po urodzeniu zostaje otoczone innymi ludźmi, wchodzi z nimi w relacje, jednak to matka jest tą osobą, która stanowi dla małego dziecka główne źródło poczucia bezpieczeństwa. Wynika to oczywiście z faktu, że początkowo najczęściej to właśnie ona spędza z dzieckiem najwięcej czasu, zwykle dokonuje większości czynności pielęgnacyjnych, karmi piersią. W trakcie licznych interakcji powstaje więź nieporównywalna z jakąkolwiek inną. Relacja matka–dziecko przez kilka pierwszych miesięcy jest w pełni symbiotyczna. Ta pełna symbioza odczuwana jest przez obie strony. Tak kształtujące się uczucia stanowią podstawę innych relacji, które dziecko buduje z ludźmi, także w dorosłym życiu.

Nie oznacza to oczywiście, że już we wczesnym dzieciństwie dziecko nie nawiązuje kontaktu z innymi osobami z otoczenia. Nie znaczy to także, że relacje dziecka z ojcem są gorsze jakościowo, chociaż niewątpliwie mają one inny charakter. Badania wykazują, że jakość kontaktów ojciec–dziecko silnie i bezpośrednio zależy od postawy ojca oraz jego uwrażliwienia na potrzeby niemowlęcia. W tym przypadku ilość pozytywnych doświadczeń przekłada się wyraźnie na jakość przywiązania. Ojcowie rzadko zajmują się dziećmi w taki sam sposób jak matki. Przeważnie unikają czynności pielęgnacyjnych i ograniczają się do zabaw, zwykle sprawnościowych. Ich rola w kształtowaniu właściwych wzorców społecznych jest jednak ogromna, bez względu na płeć dziecka.

Równie wcześnie tworzą się relacje pomiędzy rodzeństwem. Niemowlę nie potrafi bawić się czy współdziałać ze starszym bratem lub siostrą, ale ich obecność ma ogromny wpływ na kształtowanie się określonych wzorców społecznych. Wzorce te silnie zależą od tego, jak liczna jest rodzina oraz które miejsce według hierarchii wieku zajmuje dziecko. Dziecko najstarsze dużo szybciej uczone jest samodzielności oraz odpowiedzialności i najczęściej otrzymuje określone przywileje, dziecko najmłodsze dłużej zostaje pod opieką rodziców, którzy często przeciągają w jego świadomości okres dzieciństwa. Nieprawdą jest, jakoby dzieci wychowywane w tej samej rodzinie poddawane były dokładnie tym samym procesom wychowawczym. Każde dziecko ma bowiem inną pozycję w hierarchii rodzinnej, a to wystarcza do odmiennego kształtowania postaw, zachowań, wizerunku własnej osoby.

W pierwszym roku życia dzieci nie wchodzą w interakcje społeczne z rówieśnikami. Traktują ich podobnie jak inne elementy otoczenia, które trzeba poznać, bo wzbudzają zainteresowanie – dotykają, oglądają, niekiedy smakują. W żaden sposób jednak nie współpracują, nie bawią się wspólnie, nie znają (więc nie respektują) praw rządzących w grupach. Przebywając obok siebie, dzieci bawią się same, czasami sięgają po tę samą zabawkę i protestują, kiedy rówieśnik okazuje się szybszy.

ĆWICZENIA

W pierwszym roku życia matka powinna być główną osobą, z którą dziecko nawiązuje kontakt, i powinna stanowić podstawowe źródło poczucia bezpieczeństwa oraz wzorzec budowania relacji z innymi ludźmi. Brak wyróżniania matki w tym okresie może sygnalizować zaburzenia rozwoju społecznego i emocjonalnego dziecka.

- Obok siebie siadają trzy osoby, w środku siedzi matka. Terapeuta trzyma dziecko na kolanach, w odległości około 1 metra od siedzących osób, dziecko jest zwrócone do nich twarzą. Terapeuta obserwuje zachowania dziecka, jego reakcje mimiczne w czasie spoglądania na obce osoby i na matkę. Jeśli dziecko zareaguje na widok matki, musi za każdym razem otrzymać odpowiedź – uśmiech, przytulenie, wzięcie na ręce. Siedzące osoby zamieniają się miejscami, ćwiczenie należy powtórzyć.

- Jeśli dziecko nie wyróżnia matki spośród pozostałych osób, matka, ubrana w czerwoną bluzkę, mówi do dziecka ciepłym głosem, podchodzi do niego i bierze na ręce. Ćwiczenie powinno zostać powtórzone po zmianie miejsc.
- Jeśli kontakty z ojcem są rzadkie, na przykład ze względu na długi czas pracy, mężczyzna musi zadbać o regularne zabawy z dzieckiem, nawet jeśli miałyby być krótkie. Oprócz zabaw fizycznych, ojciec powinien czytać dziecku książeczki, budować konstrukcje z klocków, odpowiadać na zadawane pytania. Szukanie w ojcu autorytetu jest podstawową potrzebą dziecka, której zaspokojenie wpływa na prawidłowy rozwój społeczny. Wyznaczenie stałego czasu na kontakty ojca z dzieckiem, na przykład 15–20 minut dziennie, stanowi ważny element terapii rozwoju społecznego i emocjonalnego dziecka.
- Dziecko, które nie ma rodzeństwa i wychowywane jest tylko w towarzystwie osób dorosłych, ma zwykle problemy z zaakceptowaniem reguł obowiązujących w grupie rówieśniczej. Już na wczesnym etapie rozwoju należy zapewniać kontakty z innymi dziećmi, tak aby samodzielnie mogło doświadczać konieczności dzielenia się zabawkami i uwagą dorosłych.

1.8. Wspólna uwaga

Tomasello zwraca uwagę na niezwykle istotny moment rozwoju społecznego dziecka – zjawisko wspólnej uwagi. Termin ten oznacza złożony układ społecznych interakcji, który pojawia się około dziewiątego miesiąca życia. Do tej pory bowiem niemowlę potrafi wchodzić jedynie w interakcje dwustronne: dziecko–przedmiot lub dziecko–inna osoba. W dziewiątym miesiącu możliwy staje się układ dziecko–dorosły–przedmiot (lub zdarzenie), będące obiektem wspólnej uwagi (Tomasello, 2002, s. 86). W tym właśnie momencie pojawia się niezwykle diagnostyczny gest wskazywania palcem, który służy wywołaniu interakcji trójstronnej. Dziecko zaczyna dzielić uwagę z dorosłym, potrafi również podążać za jego wzrokiem. Tomasello (2002, s. 88) wymienia dziewięć różnych wskaźników wspólnej uwagi:

- wspólne zaangażowanie,
- podążanie za wzrokiem,
- podążanie za wskazaniem,
- naśladowanie czynności instrumentalnych,

- naśladowanie czynności arbitralnych,
- reakcje na przeszkody społeczne,
- użycie gestów nakazujących,
- użycie gestów oznajmienia (*pokaż mi, zobacz tam*).

Przeprowadzone badania udowodniły, że kolejność pojawiania się zachowań związanych ze wspólną uwagą jest taka sama u prawie każdego człowieka:

- 9–12 miesiąca – sprawdzanie czyjejś uwagi,
- 11–14 miesiąca – podążanie za wzrokiem lub wskazaniem,
- 13–15 miesiąca – kierowanie czyjejś uwagi.

Dziewiąty miesiąc staje się przełomowy dla rozwoju społecznego głównie dlatego, że niemowlęta właśnie wtedy: „zaczynają rozumieć, że inni ludzie są przedmiotami intencjonalnymi, takimi jak one same" (Tomasello, 2002, s. 94).

ĆWICZENIA

Istotą ćwiczeń proponowanych w tym rozdziale jest uczenie się przez naśladowanie. Jak pokazują badania, naśladowanie jest podstawowym sposobem uspołeczniania człowieka. Dziecko uczy się zachowywać tak jak jego opiekunowie oraz inni członkowie społeczności, w której żyje. Powtarza gesty, ruchy, a co najważniejsze – również dźwięki, a później słowa. U podstaw rozwoju języka leży zdolność naśladowania.

- Od drugiego miesiąca życia matka powinna pokazywać niemowlęciu zmieniającą się mimikę, aby zachęcić je do naśladowania. Układy mimiczne powinny być szczególnie wyraźne – usta należy podkreślić czerwoną szminką. Można również zachęcać dziecko do wystawiania i chowania języka.
- Od szóstego miesiąca życia należy czytać z dzieckiem książeczki, wskazując jego paluszkiem nazywane elementy.
- Opiekunowie powinni sami używać gestu wskazywania palcem. Początkowo jedynie w czasie czytania i oglądania książeczek, około siódmego do ósmego miesiąca życia również w sytuacjach codziennych – na spacerze, gdy dziecko ogląda na przykład zwierzątka, samochody, samoloty. Jeśli chcemy niemowlęciu zwrócić na coś uwagę, należy zawsze wykorzystać do tego gest wskazywania palcem.

- Jeśli uczymy dziecko prostych gestów, na przykład *pa pa, kosi kosi,* należy najpierw samodzielnie wykonać ten gest, a następnie powtórzyć go ręką dziecka. Mechanizm naśladowania, prymarny sposób nauki, przyśpiesza i ułatwia zapamiętywanie.
- Także początkowy etap nauki języka opiera się na naśladowaniu – dokładniejszy opis ćwiczeń z tego zakresu znajduje się w rozdziale IV o nabywaniu języka.

Tab. 3. Rozwój społeczny dziecka w pierwszym roku życia

WIEK W MIESIĄCACH	ZACHOWANIA SPOŁECZNE OCZEKIWANE ROZWOJOWO
1	skupianie wzroku na twarzy osoby dorosłej
1–3	modulowanie płaczu w zależności od przyczyn dyskomfortu
2	reagowanie mimiką na twarz dorosłego
3	odpowiedź uśmiechem na uśmiech
4–7	wzrost liczby odczuwanych emocji
6–8	negatywne reakcje na nieobecność matki i obce osoby w otoczeni
9–10	gest wskazywania palcem, pole wspólnej uwagi, zachowania intencjonalne
11–12	wzrost zdolności lokomocyjnych pozwalających na inicjowanie interakcji z wieloma osobami z otoczenia

Źródło: Tabela opracowana przez autorki na podstawie literatury (patrz bibliografia do rozdziału VI) oraz badań i obserwacji własnych.

2. ROZWÓJ SPOŁECZNY I EMOCJONALNY W WIEKU PONIEMOWLĘCYM

Wiek poniemowlęcy przynosi istotne zmiany w rozwoju społecznym. Ma to ścisły związek z kształtowaniem się świadomości odrębności „ja" dziecka, które przestaje pojmować siebie jako nierozerwalnie połączone z matką. Zaczyna natomiast zdawać sobie sprawę ze swoich pragnień i komunikować je, kształtuje poczucie odmienności.

Zmieniając typ więzi z matką, dziecko zaczyna dostrzegać i potrzebować innych członków rodziny i otoczenia, szczególnego znaczenia zaczynają nabierać rówieśnicy. Pod koniec wieku poniemowlęcego dziecko gotowe jest do rozpoczęcia działania w grupie, a wpływ grupy rówieśniczej staje się ważnym elementem dalszego kształtowania się postaw społecznych.

2.1. Zachowania społeczne i emocje w drugim roku życia

Drugi rok życia przynosi dziecku doskonalenie umiejętności chodzenia. Dzięki temu może sprawnie dojść blisko matki, jeśli czuje się niepewnie, ale przede wszystkim może samodzielnie się od niej oddalić, poznając przestrzeń i innych ludzi. To doświadczenie pozwala budować – nieznane dotąd – poczucie odrębności. Staje się ono dziecku szczególnie bliskie, dwulatki upajają się swoją samodzielnością i szybko zaczynają negatywnie reagować na – zwyczajną do tej pory – pomoc rodziców. Słowo *siam* znane jest doskonale rodzicom każdego mówiącego dwulatka i kojarzy się najczęściej z rozlaną zupą, niebezpiecznymi sytuacjami podczas schodzenia ze schodów czy podczas pobytu na placu zabaw. Jednak poczucie odrębności i samodzielności pozwala dzieciom osiągnąć kolejny etap rozwoju społecznego, w którym „ja" staje się integralną, choć samodzielną częścią określonej społeczności. Fizyczne oddalenie się od matki staje się jednocześnie początkiem bliskich relacji z innymi ludźmi. To dlatego pierwsze dwanaście miesięcy jest tak istotne ze względu na kształtowanie się relacji matka–dziecko, bowiem kolejne fazy życia stanowią już czas powolnego oddalania się i usamodzielniania. Oczywiście, zjawisko to jest słabo zauważalne w wieku dwóch lat. Maluch ciągle jeszcze potrzebuje stałego fizycznego i emocjonalnego kontaktu z opiekunami. Jednak oprócz nich zaczyna również zauważać innych ludzi i stają się oni dla małego dziecka coraz ważniejsi. Pierwsze dwanaście miesięcy pozwala także zbudować podstawy dalszego rozwoju społecznego i emocjonalnego. Poczucie bezpieczeństwa, jakie dają mu właściwie ukształtowane relacje z matką, pozwala na budowanie zdrowych relacji z innymi członkami grupy społecznej oraz na wychodzenie z inicjatywą kontaktów na przykład z rówieśnikami. Dziecko, którego relacje z matką nie ukształtowały się poprawnie, będzie reagowało na nowe sytuacje społeczne agresją lub wycofywaniem się.

W drugim roku życia dziecko zauważa rówieśników jako uczestników wspólnych zdarzeń społecznych. Nie traktuje ich już jak przedmioty, ale nie zawsze potrafi jeszcze wchodzić z nimi w interakcje. Chętnie przebywa w ich towarzystwie, ale nie bawi się wspólnie. Zaczyna natomiast naśladować zachowania i reakcje innych dzieci. Niewielka zdolność działania w grupie ma swoją przyczynę m.in. w niskim poziomie kompetencji językowej i komunikacyjnej dwulatków. Normy społeczne – jako przede wszystkim językowe – są jeszcze w niewielkim stopniu przyswojone. Dzieci uczą się dopiero, co jest dobre, a co złe, co wolno, a czego nie (wszystkie kryteria są silnie uwarunkowane kulturowo), a pojęcie wspólnego działania nie jest ukształtowane jeszcze w tym wieku.

Drugi rok życia przynosi także zmiany w relacjach dziecka z innymi członkami rodziny. Kiedy łatwiejszy staje się kontakt, komunikaty werbalne i niewerbalne wysyłane przez dziecko są coraz bardziej czytelne, mężczyznom łatwiej nawiązać interakcje. I choć znacznie wcześniej wielu ojców uczestniczy w wychowywaniu i pielęgnowaniu niemowlęcia, wobec sygnalizowanych potrzeb czują się jednak bezradni. Drugi rok życia dziecka przynosi w tym zakresie dużą zmianę. Zmieniają się także zachowania starszego rodzeństwa, choćby ze względu na ustabilizowanie kształtującej się na nowo, po pojawieniu się nowego członka rodziny, hierarchii rodzinnej.

W tym wieku dziecko nadal nie potrafi ukrywać swoich emocji. Reakcje następują natychmiast po pojawieniu się bodźca, niekiedy bywają do niego niewspółmierne. Pojawia się wiele nowych uczuć, w tym również negatywnych, co powoduje, że dzieci zwykle źle reagują na rozstanie z matką. Przy jednoczesnej ogromnej potrzebie samodzielności, dziecko najpewniej czuje się w pobliżu opiekunów.

Między dwunastym a dwudziestym czwartym miesiącem życia następuje duży skok w rozwoju mowy i rozumienia. Dziecko potrafi nazwać już najbliższe mu osoby i rzeczy, zakomunikować niektóre swoje potrzeby i zrozumieć proste polecenia. Rozwijający się język ułatwia funkcjonowanie w społeczeństwie i mocno przyspiesza proces socjalizacji. Komunikaty dziecka stają się czytelne nie tylko dla matki, ale również dla innych osób z otoczenia. W związku z tym zaczyna ono częściej wyrażać swoje pragnienia, choć u dwulatka dzieje się to najczęściej poprzez negację – słowa *nie* i *siam* mają wysoką frekwencję w jego słowniku.

ĆWICZENIA

Dwuletnie dziecko wchodzi w częste interakcje społeczne, nie tylko z matką, ale również z innymi członkami otoczenia. Wzrastająca potrzeba nawiązywania kontaktów w tym wieku sprzyja stymulacji.

- Ponieważ pojęcie grupy nie funkcjonuje jeszcze w umyśle dwulatka, okazję do poznawania zasad współbycia z rówieśnikami najlepiej dawać dziecku, aranżując zabawy z rówieśnikiem. Nie sprzyjają temu spotkania towarzyskie, kiedy dzieci muszą zabiegać o uwagę dorosłych. Największe możliwości daje układ: dwoje dzieci i dorosły, który może pomóc w zabawie.

- Dorosły siada między dziećmi i rozdziela zabawki, mówiąc: *to Mai, to Miłoszka.* Kiedy zabawki zostają rozdzielone, opiekun zachęca: *Miłoszku, daj Mai autko, Maju, daj Miłoszkowi pieska.* Jest to jednocześnie zabawa rozwijająca rozumienie poleceń i wyrazów. Każde poprawnie wykonane polecenie musi zostać wzmocnione: *Brawo, Miłosz dał!*
- W tym wieku dzieci lubią przebywać na placach zabaw - należy umożliwiać dziecku tę formę kontaktów. Jednocześnie trzeba zdawać sobie sprawę, że choć rówieśnicy wzbudzają ciekawość dwulatka, głównym dowodem tego zainteresowania jest naśladownictwo. Jest to jednak ważny wyznacznik prawidłowego rozwoju społecznego.
- Terapeuta zachęca dziecko do przytulania lalki, misia lub innej pluszowej zabawki. Razem nadają jej imię.

2.2. Zachowania społeczne i emocje w trzecim roku życia

Trzeci rok życia przynosi duże zmiany w potrzebach społecznych dziecka. Jest to czas, kiedy postępujące uświadamianie sobie własnej odrębności, a także zdolność psychicznego i fizycznego rozdzielenia się z matką pozwala na wchodzenie w bliższe interakcje z rówieśnikami. Grupa zaczyna mieć dla trzylatka coraz większe znaczenie, co pozwala mu pod koniec tego okresu dostrzec, że rządzą nią określone zasady, którym należy się podporządkować. Będąc w grupie, dziecko zaczyna również współdziałać - wykonywać tę samą czynność, uczestniczyć w tej samej zabawie tematycznej. Wszystkie te mechanizmy rozwojowe powodują, że trzylatek staje się dojrzały do pójścia do przedszkola. Jednocześnie uwidaczniają się również inne mechanizmy grupowe, na przykład rywalizacja.

Nie zawsze koniec trzeciego roku jest momentem przełomowym dla umiejętności społecznych dziecka. Różne czynniki decydują o tym, czy potrafi się ono w grupie odnaleźć, czy też nie. Jednym z nich jest niewątpliwie poczucie bezpieczeństwa, jakie dają prawidłowo ukształtowane relacje z matką oraz innymi członkami najbliższej rodziny. Negatywny wpływ może mieć zarówno brak dostatecznej ilości kontaktów z matką, jak i jej nadopiekuńczość. Dziecko z prawidłowo ukształtowanym przywiązaniem, a tym samym dużym poczuciem bezpieczeństwa, chętnie poznaje nowe osoby i nowe miejsca, gdyż nie są odbierane jako źródło zagrożenia.

Ogromne znaczenie w rozwoju kontaktów społecznych ma prawidłowo rozwijający się język dziecka. Pod koniec trzeciego roku powinno ono rozumieć większość kierowanych do niego komunikatów dotyczących spraw codziennych oraz umieć zasygnalizować swoje potrzeby w sposób zrozumiały. To m.in. stanowi warunek funkcjonowania w grupie. Tylko język pozwala bowiem poznawać reguły społeczne, obowiązujące zasady.

Język pozwala dziecku również na uczestniczenie w zabawach tematycznych, podczas których wykonuje ono określoną sekwencję czynności. Pod koniec trzeciego roku w takiej zabawie może brać udział więcej niż jedno dziecko – na przykład dwie dziewczynki ubierają i karmią lalkę lub bawią się w gotowanie obiadu. Umiejętność zorganizowania zabawy tematycznej i czas, kiedy dziecko jest w nią zaangażowane w bezpośredni sposób, zależy od jego poziomu sprawności komunikacyjnej. Język bowiem niezbędny jest do zwerbalizowania zasad oraz podtrzymywania zabawy.

W trzecim roku życia następuje rozwój emocjonalny – pojawiają się nowe dla dziecka uczucia, m.in.: wstydu, poczucia winy, zakłopotania i zazdrości (Harwas-Napierała, Trempała, 2000). Ma to ścisły związek z kształtowaniem się poczucia „ja" oraz świadomości własnej odrębności. To wtedy również kształtuje się obraz własnej osoby – jeśli relacje z matką oraz innymi członkami rodziny są prawidłowe, a potrzeby emocjonalne spełniane, kształtuje się u niego pozytywny wizerunek własnej osoby, co pozwala mu pewnie czuć się wśród rówieśników. Cechy, o których mowa, uwidaczniają się w zachowaniach dzieci już w wieku przedszkolnym, kiedy zaczyna się podział grupy na jednostki dominujące, ustalające reguły zabawy, oraz wycofujące się, przyjmujące zasady ustalane przez innych. Wtedy również pojawia się (głównie między osobami dominującymi) rywalizacja.

Pomimo postępującego rozwoju emocjonalnego, trzyletnie dziecko nadal nie potrafi kontrolować swoich ekspresji. Tylko w wyjątkowych sytuacjach umie zareagować z odroczeniem. Zaczyna już co prawda rozumieć potrzeby różnych sytuacji społecznych, ale bodźce emocjonalne w dalszym ciągu są trudne do kontrolowania. Większość jego ekspresji emocjonalnych ma podłoże impulsywne, zwłaszcza w przypadku zachowań negatywnych. W związku z tym nie potrafi jeszcze rozpoznać, a tym samym zwerbalizować powodów, dla których na przykład popchnęło kolegę lub brata. W związku z tym trzyletniemu dziecku nie należy zadawać pytania: *dlaczego to zrobiłeś?*, bowiem odpowiedź na nie jest w tym wieku niemożliwa. Za każdym razem natomiast należy samemu nazwać sytuację i towarzyszące jej uczucia osób biorących w niej udział. Poznanie nazw różnych emocji ułatwia dziecku panowanie nad nimi i zwiększa jego kompetencje społeczne.

Trzeci rok życia przynosi również początki kształtowania się pojęcia dobra i zła. Stanowi to podstawę dalszego rozwoju moralnego dziecka. Jednak u trzylatka trudno jeszcze mówić o moralności, co najmniej z dwóch powodów. Po pierwsze, w tym wieku dziecko cechuje egocentryzm i nie potrafi ono jeszcze przyjmować cudzego punktu widzenia. W związku z tym należy podejrzewać, że w pojęciu dziecka dobre jest to, co dobre jest dla niego. Po drugie, jak zaznaczono już wcześniej, pojęcie reguły (zasady) dopiero pojawia się w świadomości trzylatka. Pierwsze przestrzegane zasady dotyczą najbliższych doświadczeń i codziennych zachowań i mieszczą się w ramach tu i teraz. Od takich zachowań daleka jeszcze droga do pojmowania dobra i zła w kategoriach moralnych. Jednak już w tym wieku można tworzyć silne podstawy rozwoju moralnego poprzez konsekwentne egzekwowanie ustalonych reguł. Muszą one być jasno sformułowane i odpowiednie ze względu na możliwości wykonawcze dziecka. Konsekwencja rodziców podczas stosowania reguł stanowi niezbędną podstawę rozumienia zasad moralnych jako niezmiennych i obowiązujących.

Tab. 4. Rozwój społeczny dziecka w wieku poniemowlęcym

WIEK W LATACH	ZACHOWANIA SPOŁECZNE OCZEKIWANE ROZWOJOWO
2	– kształtowanie się pojmowania odrębności „ja”; – wzrost zainteresowania rówieśnikami; – początki używania języka w kontaktach społecznych; – pojawienie się nowych uczuć.
3	– stopniowe przyswajanie reguł pozwalających funkcjonować w grupie; – rozwój języka, w tym rozumienia językowych zasad społecznych oraz słownictwa nazywającego emocje; – rozpoznawanie i przeżywanie nieznanych do tej pory emocji.

Źródło: Tabela opracowana przez autorki na podstawie literatury (patrz bibliografia do rozdziału VI) oraz badań i obserwacji własnych.

ĆWICZENIA

Trzeci rok życia przynosi istotne zmiany w rozwoju społecznym dziecka, co otwiera ogromne możliwości stymulacji. Koniec trzeciego roku stanowi ważny moment rozwojowy zdolności dziecka do istnienia w grupie.

- Opiekunowie ustalają wyraźne, ale możliwe do spełnienia, zasady obowiązujące w domu. Może to dotyczyć sprzątania zabawek, przebywania w łóżeczku po określonej godzinie, obowiązku pożegnania się z wychodzącymi gośćmi itp. Zasady powinny być konsekwentnie przestrzegane i egzekwowane. Nie mogą jednak przekraczać możliwości dziecka, wtedy bowiem upór rodziców może przynieść skutek odwrotny do zamierzonego.

- Dwoje dzieci w obecności jednej osoby dorosłej dostaje akcesoria do zabawy tematycznej. Jeśli dzieci same nie ustalają zasad zabawy, opiekun może im pomóc, werbalizując je i rozdzielając role.
- Terapeuta przygotowuje schematyczne rysunki twarzy przedstawiające: osobę wesołą, smutną, złą, przestraszoną. Wraz z dzieckiem nazywa emocje towarzyszące bohaterom przedstawionym na obrazkach sytuacyjnych, a następnie prosi dziecko o wskazanie właściwego schematu twarzy. Kolejnym etapem ćwiczeń jest wskazywanie schematu bez wcześniejszego nazwania emocji.
- Trzylatek w szczególny sposób staje się wrażliwy na pochwałę i naganę. Terapeuta oraz opiekunowie powinni o tym pamiętać, starając się zauważać osiągnięcia dziecka oraz ganić dziecko w taki sposób, aby nie odbierało tego jako krytykę osoby, a jedynie krytykę konkretnego zachowania. Również argumenty *bo ty zawsze* lub *jak zwykle* są dla trzyletniego dziecka zupełnie nieczytelne, gdyż jego osadzenie w ramach tu i teraz jest jeszcze niezwykle silne. Z tego samego powodu odroczona kara lub nagroda nie mają żadnej mocy wychowawczej.
- Omawiając zachowanie dziecka, należy często używać słów nazywających emocje. Słowom tym zawsze powinna towarzyszyć adekwatna do zdarzenia, wyrazista mimika.

3. ROZWÓJ SPOŁECZNY I EMOCJONALNY W WIEKU PRZEDSZKOLNYM

Wiek przedszkolny stanowi ważny moment w rozwoju społecznym i emocjonalnym dziecka. Staje się ono dojrzałe do funkcjonowania w grupie społecznej, co przyspiesza z kolei zdolność rozumienia i akceptowania obowiązujących zasad i norm. Jednocześnie następuje rozwój dziecka jako jednostki, kształtuje się obraz własnej osoby, rośnie rozumienie emocji własnych i innych ludzi. Kształtują się podstawy rozwoju moralnego, który następuje według Piageta od piątego do siódmego roku życia. Wiek przedszkolny to czas nowych doświadczeń, trudnych, nieznanych wcześniej sytuacji oraz zmian w obrazie samego siebie i nastawieniu do innych ludzi. Jest to też niezwykle cenny czas na kształtowanie właściwych postaw i zachowań, gdyż w tym wieku dziecko łatwo poddaje się właściwie zaprogramowanej stymulacji.

3.1. Zachowania społeczne i emocje w czwartym roku życia

Trzylatek to już w pełni społeczna istota doceniająca istnienie drugiego człowieka (nie tylko matki), zauważająca rówieśników i umiejąca respektować podstawowe reguły obowiązujące w określonych sytuacjach społecznych. Czwarty rok życia przynosi dalsze kształtowanie się kompetencji społecznych. Jest to przełomowy moment ze względu na umiejętność reakcji odroczonych oraz kontrolowania swoich zachowań w odpowiedzi na działające bodźce. Dziecko zaczyna rozumieć, czego oczekują od niego w tym względzie członkowie grupy społecznej, do której należy. W związku z tym zaczyna kontrolować wybuchy złości i żalu, umie zareagować po pewnym czasie, na przykład kiedy znajdzie się tylko w towarzystwie mamy. Zaczyna rozumieć również, że innego zachowania oczekują od niego rodzice w kościele, a innego na placu zabaw. Dopiero teraz można zacząć od dziecka wymagać respektowania zasad właściwego zachowania się w określonych miejscach, gdyż wcześniej obowiązujące w danej społeczności reguły, tak silnie uwarunkowane kulturowo, były dla niego zupełnie nieczytelne. Stosując zdolność uczenia się przez naśladownictwo, dziecko zaczyna powtarzać – wielokrotnie obserwowane w określonych miejscach i sytuacjach – zachowania i słowa swoich opiekunów.

Początek wieku przedszkolnego przynosi również zmianę zachowania dziecka w sytuacji zadaniowej. Przestaje ono działać impulsywnie, a wzrost kompetencji językowej pozwala na dokładniejsze rozumienie instrukcji werbalnych. Wzrasta również zdolność do samokontroli (Harwas-Napierała, Trempała, 2000). Jest to więc dobry moment do rozpoczęcia ćwiczeń stymulujących, na przykład w postaci wczesnej nauki czytania[1].

Bycie w grupie, zwiększenie ilości i zmiana jakości interakcji przynosi dziecku nowe doznania emocjonalne i przyczynia się do rodzenia się w nim nowych uczuć. Pojawia się m.in. poczucie winy, które wraz z innymi czynnikami warunkuje rozwój sumienia i rozumienia norm moralnych. Te same czynniki powodują, że dziecko staje się coraz bardziej wrażliwe na sygnały akceptowania go przez członków grupy oraz dowody dokonywanej przez nich oceny. Czasami wywołuje to zachowania agresywne, gdyż dzieci, walcząc o uprzywilejowaną pozycję w grupie, ulegają uczuciu gniewu, niekiedy przechodzącemu nawet w agresję.

Wzrost kompetencji językowej oraz rozwój społeczny i poznawczy powodują zwiększenie liczby zabaw tematycznych. Ponieważ dziecko uczy się współdziałać w grupie, zabawy tematyczne również stają się grupowe. Genetyczne

---

1. Dokładny opis symultaniczno-sekwencyjnej metody wczesnego czytania – patrz: J. Cieszyńska, 2006, *Kocham uczyć czytać. Poradnik dla rodziców i nauczycieli*, Kraków.

i hormonalne uwarunkowania różnic międzypłciowych powodują, że w większości przypadków dziewczynki preferują zabawy lalką, a chłopcy klockami oraz zabawkami mechanicznymi. W oparciu o te preferencje organizowane są w większości zabawy tematyczne. Jest to niezwykle ważny etap w rozwoju społecznym, gdyż w ten sposób dzieci powielają i utrwalają w swoich zabawach określone role społeczne. Ma to również ścisły związek z procesem identyfikacji płci.

Rozwój języka pozwala dzieciom organizować zabawy i uczestniczyć w grach z regułami. Dla dzieci, których rozwój językowy nie przebiega prawidłowo, nawet najprostsze tego typu zabawy (na przykład w berka) są nieczytelne. Zdolność do uczestniczenia w tego rodzaju aktywnościach jest wyznacznikiem rozwoju społecznego. Młodsze dzieci nie potrafią respektować nawet prostych zasad, dlatego nie mogą być partnerami w zabawach. Czwarty rok życia przynosi zmianę, choć jeszcze nie wszystkie dzieci potrafią zrozumieć i zapamiętać reguły obowiązujące w czasie gier. W takim wypadku niezbędna okazuje się pomoc osoby dorosłej.

W czwartym roku dziecko ciągle jeszcze przejawia ogromne chęci uczestniczenia w czynnościach wykonywanych przez dorosłych. Zwłaszcza obowiązki domowe wydają mu się niezwykle ciekawe. To dobry moment, aby uczyć dzieci wykonywania określonych czynności, nie tylko w formie zabawy, ale rzeczywistej pomocy leżącej w granicach możliwości dziecka. A możliwości te stają się stopniowo coraz większe za sprawą rozwoju języka, zdolności rozumienia zasad i poleceń oraz ciągłego wzrostu sprawności motorycznej. Dziecko powinno więc na przykład umieć rozkładać sztućce na stole, odkurzać mały chodnik, ścierać kurz z wyznaczonej półki. Ważne jest, aby były to rzeczywiste obowiązki, a nie jedynie zabawa polegająca na naśladowaniu czynności wykonywanych przez rodziców, z wykorzystaniem zabawkowych rekwizytów, na przykład odkurzacza-zabawki. Takie czynności wyrabiają w dziecku poczucie obowiązku, uczą szanowania zasad i uczestniczenia w zadaniach wymagających współdziałania.

ĆWICZENIA

- Terapeuta organizuje prostą zabawę z regułami – początkowo może uczestniczyć w niej tylko jedno dziecko (na przykład dziecko maszeruje przy muzyce, a na znak terapeuty, klaśnięcie lub umówione słowo, powinno się zatrzymać). Istotne jest, aby stopniowo do zabawy włączać inne dzieci oraz zwiększać stopień skomplikowania reguł.
- Rodzice wyznaczają dziecku drobne obowiązki – początkowo mogą być wykonywane co kilka dni. Na przykład dziecko podczas każdego

odkurzania musi posprzątać wyznaczoną część dywanu, w trakcie nakrywania do stołu położyć przy każdym talerzu łyżkę. Ważne jest, aby określone zadania obowiązywały w rodzinie wszystkich jej członków, tak aby dziecko nie odczuwało swoich obowiązków jako napiętnowania.

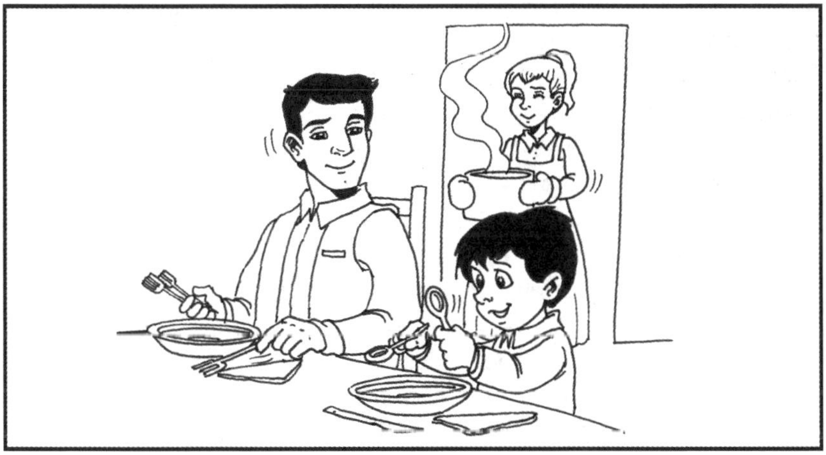

- Terapeuta lub rodzic, spacerując z dzieckiem, wskazuje na określone sytuacje (na przykład, widząc dziewczynkę jadącą na rowerze, terapeuta mówi do dziecka: *Zobacz, dziewczynka jedzie rowerem. Na pewno to nowy rower. Dostała go na urodziny. O, ona się uśmiecha. Jaka jest dziewczynka?*). W ten sposób dziecko poszerza zasób słów określających uczucia oraz uczy się zauważać i rozpoznawać uczucia swoje i innych.
- Terapeuta organizuje szereg zabaw tematycznych, polegających na naśladowaniu zachowań właściwych dla określonych miejsc, na przykład: na placu zabaw, u lekarza, w sklepie, w kościele. Ważne jest, aby – w miarę możliwości językowych dziecka – wprowadzać typowe dla tych sytuacji społecznych konwencjonalne zachowania językowe.

3.2. Zachowania społeczne i emocje w piątym i szóstym roku życia

Piąty i szósty rok życia to czas na ostateczne utrwalenie się nabywanych dotychczas kompetencji społecznych, które umożliwiają rozpoczęcie nauki w szkole. W tym wieku dziecko staje się ostatecznie gotowe do radzenia sobie z sytuacjami zadaniowymi. Zaczyna kontrolować swoje odpowiedzi, zastanawiać się nad nimi, staje się częściowo zdolne do samokontroli. Coraz większego znaczenia nabiera dla niego grupa, a tym samym opinie rówieśników na temat zachowań, wyglądu, posiadanych rzeczy. Stopniowo zanika wyłączny autorytet rodziców, a znaczenia nabierają autorytety zewnętrzne. Tym samym, w rozmowach z rodzicami dziecko częściej przywołuje opinie pani z przedszkola, instruktorki jazdy na nartach, siostry zakonnej prowadzącej lekcję religii itp. Jeżeli więc wcześniej relacje rodzice–dziecko nie zostały ukształtowane w sposób prawidłowy, późny wiek przedszkolny nie jest łatwym czasem na naprawianie rodzinnych więzi. Również im słabsze są owe więzi, tym silniej dziecko będzie poszukiwało autorytetów zewnętrznych. Należy zdecydowanie podkreślić, że istnienie takich autorytetów jest niezwykle istotne dla prawidłowego rozwoju dziecka i poczucia jego bezpieczeństwa. W pierwszym rzędzie tę potrzebę powinni zaspokajać rodzice, świadomi swojej roli i potrzeb dziecka. Z tego też powodu niezwykle istotna jest gotowość rodziców do rozmów z dzieckiem, a przede wszystkim do odpowiadania na pytania, których ciekawy świata czterolatek stawia bardzo wiele. Większość rodziców nie zdaje sobie sprawy, jak trudne do zrozumienia dla małego dziecka jest wypowiadane przez rodzica – często dla zakończenia przedłużającej się serii pytań – *nie wiem*. W przekonaniu dziecka rodzice są osobami wiedzącymi wszystko i to przekonanie stanowi podstawę poczucia bezpieczeństwa.

W wieku pięciu i sześciu lat wzrasta liczba i różnorodność zabaw tematycznych. Ważną ich cechą jest to, że dzieci potrafią bawić się wspólnie, samodzielnie ustalając (i werbalizując) reguły. Zabawy bywają coraz bardziej złożone, sekwencje naśladowanych czynności i zachowań są długie i coraz wierniejsze obserwowanym wzorcom. Dzieci silnie identyfikują się z określonymi rolami, wyznaczanymi m.in. przez płeć. Ujawniają się również różnice międzypłciowe w określonych zachowaniach. Chłopcy są z reguły bardziej pobudliwi i wykazują wyższy poziom agresji. Dziewczynki w wieku pięciu, sześciu lat są spokojniejsze, mniej konfliktowe. Takie zachowania warunkowane są po części wzrostem zdolności kontrolowania swoich ekspresji. Sześcioletnie dziecko wie już dobrze, jakich zachowań i reakcji w określonych sytuacjach wymaga od niego środowisko. Coraz częściej udaje mu się te oczekiwania spełnić.

Częstsze respektowanie obowiązujących zasad przyczynia się również do rozwoju moralnego dziecka. Jak zauważa Vasta: „Reguły społeczne w tym okresie są spostrzegane w zasadzie w ten sam sposób jak prawa fizyczne, np. jak prawo grawitacji. Reguły społeczne są heteronomiczne i narzucone z zewnątrz, nakazy – jako wydane przez ludzi z autorytetem (zazwyczaj rodziców) – nie mogą być zmienione. W tym stadium, nazywanym stadium realizmu moralnego, dzieci nie zastanawiają się nad celami i słusznością reguł, nawet wtedy, gdy nie rozumieją, dlaczego ta lub inna reguła ma obowiązywać" (Vasta i inni, 1995, s. 482). W tym wieku ciągle jednak jedynymi wyznacznikami dobra i zła są fizyczne, namacalne konsekwencje, bowiem - zgodne z teorią Piageta - dzieci nie potrafią brać pod uwagę intencji i motywów oraz czynników niezależnych od sprawcy.

Tab. 5. Rozwój społeczny dziecka w wieku przedszkolnym

WIEK W LATACH	ZACHOWANIA SPOŁECZNE OCZEKIWANE ROZWOJOWO
4	– zdolność rozumienia i respektowania zasad społecznych obowiązujących w grupie; – początki umiejętności współdziałania; – pojawienie się nowych emocji, głównie wstydu, zakłopotania, dumy i zazdrości; – umiejętność uczestniczenia w zabawach tematycznych i grach z regułami; – wzrost zdolności językowych, w tym umiejętności nazywania emocji swoich i innych; – początek zdolności do reakcji odroczonych i umiejętności kontrolowania swoich ekspresji.
5–6	– wzrost znaczenia autorytetu osób innych niż rodzice; – pełna zdolność do zabaw tematycznych; – silne poczucie tożsamości płciowej; – dalszy rozwój moralny.

Źródło: Tabela opracowana przez autorki na podstawie literatury (patrz bibliografia do rozdziału VI) oraz badań i obserwacji własnych.

Ciągły rozwój rozumienia społecznych, konwencjonalnych i kulturowych norm powoduje, że dzieci zaczynają również rozumieć znaczenie określonych ról społecznych. Tę wiedzę ukazują poprzez zachowania, które różnicowane są nie tylko według dotychczas najczęściej stosowanego kryterium obcy-swój, ale ze względu na relacje ktoś ważny, czyli nadrzędny (na przykład pani w przedszkolu) - mniej ważny, czyli równorzędny, autorytet nieautorytet itp. Również rozwój językowy pozwala na doskonalenie się kompetencji społecznej w tym zakresie - dziecko wie już bowiem dobrze, do kogo należy zwracać się w formie pan lub pani, a do kogo można mówić, używając bezpośredniej formy ty lub wy i związanych z nią w wypowiedziach odpowiednich form czasownikowych w drugiej osobie. Zna również konwencjonalne sposoby witania się i żegnania z osobami należącymi do określonej grupy społecznej. To wszystko powoduje, że sześciolatek staje się gotowy do wejścia w nowy etap życia, w którym coraz ważniejsze stają się kontakty rówieśnicze i coraz wyraźniejszy wpływ grupy, do której należy.

W tym wieku dziecko potrafi również w większości przypadków panować nad swoimi reakcjami i ekspresją, a nawet niekiedy ukrywać swoje uczucia. Staje się świadome tego, co rodzice odbierają jako właściwe lub niewłaściwe, w związku z czym próbuje niekiedy ukrywać lub zmieniać fakty albo emocje.

ĆWICZENIA

- Rosnąca zdolność rozumienia zasad sprawia, że sześciolatek powinien posiadać określony zakres obowiązków. Ustalane reguły muszą być konsekwentnie realizowane, dlatego rodzice powinni dokładnie przemyśleć ich wprowadzenie, aby nie wyrabiać w dziecku przekonania, że reguły zależne są od okoliczności, humoru opiekunów, innych czynników zewnętrznych. Takie zachowania zwiększają chęć i zdolność dziecka do manipulacji otoczeniem.
- Ukształtowana zdolność do zabaw tematycznych pozwala na takie ich organizowanie, które zakłada naprzemienność ról. Rodzic lub terapeuta raz powinien być na przykład sprzedającym, a innym razem kupującym. Nawet jeśli dzieci bawią się w swoim gronie, powinny być zachęcane do zmiany odgrywanych ról, chociaż w tym wieku obserwuje się tendencje do powtarzania tych ról, z którymi dzieci najsilniej, poprzez wzorce, się identyfikują.
- Wiek pięciu i sześciu lat to również czas stawiania dziecku wymagań dotyczących zachowań w stosunku do innych ludzi. Sposób witania się i żegnania z sąsiadami, ustępowania miejsca w tramwaju, podawanie

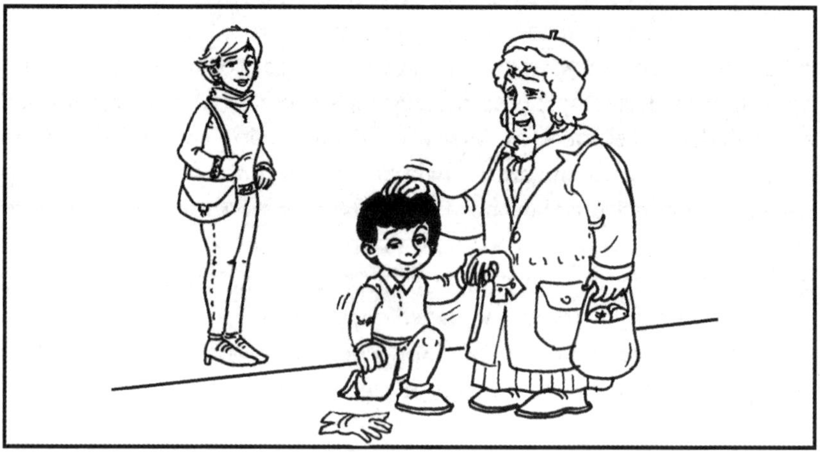

przedmiotu, który upadł, to nie tylko zasady tzw. dobrego wychowania, ale również reguły warunkujące jakość relacji społecznych i ułatwiające w późniejszym czasie zdobycie społecznej akceptacji.

- Rozwój moralny i językowy pozwala na przeprowadzanie z dzieckiem rozmów dotyczących zachowania innych ludzi. Określone sytuacje powinny być przez dorosłych komentowane i nazywane. Jest to też dobry sposób wpływania na zachowanie dziecka, które dużo łatwiej i szybciej przyswaja reguły na podstawie obserwacji innych osób lub bohaterów bajek, niż wtedy, kiedy jego zachowanie poddawane jest ocenie, zwłaszcza negatywnej.

BIBLIOGRAFIA

Cieszyńska J., 2000, *Od słowa przeczytanego do wypowiedzianego. Droga nabywania systemu językowego przez dzieci niesłyszące w wieku poniemowlęcym i przedszkolnym*, Kraków.

Cieszyńska J., 2006, *Kocham uczyć czytać. Przewodnik metodyczny dla rodziców i nauczycieli*, Kraków.

Grabias S., 1997, *Język w zachowaniach społecznych*, Lublin.

Huget P., 2007, *Od dzieciństwa ku młodości. Psychologiczno-pedagogiczne podstawy kształcenia nauczyciela polonisty*, Kraków.

Kościelska M., 1994, *Upośledzenie umysłowe a rozwój społeczny*, Warszawa.

Kurcz I., 1992, *Język a psychologia. Podstawy psycholingwistyki*, Warszawa.

Harwas-Napierała B., Trempała J. (red.), 2000, *Psychologia rozwoju człowieka*, t. 2, Warszawa.

Piaget J., 1966, *Studia z psychologii dziecka*, Warszawa.

Szewczykowska J., 1988, *Kochania trzeba się nauczyć*, Warszawa.

Szuman S., 1985, *Podstawy rozwoju i wychowania w ontogenezie*, Warszawa.

Szuman S., 1985, *Studia nad rozwojem psychicznym dziecka*, Warszawa.

Tomasello M., 2002, *Kulturowe źródła ludzkiego poznawania*, Warszawa.

Vasta R., Haith M., Miller S.A., 1995, *Psychologia dziecka*, Warszawa.

Wadsworth B., 1998, *Teoria Piageta. Poznawczy i emocjonalny rozwój dziecka*, Warszawa.

Wygotski L.S., 1989, *Myślenie i mowa*, Warszawa.

VII

KSZTAŁTOWANIE SIĘ DOMINACJI STRONNEJ

Informacje o rozwoju dziecka do szóstego roku życia trudno uznać za pełne bez uświadomienia sobie, jak przebiega kształtowanie się dominacji stronnej, przewagi lewej półkuli dla funkcji mowy oraz rozwój podstawowych struktur mózgowych. Dokonujący się w medycynie i psychologii (zwłaszcza w neuropsychologii) szybki postęp pozwala na ciągłe poszerzanie wiedzy na temat funkcjonowania i rozwoju określonych obszarów mózgu oraz sposobów i metod stymulacji czy rehabilitacji. Prowadzone od lat badania dostarczyły licznych dowodów, że niektóre zmiany rozwojowe w mózgu dokonują się w ontogenezie pod wpływem m.in. czynników środowiskowych. Własne obserwacje pozwalają nam również stwierdzić, że właściwa i systematyczna stymulacja jest w stanie zapobiec wielu nieprawidłowościom rozwojowym, głównie poznawczym, spowodowanym zaburzeniami funkcjonowania określonych obszarów mózgu. Jednak do pełnego zrozumienia tych mechanizmów konieczne jest posiadanie wiedzy na temat budowy i zasad działania mózgu.

1. PODSTAWOWE INFORMACJE O BUDOWIE MÓZGU

Ciało człowieka nie jest symetryczne, choć nie zawsze dostrzegamy tę prawidłowość, patrząc w lustro. Również mózg – który tworzą dwie półkule – jest asymetryczny, zarówno pod względem struktury, jak i funkcji.

Mózg zbudowany jest z neuronów, które pod wieloma względami przypominają inne komórki ludzkiego organizmu. Różnią się jednak tym, że posiadają długie wypustki (dendryty i aksony), służące do przewodzenia sygnałów nerwowych. W samym mózgu jest około stu miliardów neuronów, które posiadają jeden akson, długi i nielicznie rozgałęziony, oraz liczne i bogato rozgałęzione dendryty. Taka budowa komórek mózgowych pozwala na tworzenie niezliczonej niemal (a przynajmniej niewyobrażalnej – dziesięć z milionem zer) liczby połączeń międzykomórkowych. Błony komórkowe neuronów oddzielone są od siebie synapsą. Synapsa to miejsce komunikacji aksonu z inną komórką nerwową (połączenie synaptyczne nerwowo-nerwowe), mięśniową (połączenie synaptyczne nerwowo-mięśniowe) lub gruczołową (połączenie synaptyczne nerwowo-gruczołowe). Pobudzanie w układzie nerwowym odbywa się dzięki zmianom chemiczno-elektrycznym. Kiedy sygnał nerwowy, mający postać elektrycznego impulsu, dociera do końca aksonu, jego rolę przejmują przekaźniki, zwane również mediatorami synaptycznymi. Substancja ta, przechodząc przez szczelinę synaptyczną, drażni receptory na błonie następnej komórki nerwowej, wyzwalając impuls nerwowy (synapsa chemiczna). W synapsie elektrycznej, w której neurony prawie się stykają, impuls przekazywany jest dzięki wędrówce jonów.

Na powierzchni półkul mózgowych znajduje się kora mózgowa mająca charakterystyczny pofałdowany kształt. Pod nią mieści się pień mózgu, zwany również niekiedy istotą białą, którego komórki przede wszystkim mają za zadanie przesyłanie informacji do komórek kory mózgowej (istoty szarej), gdzie następnie są opracowywane.

W korze mózgowej każdej półkuli wyróżnia się cztery płaty (części mózgu oddzielone bruzdami – wgłębieniami):

- **czołowy** (okolica przedczołowa odpowiada za zachowania typowe dla człowieka, np. planowanie działań, akceptowanie norm etycznych i społecznych oraz ekspresję mowy; pozostała część – kieruje dowolnymi czynnościami motorycznymi);
- **ciemieniowy** – odbiera wrażenia pochodzące z naszego ciała, w prawej półkuli istnieją w nim struktury odpowiedzialne za orientację w przestrzeni;
- **skroniowy** – związany z analizą bodźców słuchowych i rozumieniem mowy;
- **potyliczny** – analizuje informacje wzrokowe (Budohoska, Grabowska, 1994).

1.1. Rozwój mózgu w ontogenezie

Rozwój zarodka zaczyna się od głowy. W ósmym tygodniu od zapłodnienia mózg wypełnia niemal całą głowę, można dostrzec już kształtujące się części mózgu: tyłomózgowie, móżdżek, śród- i przodomózgowie. Widoczne są również dwie półkule mózgowe. W pierwszych miesiącach życia mózg płodu rośnie bardzo szybko – o tempie tego wzrostu świadczy fakt, że u czteromiesięcznego płodu mózg jest już w pełni wykształconą strukturą, choć powierzchnia półkul jest jeszcze zupełnie gładka. Fałdowanie się kory następuje około szóstego miesiąca życia płodowego, kiedy zaczyna ona dominować w rozwijającym się mózgu.

Do około piątego miesiąca życia płodowego w mózgu zachodzi zjawisko migracji neuronów. Wyniki najnowszych badań dowodzą (Grabowska, Bednarek, 2004), że w czasie tych migracji może dojść do nieprawidłowych zmian w korze mózgowej, określanych jako **ektopie**. Są to skupiska neuronów, tworzące się w wyniku przerwania normalnego procesu migracji neuronów w mózgu. Ektopie uważane są za jedną z możliwych przyczyn dysleksji, głównie u chłopców. W przypadku dziewczynek badania częściej wykazywały zmiany w postaci korowych blizn. Obie formy zmian mogą powstawać przez pierwsze pięć miesięcy życia płodowego pod wpływem czynników uszkadzających. U szybciej dojrzewających płodów żeńskich negatywne czynniki mogą powodować inną formę zmian patologicznych. Można zatem przypuszczać, że wczesne uszkodzenia rozwijającego się mózgu mogą być przyczyną trudności o charakterze dyslektycznym.

U dziewięciomiesięcznego płodu mózg wygląda tak jak u dorosłego człowieka. Choć nadal rozwija się niezwykle szybko, biologicznie jest już w pełni przygotowany do działania. Właściwie zakończony został proces kształtowania neuronów oraz ich lokalizacja. Nie zostały natomiast całkowicie wykształcone połączenia między neuronami.

Jak podaje Greenfield (1998, s. 74), w pierwszym roku życia mózg powiększa się niemal trzykrotnie i osiąga rozmiary trzech czwartych mózgu dorosłego człowieka. Ostatecznie proces dojrzewania funkcjonalnego kończy się około szesnastego do siedemnastego roku życia. Wtedy właśnie radykalnie spada tempo tworzenia nowych połączeń.

„Ogromne tempo przyrostu masy mózgu w pierwszym roku życia jest przede wszystkim skutkiem tworzącego się wokół wypustek nerwowych ochronnego płaszcza mieliny, a także wyrastania z ciał komórek nerwowych dendrytów i aksonów, które podążają ku innym neuronom i tworzą z nimi synapsy" (Greenfield, 1998, s. 74). To właśnie liczba połączeń decyduje między innymi o sprawności pracy mózgu. Liczba neuronów nie zmienia się od urodzenia. Odpowiednia stymulacja rozwoju mózgu dziecka powoduje, że tworzone i pobudzone zostają synapsy. Rzadkie wykorzystywanie połączeń prowadzi do ich zaniku oraz obumierania neuronów.

Badania dowodzą, że najintensywniejszy rozwój mózgu dziecka przypada na pierwsze dwa do trzech lat życia. Tworząca się w wyniku stymulacji sieć połączeń wyznacza poziom możliwości ludzkiego umysłu, warunkuje tempo jego pracy. Fakty te stanowią dowód na to, jak ważne jest odpowiednio wczesne wspomaganie rozwoju struktur mózgowych, oraz wyznaczają kierunki działań nazywanych „wczesną interwencją". Uzasadniają, dlaczego straty wynikające z opóźnienia w rozpoczęciu terapii dziecka są czasem nie do odrobienia.

2. ASYMETRIA PÓŁKULOWA

Mózg nie jest symetryczny ani pod względem strukturalnym, ani funkcjonalnym. Teoria o funkcjonalnej asymetrii półkul mózgowych powstała w XIX wieku, kiedy zaczęto obserwować zaburzenia mowy u osób z uszkodzoną lewą półkulą. Wciąż toczą się dyskusje, czy obie półkule traktować jako niemal niezależne od siebie byty, czy wręcz przeciwnie – ignorować informację o dominacji jednej półkuli w przypadku określonej funkcji (np. mowy, zdolności przestrzennych, matematycznych, muzycznych). Na podstawie dotychczasowych badań wydaje się jednak, że teoria asymetrii i specjalizacji półkulowej jest niezwykle istotnym odkryciem, pozwalającym na tworzenie coraz skuteczniejszych programów terapii dzieci z zaburzonymi funkcjami poznawczymi. Dominacja półkulowa nie oznacza jednak pełnej „odpowiedzialności" jednej półkuli za określoną funkcję. Oznacza jedynie przewagę w kierowaniu procesami, sprawnościami, umiejętnościami itp. Dla właściwego rozwoju i funkcjonowania potrzebna jest współpraca obu półkul, sprawne przesyłanie informacji oraz zarówno globalne, jak i sekwencyjne analizowanie bodźców. Okazuje się bowiem, że podstawowa różnica między półkulami dotyczy sposobu przetwarzania, analizowania informacji. W lewej półkuli bodźce analizowane są w sposób analityczny, sekwencyjny (element po elemencie), natomiast w prawej – holistycznie, całościowo, wszystkie cechy bodźca ujmowane są równocześnie. Jak podaje Grabowska: „teoria ta stanowiła całkowity przewrót w sposobie myślenia o asymetrii półkulowej, zakładała bowiem, że półkule nie specjalizują się w analizie konkretnych rodzajów materiału, lecz iż różnią się sposobem ich analizowania. W zależności od tego, jaki typ analizy może prowadzić do lepszych wyników w danym zadaniu, uzyskuje się albo przewagę lewej, albo prawej półkuli" (1997, s. 409).

Przytoczona powyżej teoria pozwala zrozumieć, dlaczego ścisła współpraca obu półkul mózgowych jest konieczna dla rozwoju i prawidłowego posługiwania się mową. I choć za większość operacji na materiale werbalnym odpowiada lewa półkula, wyłączenie lub nieprawidłowe funkcjonowanie prawej powoduje także zaburzenia odbioru i nadawania języka.

Analizując problem lateralizacji, musimy wziąć pod uwagę dwie ważne kwestie – ręczność oraz płeć. Badania wykazały bowiem, że podział na lewą – językową oraz prawą – przestrzenną półkulę dotyczy przede wszystkim osób praworęcznych. Także płeć ma zasadniczy wpływ na stopień specjalizacji półkulowej w określonych funkcjach.

Wśród osób praworęcznych 96% przetwarza materiał językowy w lewej półkuli mózgu. Proporcje te znacząco się zmieniają w przypadku leworęczności - jak podają źródła 70% (Szeląg, 1997) lub nawet 60% (Grabowska, 1997) osób leworęcznych opracowuje bodźce werbalne w półkuli prawej. Dodatkowo jeszcze znacznie częściej w tej populacji obserwujemy obupółkulowe przetwarzanie języka (około 15% przypadków).

Ponieważ prowadzone do tej pory badania dotyczyły głównie osób dorosłych, nie dysponujemy dostatecznymi dowodami na to, jaką reprezentację funkcji językowych posiadają dzieci, u których długo utrzymuje się oburęczność. Możemy jednak wysnuć przypuszczanie - przede wszystkim na podstawie wieloletnich obserwacji problemów w nabywaniu i posługiwaniu się językiem - że ich wzorzec lateralizacji zbliżony jest do tego, jaki posiadają osoby leworęczne i lewooczne. Kłopoty językowe obu grup dzieci są bowiem bardzo podobne.

W tym miejscu podkreślić należy, iż proces kształtowania się dominacji stronnej przebiega u dzieci w ontogenezie. Trwa kilka lat, ale pod koniec czwartego roku życia dziecko zwykle ostatecznie wykazuje w badaniu preferencję jednego oka, ucha, jednej ręki oraz nogi. Nie zawsze oczywiście oznacza to wybór jednej strony ciała. Utrzymywanie się jednak oburęczności powyżej lat czterech jest znakiem nieprawidłowości w przebiegu kształtowania się formuły lateralizacji. Takie sygnały wskazują na zagrożenie dysleksją i dowodzą konieczności rozpoczęcia ćwiczeń zapobiegających pojawieniu się trudności w posługiwaniu się językiem oraz w nauce czytania i pisania. Dziecko rozpoczynające naukę w szkole powinno ostatecznie wybrać rękę, którą będzie wykonywało czynności precyzyjne (na przykład pisanie). W przeciwnym razie pojawienie się u niego problemów natury dyslektycznej staje się bardzo prawdopodobne.

Kolejnym intrygującym aspektem funkcjonowania mózgu jest różnica między mózgami mężczyzn i kobiet. Różnice w funkcjonowaniu płci od dawna są przedmiotem obserwacji i powodem tworzenia licznych, niekiedy szkodliwych, stereotypów. Ich szkodliwość wynika zwykle z oceniania odmienności w kategoriach dobry-zły, gorszy-lepszy, z prób tworzenia hierarchii cech, zamiast poprzestania na stwierdzeniu faktu ich istnienia.

Dotychczasowe badania dostarczają informacji, że zróżnicowanie poznawcze kobiet i mężczyzn spowodowane jest oddziaływaniem hormonów oraz wyposażeniem genetycznym (Kimura, 2006). Różnice obserwowane w licznych badaniach dotyczą zarówno budowy, jak i funkcjonowania poszczególnych obszarów mózgu.

Pierwsza obserwacja różnic między mózgami obu płci dotyczy wielkości. Mózgi mężczyzn są średnio o około 100 gramów cięższe niż kobiece. Do tej pory różnicę tę tłumaczono stosunkiem wagi mózgu do masy ciała. Dostrzeżono jednak, że mózgi kobiet dużych są proporcjonalnie mniejsze, niż kobiet małych (Kimura, 2006). W związku z tym różnice w wielkości nie wynikają jedynie z proporcji do ciężaru ciała. Brak jednak do tej pory dowodów jakoby wielkość mózgu miała wpływ na poziom funkcji intelektualnych człowieka.

Istnieją jednak obszary w mózgu wyraźnie różniące się wielkością i budową u mężczyzn i u kobiet. Jak podaje Kimura (2006), pierwszą taką okolicą jest podwzgórze, które ma związek z kształtowaniem się odmiennych zachowań seksualnych. Pod wpływem wczesnego działania androgenów[1], pewne obszary podwzgórza są większe u mężczyzn niż u kobiet.

Potwierdzone badaniami są różnice w wielkości spoideł łączących obie półkule. Okazuje się, że w spoidle wielkim jego tylna część (splenium) jest większa u kobiet niż u mężczyzn. Podobne różnice – na korzyść płci żeńskiej – odkryto w spoidle przednim. Dodatkowo jeszcze badania wykazały rzadsze występowanie u mężczyzn struktury *massa intermedia* łączącej obie części wzgórza.

Przytoczone fakty o różnicach płciowych połączeń międzypółkulowych mogą wyjaśniać odmienność wzorców lateralizacji funkcji kobiet i mężczyzn. Być może lepiej skomunikowane półkule kobiet nie wymagają tak wysokiej specjalizacji, jak wykazują to mózgi mężczyzn. Wielkość i liczba połączeń obu półkul wpływa na szybkość przesyłania informacji. Jeśli czynniki te działają od wczesnych miesięcy życia, nie wytwarza się potrzeba ścisłego podziału zadań między półkulami. Na fakt mniejszej lateralizacji mowy u kobiet wskazują przykłady szybszego przebiegu rehabilitacji oraz lepszych wyników terapii kobiet, które doznały uszkodzenia lewej półkuli mózgu oraz dziewczynek, u których stwierdzono zespół Aspergera.

2.1. Różnice anatomiczne w budowie prawej i lewej półkuli

Jak zauważono już wcześniej, półkule mózgowe nie są symetryczne anatomicznie. Asymetria anatomiczna i cytoarchitektoniczna[2] wyraźniejsza jest u osób praworęcznych oraz u mężczyzn. Potwierdza to wcześniejsze wnioski, że na poziom lateralizacji bezpośredni wpływ ma ręczność oraz płeć.

Uwagę badaczy skupiają głównie dwa obszary związane z mową oraz zdolnościami wzrokowo-przestrzennymi. Pierwszym z nich jest struktura zwana

1. Androgeny – męskie hormony płciowe.
2. Cytoarchitektoniczny – związany z rozmieszczeniem przestrzennym różnych komórek w większych strukturach mózgu.

planum temporale, znajdująca się w płacie skroniowym. Jest to jedna z ważniejszych struktur kory zaangażowanych w procesy językowe. Stanowi słuchowy obszar asocjacyjny (Bednarek, 2002).

Liczne przeprowadzone *post mortem*[3] badania dowodzą, że obszar ten jest wyraźnie większy w lewej półkuli i to już od pierwszego dnia życia (Grabowska, 1997). Ciekawe obserwacje poczyniono w grupie kilkunastoletnich dzieci z dysleksją. Badania opisywanego obszaru mózgu wykazały bowiem brak asymetrii *planum temporale* u 70% osób z dysleksją i tylko u 30% bez dysleksji. „Hipoteza wyjaśniająca powstawanie zaburzeń lateralizacji została zaproponowana przez Geschwinda i Behana w 1982 roku. Mówi ona, że w trakcie rozwoju płodowego wysoki poziom testosteronu może wpływać na rozwijający się mózg. Jest to o tyle istotne, że wśród osób z dysleksją powszechnie odnotowuje się znaczną dominację mężczyzn (stanowią oni 75% tej populacji). Podwyższony poziom testosteronu może powodować rozwojowe zmiany w typowej asymetrii półkul mózgowych: bardziej dynamiczny rozwój prawej i wolniejszy lewej oraz leworęczność. Jest to zgodne z często stwierdzanym przez badaczy wyższym odsetkiem leworęczności wśród osób z dysleksją (18% w porównaniu z 9% w populacji ogólnej). Zdaniem Geschwinda testosteron jest odpowiedzialny także za zaburzenia migracji neuronów i anomalie cytoarchitektoniczne stwierdzane w mózgach osób z dysleksją" (Bednarek, 2002, s. 60).

Rys. 1. Asymetria *planum temporale* (obszar szary)

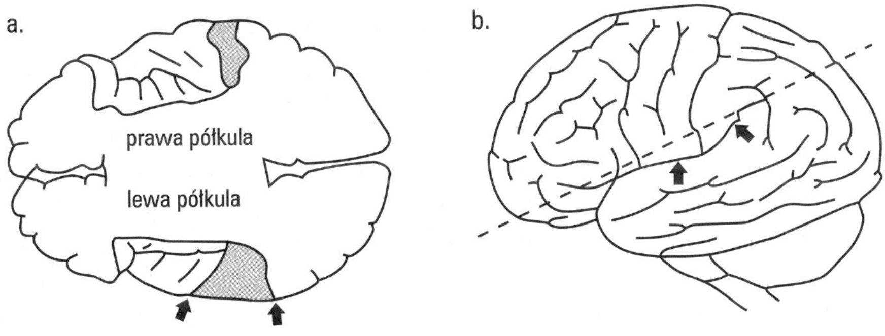

a. *Planum temporale* widoczne na przekroju poprzecznym mózgu.

b. Linią przerywaną zaznaczono płaszczyznę cięcia – strzałki pokazują, gdzie w bruździe Sylwiusza mieści się *planum temporale*.

Źródło: A. Grabowska, 1997, *Asymetria półkul mózgowych,* [w:] *Mózg a zachowanie*, Warszawa, s. 418.

3. 'Po śmierci'.

Podobne obserwacje dotyczą okolicy bruzdy Sylwiusza (przecina ona półkule mózgowe tak, że dzieli je na trzy płaty: czołowy, ciemieniowy i skroniowy), która różni się zarówno pod względem długości, jak i kształtu. W lewej półkuli jest dłuższa (o około 1 cm) i prosta, w półkuli prawej natomiast krótsza i zagięta ku górze (Grabowska, 1997).

Rys. 2. Asymetria bruzdy Sylwiusza

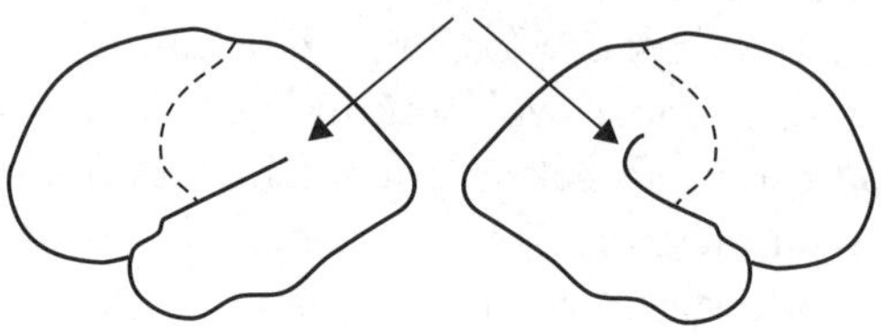

Źródło: A. Grabowska,1997, *Asymetria półkul mózgowych,* [w:] *Mózg a zachowanie*, Warszawa, s. 418.

Kolejnym obszarem korowym, który wykazuje różnice w budowie zależnie od półkuli, jest **płaszczyzna ciemieniowa** (*planum parietale*). Jak podaje Kimura (2006, s. 145), struktura ta znajduje się na tylnym końcu bruzdy Sylwiusza. W lewej półkuli kontroluje mowę i ruchy osób praworęcznych, po prawej stronie prawdopodobnie wpływa na zdolności przestrzenne. Obszar ten wykazuje asymetrię prawostronną, jednak u osób praworęcznych asymetria jest większa u mężczyzn niż u kobiet, a u leworęcznych odwrotnie - obszar ten większy jest u kobiet. Leworęczni mężczyźni wykazują nawet niewielką asymetrię prawostronną. Inne badania dowodzą, że leworęczne kobiety osiągają lepsze wyniki w zadaniach przestrzennych niż leworęczni mężczyźni. Asymetria *planum parietale* w pewnym stopniu mogłaby tłumaczyć to zjawisko. „Różnice w funkcjonowaniu asymetrii półkulowej są możliwe nawet wówczas, gdy nie zachodzą żadne dostrzegalne różnice strukturalne. Równie dobrze mogą one bowiem występować na poziomie komórkowym (rozmiar lub liczba rozgałęzień komórek nerwowych, rozmieszczenie neurotransmiterów) i w ten sposób wpływać na funkcjonowanie mowy" (Kimura, 2006, s. 145).

2.2. Lateralizacja mowy

Dotychczas podane informacje, o sposobie analizowania bodźców przez mózg oraz różnicach między prawą i lewą półkulą, pozwalają zrozumieć, dlaczego, ze względu na jakość oraz tempo przetwarzania, ważne jest analizowanie materiału werbalnego w lewej półkuli mózgu. Nie oznacza to - jak już wspomniano - wykluczenia udziału drugiej półkuli w procesach językowych. Podział zadań między lewą a prawą półkulę wynika w znacznym stopniu z odmiennego sposobu pracy i organizacji otrzymywanych bodźców. Charakterystyka tego podziału przedstawia się następująco (Cieszyńska, 2006, s. 33–35):

Lewa półkula:

- pracuje w sposób analityczny i relacyjny, np. porównuje litery i „zauważa" obecność lub nie znaków diakrytycznych, charakterystycznych elementów (kresek, „ogonków" itp.), układa informacje w sposób sekwencyjny, element po elemencie.
- jest odpowiedzialna za odbiór czasu (związany jest z nią tzw. „zegar wewnętrzny").
- identyfikując bodźce, kieruje się związkami logicznymi.
- kieruje pamięcią dotyczącą ogólnej wiedzy o świecie.
- przetwarza bodźce znane.

Prawa półkula:

- pracuje w sposób globalny, całościowy, porównuje całościowe „obrazy bodźców".
- przetwarza bodźce nowe.
- rozpoznając, kieruje się podobieństwem fizycznym „całego" bodźca, a nie jego elementów (stąd wyrazy *lala* i *lata* może uznać za identyczne).
- jest odpowiedzialna za analizę bodźców przestrzennych, w tym także za rozpoznawanie twarzy.
- przetwarza i przechowuje informacje matematyczne i muzyczne.
- rozpoznaje figury geometryczne.
- rozpoznaje podstawowe cechy bodźca - kontur, barwa, jasność.
- przetwarza informacje związane z emocjami - w związku z tym odczytuje znaczenie mimiki, kieruje reakcjami mimicznymi wyrażającymi emocje, rozpoznaje gesty związane z emocjami, pozwala rozumieć emocjonalne zachowania społeczne (np. nagłe ściszenie lub podniesienie głosu).

Ten podział zadań lewej i prawej półkuli wyjaśnia nam po części, dlaczego materiał werbalny sprawniej przepracowuje lewa półkula. Jej przewaga nad prawą w zakresie przetwarzania języka polega głównie na wykorzystywaniu właściwych sekwencyjnych i relacyjnych strategii. W związku z tym można wyróżnić te aspekty języka, za które odpowiada każda z półkul (Cieszyńska, 2006, s. 36–37).

Lewa półkula:

- odbiera, rozpoznaje i różnicuje dźwięki mowy (okolica skroniowo-ciemieniowa).
- przepracowuje materiał związany z cichym czytaniem (okolica wzrokowa).
- rozpoznaje rymy (okolica skroniowa).
- dokonuje złożonych operacji werbalnych (kora czołowa).

Prawa półkula:

- rozpoznaje rzeczowniki w mianowniku (zarówno słyszane, jak i odczytywane globalnie).
- identyfikuje i różnicuje samogłoski.
- kontroluje, uwarunkowany kulturowo, kierunek czytania.
- kontroluje i pozwala rozumieć prozodię mowy (intonację, akcent i rytm).
- pozwala rozumieć kontekst wypowiedzi oraz metafory.

Dokonana powyżej charakterystyka pracy prawej i lewej półkuli oraz podział zadań związanych z materiałem werbalnym pozwalają zauważyć, jakie znaczenie ma właściwe współdziałanie obu półkul w przetwarzaniu języka. Okazuje się bowiem, że pozornie „niejęzykowa" prawa półkula pozwala rozumieć oraz adekwatnie wyrażać ważne treści emocjonalne. W wyniku uszkodzenia jej struktur prawej półkuli dochodzi często do zaburzenia zwanego **aprozodią**. Osoby dotknięte tym zaburzeniem mówią w sposób jednostajny, nie robiąc przerw, nie zmieniając intonacji, nie akcentując żadnych jednostek mowy. Nie potrafią też rozpoznać emocji (np. smutku, radości, gniewu) w słyszanych wypowiedziach (Grabowska, 1997). „Badania z ostatnich lat wskazują ponadto, że, wbrew pierwotnym poglądom, prawa półkula odgrywa również zasadniczą rolę w rozumieniu i prawidłowej interpretacji treści słownych. Prawidłowe wychwycenie morału, właściwa interpretacja informacji w świetle kontekstu, formułowanie przewidywań co do dalszej akcji, rozumienie metafor i treści humorystycznych to przykłady tych funkcji, które są warunkowane prawidłowym działaniem prawej półkuli" (Grabowska, 1997, s. 412).

2.3. Lateralizacja funkcji wzrokowo-przestrzennych

Liczne prowadzone badania nie dały do tej pory jednoznacznej odpowiedzi na pytanie, w jakim stopniu prawa półkula mózgu jest dominująca w funkcjach wzrokowo-przestrzennych. Jak podaje Grabowska (1997, s. 413) najwięcej dowodów na przewagę prawej półkuli w omawianym zakresie dostarczają badania osób z tzw. zespołem jednostronnego pomijania. Pacjenci z takim uszkodzeniem podczas przerysowywania obrazków pomijają lewą stronę ilustracji. Bardzo często towarzyszą temu podobne zaburzenia przestrzenne, ujawniające się podczas poruszania, oraz wyobrażeniowe – na przykład podczas opisywania z pamięci znanego doskonale miejsca (w opisie pominięta zostaje lewa strona obrazu powstającego w wyobraźni). „Na podstawie tych badań powstała teoria, że w prawej półkuli znajduje się reprezentacja zarówno lewej, jak i prawej połowy otaczającej nas przestrzeni, zaś w półkuli lewej – reprezentacja jedynie prawej połowy. Jeśli więc uszkodzeniu ulega prawa półkula, pacjent pomija tylko lewą stronę, bowiem reprezentacja prawej jest zachowana. Jeśli zaś uszkodzeniu ulega półkula lewa, zaburzenia nie występują, bądź są minimalne, bowiem prawa nadal pełni swoje funkcje" (Grabowska, 1997, s. 414).

Ciekawe badania z zakresu przewagi prawej półkuli w funkcjach wzrokowo-przestrzennych zostały przeprowadzone w związku z obserwowanymi przypadkami prozopagnozji, czyli utraty zdolności rozpoznawania (przypominania sobie) ludzkich twarzy, w tym twarzy osób bliskich. Pierwsze doniesienia mówiły, że prozopagnozja występuje u osób z uszkodzoną prawą skroniowo-potyliczną częścią mózgu. Najnowsze badania wykazują jednak, że obie półkule mózgu biorą udział w analizowaniu cech twarzy. Przypuszcza się, że prawa półkula odpowiada za analizę konfiguracyjną cech twarzy (na przykład podział na twarze męskie i kobiece), a lewa za rozpoznawanie cech charakterystycznych dla danej twarzy (na przykład rozpoznawanie twarzy członków rodziny) (Grabowska, 1997). Potwierdzałoby to informacje o nastawieniu lewej półkuli na bodźce znane, a prawej na nowe.

Wiele badań udowodniło, że „prawa półkula przejawia szczególne zdolności w różnorodnych testach dotyczących oceny głębi, nachylenia linii, oceny położenia kropki wewnątrz figury, czy rozpoznawaniu złożonych geometrycznych figur" (Grabowska, 1997, s. 415). Są to więc te procesy, które odgrywają szczególną rolę podczas analizowania odczytywanych i zapisywanych liter.

Ważne dla prowadzenia terapii badania, przywołane przez Grabowską (1997), przeprowadziła Justine Sergent. Stwierdziła ona, że każda półkula mózgowa analizuje inne pasmo częstotliwości przestrzennych: lewa specjalizuje się w analizie częstotliwości wysokich (małe, gęsto ułożone elementy), a prawa niskich (duże, rzadko ułożone bodźce).

Przykład ten potwierdza, że małe dzieci, u których proces lateralizacji funkcji poznawczych trwa, powinny być uczone czytania prostym drukiem (czcionką bezszeryfową). Ta forma druku odpowiada niskim częstotliwościom, których analizą przestrzenną zajmuje się prawa półkula mózgu (odmiennie niż w przypadku małych liter i czcionki szeryfowej).

Rys. 3. Przykłady pasków o odmiennej gęstości, różniące się co do częstotliwości przestrzennych

Częstotliwości niskie
(prawa półkula)

MAJA PIJE SOK
(czcionka bezszeryfowa,
duży druk)

Częstotliwości wysokie
(lewa półkula)

Maja pije sok
(czcionka szeryfowa,
mały druk)

Na podstawie: A. Grabowska,1997, *Asymetria półkul mózgowych,* [w:] *Mózg a zachowanie*, Warszawa, s. 415.

3. WSPÓŁPRACA LEWEJ I PRAWEJ PÓŁKULI MÓZGOWEJ

Coraz liczniejsze badania dowodzą, że tylko integracja bodźców analizowanych w obu półkulach zapewnia sprawne funkcjonowanie poznawcze człowieka. Postępująca dokładność diagnostyczna oraz nowoczesne metody obrazowania mózgu pozwalają stwierdzić, że chociaż półkule mózgowe wykazują określony stopień specjalizacji w wybranych zakresach, zwykle obserwujemy zjawisko współdziałania struktur obu półkul (niekoniecznie w tym samym stopniu zaangażowanych w analizowanie danego typu bodźców).

Naukowe dowody integracji pracy obu półkul otwierają nowy obszar badawczych dociekań – jak odbywa się przekazywanie informacji z półkuli do półkuli, jakimi drogami płyną bodźce, na ile połączenia międzypółkulowe zapewniają sprawne działanie poznawcze.

3.1. Badania Rogera Sperry'ego

Cennych informacji na temat funkcjonowania półkul mózgowych, a zwłaszcza mechanizmów przekazywania informacji, dostarczyły badania Rogera Sperry'ego (za które w 1981 roku otrzymał Nagrodę Nobla) oraz jego współpracowników.

Obserwowali oni pacjentów po operacyjnym „rozszczepieniu mózgu" zwanym komisurotomią. Wszyscy operowani pacjenci cierpieli na ciężką postać padaczki, co oznacza, że obserwacje Sperry'ego dotyczą mózgów w pewnym stopniu (za każdym razem innym) uszkodzonych.

Po operacji pacjenci wykazywali przejściowe problemy z pamięcią, u niektórych zanikała mowa, odczuwali także drobne niedowłady rąk i nóg. Wszystkie negatywne skutki zabiegu ustępowały jednak dość szybko i osoby te wracały do pozornie normalnego funkcjonowania, odczuwając jednocześnie dużą ulgę w atakach epileptycznych.

Sperry i jego współpracownicy musieli stworzyć specjalny test, aby wykazać ujemne strony rozszczepienia mózgu.

Skonstruowane przez nich narzędzie badawcze zakładało prezentowanie bodźców wzrokowych w taki sposób, że trafiały one tylko do jednej półkuli mózgu. Wyniki tych obserwacji były bardzo ciekawe – okazało się bowiem, że jeśli obraz przedmiotu trafia do jednej półkuli, to przy jego ponownej prezentacji tej samej półkuli badani rozpoznawali przedmiot jako znany. Przy prezentacji natomiast półkuli przeciwnej twierdzili, że nigdy go nie widzieli.

Sperry wykazał: „że materiał wzrokowy prezentowany lewej półkuli pacjenci opisywali poprawnie zarówno w mowie, jak i w piśmie. Kiedy jednak ten sam materiał prezentowany był półkuli prawej, pacjenci upierali się, że niczego nie widzieli albo że był to jedynie błysk światła. Dalej, jeżeli pacjent proszony był o wskazanie odpowiedniego obrazka czy obiektu lewą ręką, nie miał z tym najmniejszego problemu, chociaż jak właśnie powiedział – niczego nie widział!" (Eysenck H. i M., 2000, s. 138).

Podobne kłopoty pacjenci po komisurotomii mieli z przedmiotami trzymanymi w lewej lub prawej ręce, bez kontroli wzroku. Rzeczy dotykane prawą ręką były bez trudu nazywane i opisywane, natomiast trzymane w lewej ręce zwykle nie były rozpoznawane, a nawet badani nie mieli świadomości, że cokolwiek trzymali.

W przypadku umiejętności przestrzennych: „przeprowadzone przez Sperry'ego i Bogena badania pokazały, że prawa ręka, pozostająca pod kontrolą lewej półkuli, niezdolna była ani do ustawienia klocków w sposób odwzorowujący narysowany schemat, ani do narysowania sześcianu w trzech wymiarach, podczas gdy lewa ręka całkiem dobrze radziła sobie z tymi zadaniami!" (Eysenck H. i M., 2000, s. 139).

Ze scharakteryzowanych pokrótce badań można wysnuć różne hipotezy. Sam Sperry głosił, że rozszczepienie mózgu udowodniło istnienie dwóch odrębnych sfer świadomości. Próbowano zweryfikować ten pogląd i w związku z tym poddano badaniom chłopca, u którego udział prawej półkuli w funkcjach mowy był znacznie większy niż u pozostałych pacjentów. Poproszono go, aby oceniał wyrazy w skali „dobry–zły". Te same słowa (Paul – jego imię, matka, seks) podawane do prawej półkuli oceniane były bardzo źle, a przez lewą – bardzo dobrze. Co więcej, powtórne badanie, przeprowadzone kilka dni później, kiedy chłopiec był w znacznie lepszym nastroju, dało inne wyniki – półkula prawa oceniła wyrazy znacznie lepiej niż za pierwszym razem, co potwierdziło wcześniejsze przypuszczenia naukowców o jej większej „emocjonalności".

Chłopca zapytano również – kierując pytanie oddzielnie do obu półkul – kim chce zostać. Odpowiedź lewej półkuli brzmiała „rysownik", a prawej – „wyścig samochodowy".

Wyniki badań z udziałem osób po komisurotomii wielokrotnie wykorzystywane były do tworzenia niepopartych dowodami teorii, upraszczających zasady funkcjonowania lewej i prawej półkuli mózgu. Chociaż operacje rozszczepienia mózgu łagodziły ataki epilepsji, udowodniono również ich negatywny wpływ na funkcjonowanie poznawcze pacjentów.

Niewątpliwie znajdujemy coraz więcej dowodów na to, że tylko integracja mózgowych procesów pozwala osiągnąć właściwy poziom rozwoju poznawczego i emocjonalnego jednostki.

3.2. Rola spoidła wielkiego

Półkule mózgowe połączone są ze sobą spoidłami międzypółkulowymi. Najważniejszą rolę pełnią dwa – ciało modzelowate, zwane także spoidłem wielkim, oraz spoidło przednie.

Spoidło wielkie rośnie najszybciej w życiu płodowym, a następnie do drugiego roku życia podwaja swoje rozmiary i osiąga wielkość najmniejszego ciała modzelowatego obserwowanego u dorosłego człowieka. Wzrost tej struktury następuje do około dwudziestego piątego roku życia, a potem stopniowo zaczyna się zmniejszać (Nowicka, 2000).

Operacje komisurotomii oraz przypadki agenezy ciała modzelowatego (wrodzonego braku tej struktury) wykazały, że przekazywanie informacji między półkulami nie odbywa się tylko za pośrednictwem spoideł. W przypadku uszkodzenia głównych dróg łączących półkule, obserwuje się różne mechanizmy kompensacyjne. Jednym z nich jest przesyłanie informacji mniej licznymi ipsilateralnymi (leżącymi po tej samej stronie) włóknami nerwowymi, które pozwalają na przykład każdej z półkul kontrolować w ograniczonym zakresie pracę ręki po tej samej stronie ciała.

Przekazywanie informacji odbywa się również dzięki wykorzystaniu spoideł przebiegających w niższych obszarach mózgu.

Ciekawym zjawiskiem jest także tzw. utajone przesyłanie informacji, kiedy bodziec kierowany do jednej półkuli wywiera nieuświadomiony wpływ na pracę drugiej (Nowicka, 2000).

Nowe sposoby diagnozowania mózgu pozwoliły zauważyć, że pewne części ciała modzelowatego są większe u osób leworęcznych oraz u kobiet. Obserwacje te zaczęto łączyć z teorią o wpływie komunikacji międzypółkulowej na kształtowanie się asymetrii półkulowej, bowiem zarówno u leworęcznych, jak i u kobiet specjalizacja półkul w wielu funkcjach poznawczych nie jest tak wyraźna. Powstała więc hipoteza, nadal naukowo weryfikowana, że szybsza transmisja informacji z jednej półkuli do drugiej przez struktury spoidła wielkiego przyczynia się do mniejszej lateralizacji mózgu. Hipotezę tę częściowo potwierdzają badania, przeprowadzone przez Nowicką i Ferster, w których autorki stwierdziły, że „czasy międzypółkulowej transmisji informacji o bodźcach werbalnych są znacząco krótsze u kobiet w porównaniu do czasów transmisji mierzonych u mężczyzn. Dodatkowo, jedynie w grupie mężczyzn, czasy te były asymetryczne ze względu na kierunek transmisji, tzn. były krótsze przy przekazywaniu informacji werbalnej z półkuli prawej do lewej niż przy transmisji w przeciwnym kierunku" (Nowicka, 2000, s. 52).

Dla mechanizmów związanych z językiem ważna jest również teoria Cooka, która głosi, że ciało modzelowate odgrywa także znaczącą rolę w procesach pobudzania i hamowania pracy określonych obszarów mózgu. „W przypadku aktywności związanych z językiem, pobudzenie obszarów lewej półkuli wywoła hamujący wpływ na homotopowe obszary korowe w półkuli prawej, a w pobliskich neuronach ułatwi przetwarzanie informacji związanych z kontekstem. Na przykład aktywacja neuronów korowych związanych z reprezentacją danego słowa w lewej półkuli, wyhamowuje aktywność analogicznych neuronów w prawej półkuli, umożliwiając pobudzenie zespołów neuronalnych, znajdujących się obok i odpowiedzialnych za skojarzenia wywołane przez to słowo, kontekst, w jakim może się pojawić, jego zabarwienie emocjonalne itp." (Nowicka, 2000, s. 54).

Ostatnie badania naukowe, przeprowadzone najnowocześniejszymi metodami obrazowania mózgu, wskazują również na znaczenie w procesach związanych z czytaniem i pisaniem struktury spoidła wielkiego, zwanej *istmus* (cieśń).

Zauważono, że jest ona wyraźnie krótsza u osób z dysleksją. Wiadomo, że obszar ten znacznie się rozrasta w czasie, kiedy dzieci uczą się czytać i pisać (w okresie wczesnoszkolnym). Jest to informacja szczególnie ważna dla terapeutów, bowiem oznacza, że wczesna metoda nauki czytania może stymulować wzrost określonych struktur mózgowych i przyczynić się do poprawy ich funkcjonowania.

Rys. 4. Spoidło wielkie mózgu

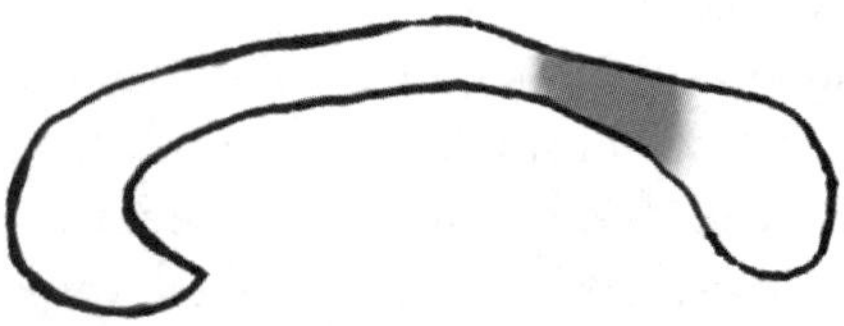

Szarym kolorem wyróżniono tę część spoidła (istmus), której wielkość wykazuje największe zróżnicowanie u osób praworęcznych i leworęcznych.

Źródło: A. Grabowska,1997, *Asymetria półkul mózgowych,* [w:] *Mózg a zachowanie*, Warszawa, s. 420.

4. BADANIE WZORCA LATERALIZACJI

Badanie nogi, ręki, oka i ucha pozwala nam wyznaczyć wzorzec lateralizacji (dominacji stronnej). Badania tego można dokonać, obserwując dziecko w trakcie wykonywania codziennych czynności. Obserwacje takie mogą prowadzić rodzice, o ile zostaną przez terapeutę właściwie poinstruowani. Dla celów diagnostycznych w poradni łatwo zaaranżować kilka sytuacji zabawowych, w czasie których terapeuta sprawdzi, która strona ciała jest u dziecka dominująca. W trakcie czynności diagnostycznych dziecko nie powinno być świadome, że jest poddawane badaniu - tylko czynności spontaniczne, niekontrolowane, dadzą właściwy obraz dominacji stronnej. Jest to ważna uwaga w kontekście - wcale jeszcze nierzadkich - przypadków przestawiania małych dzieci na używanie prawej ręki. Dlatego, tworząc narzędzie badawcze, terapeuta powinien pamiętać o tych przypadkach i wykluczać czynności, które mogą dawać nieprawdziwy obraz dominacji półkulowej (głównie pisanie i jedzenie).

Chociaż sygnały przewagi stronnej obserwujemy dużo wcześniej, diagnostyczne badanie można przeprowadzić dopiero u trzylatka. Wtedy bowiem dziecko osiąga odpowiedni poziom rozumienia instrukcji słownych, naśladownictwa oraz dojrzałości motorycznej, aby wyniki obserwacji mogły mówić coś o ukształtowanej lub kształtującej się przewadze stronnej.

Sprawdzając dominację oka, ręki, nogi i ucha, musimy wykonać co najmniej trzy próby na każdą część ciała w celu wykluczenia możliwości przypadkowego użycia na przykład prawej lub lewej ręki.

W celu sprawdzenia ręki możemy poprosić dziecko o:

- wrzucanie koralików (fasolek, małych klocków itp.) do wąskiej butelki,
- nawlekanie koralików na sznurek,
- wkładanie sznureczka w otwory w deseczce (sznurowanie),
- wkładanie pęsetą koralików do pojemniczka,
- przecinanie plastikowym nożykiem plastelinowego wałeczka,
- odkręcanie słoiczków,
- przenoszenie na łyżeczce wody (kaszy) z pojemnika do pojemnika.

Przewagę oka badamy, prosząc dziecko o:

- spoglądanie w lunetę (małe dzieci uwielbiają na przykład zabawę w piratów, za lunetę może wtedy służyć zwinięta kartka papieru),
- patrzenie przez dziurkę wyciętą w kartce,
- oglądanie kalejdoskopu,
- patrzenie przez wizjer w drzwiach,
- zaglądanie do butelki,
- zrobienie zdjęcia aparatem fotograficznym.

Trzeba pamiętać, że sprawdzenie dominacji oka jest możliwe najwcześniej u trzylatka. Dzieci młodsze nie potrafią bowiem dokładnie wykonać polecenia i popatrzeć jednym okiem. Zwykle zbliżają otwory, lunety, dziurki itp. w kierunku nasady nosa i patrzą obuocznie. Nie jest to dowód na nieustaloną dominację, a jedynie na brak umiejętności precyzyjnego wykonania zadania.

Dominację nogi sprawdzamy, prosząc dziecko, aby:

- kopnęło piłkę (należy jednak uważać, aby dziecko nie musiało dochodzić do lub kopać turlającej się piłki – w tych bowiem przypadkach wykona ruch nie dominującą nogą, ale tą, którą będzie miało bliżej zabawki; piłka powinna leżeć przed dzieckiem nieruchomo),
- stanęło na jednej nodze,
- skakało na jednej nodze,
- weszło i zeszło po schodach.

Najtrudniejsza do prawidłowego badania okazuje się dominacja ucha. Trzeba bowiem stworzyć taką sytuację, kiedy dziecko wykona określoną czynność bez wykorzystania ręki. Zabawa telefonem może bowiem wskazywać na preferencje ręki, a nie ucha. Chwytamy zawsze ręką dominującą – jeśli jest to telefon, przykładamy go przeważnie po stronie dominującej ręki, inny chwyt jest bowiem niewygodny i nienaturalny.

Sprawdzając ucho, kładziemy zatem na stoliku przed dzieckiem przedmiot wydający dźwięki (małe radio, zegarek, grającą zabawkę, muszlę itp.), a następnie prosimy, aby – bez używania rąk – posłuchało wydobywającego się odgłosu. Zadanie to są w stanie wykonać dzieci, które skończyły trzy lata.

W wyniku tak przeprowadzonych badań udaje się ustalić prawdopodobny wzorzec lateralizacji. Jeśli dziecko wykonuje wszystkie czynności uchem, okiem, nogą i ręką po tej samej stronie ciała, oznacza to lewostronną lub prawostronną dominację stronną. W przypadku, kiedy zadania wykonywane są naprzemiennie, na przykład raz lewą, raz prawą ręką (podobnie innymi częściami ciała), obserwujemy niewykształcenie się ostateczne przewagi półkulowej. Oznacza to, że proces trwa nadal i konieczne są ćwiczenia pozwalające przyspieszyć wybór ręki, oka, nogi i ucha. W sytuacji, kiedy dziecko wykazuje preferencje części ciała znajdujących się po przeciwnych stronach (na przykład patrzy lewym okiem, ale czynności precyzyjne wykonuje prawą ręką), mówimy o skrzyżowanej lateralizacji.

Ostatecznie możemy stwierdzić u dzieci następujące wzorce lateralizacji:

- lateralizacja prawostronna,
- lateralizacja lewostronna,
- lateralizacja skrzyżowana,
- lateralizacja nieustalona.

Dziecko, które rozpoczyna naukę w szkole (sześcioletnie), będzie miało ogromne trudności z nauką czytania i pisania, jeśli proces ustalania się przewagi półkulowej nie zostanie zakończony. Przedłużający się czas wyboru ręki lub oka wskazuje na nieprawidłowości w kształtowaniu się przewagi lewej półkuli w funkcjach mowy. Czteroletnie dziecko z nieustaloną, skrzyżowaną lub lewostronną lateralizacją wymaga ćwiczeń stymulujących, które pomogą mu uniknąć specyficznych trudności w nauce czytania i pisania.

Działaniami terapeutycznymi należy objąć te dzieci, u których po ukończeniu trzeciego roku życia stwierdzono lewostronną, skrzyżowaną (zwłaszcza o formule PR LO – prawa ręka, lewe oko) lub nieustaloną lateralizację. Ćwiczenia powinny zawierać zadania doskonalące koordynację wzrokowo-ruchową, analizę i syntezę wzrokową, zachowanie uwarunkowanego kulturowo kierunku czytania od lewej do prawej i od góry do dołu, powtarzanie i tworzenie sekwencji ruchowych, wzrokowych i słuchowych oraz pamięć sekwencyjną i symultaniczną.

5. KSZTAŁTOWANIE SIĘ LATERALIZACJI U DZIECI W WIEKU 0–3 LAT

Dziecko nie rodzi się prawo- lub leworęczne, choć przychodzi na świat wyposażone w mechanizmy genetyczne oraz hormonalne sprzyjające kształtowaniu się określonej lateralizacji. Dominacja stronna oraz lateralizacja funkcji poznawczych powstają w ontogenezie przy współudziale czynników biologicznych oraz środowiskowych. Jak zwykle stanowi to ważną informację dla terapeutów, ponieważ oznacza, że celowymi działaniami możemy stymulować kształtowanie się przewagi lewej półkuli w funkcjach mowy. Dla zrozumienia procesów mózgowych i istoty prowadzenia ich stymulacji ważne jest przytoczenie tezy Ortona-Lenneberga (Cieszyńska, 2001, s. 27), która głosi, że:

- w ontogenezie półkula lewa stopniowo staje się dominująca w regulacji funkcji językowych,
- ze wzrostem specjalizacji językowej lewej półkuli wiąże się szybszy rozwój czynności mowy, a tym samym czynności poznawczych oraz intelektualnych,
- nabywanie umiejętności językowych zależy od stopnia specjalizacji półkuli lewej (im stopień specjalizacji wyższy, tym doskonalszy poziom umiejętności).

Stymulacja procesów mózgowych odbywać się może jedynie poprzez dostarczanie odpowiednich bodźców i zachęcanie dziecka do wykonywania ważnych rozwojowo czynności. Nie trzeba dodawać, że najłatwiejsze i najskuteczniejsze jest stymulowanie rozwoju struktur mózgowych w czasie właściwym do ich powstawania. Dużo trudniejszym, nie zawsze w pełni skutecznym, zadaniem jest korygowanie powstałych uszkodzeń lub nieprawidłowości rozwojowych.

Przejawów dominacji stronnej w postaci preferencji jednej ręki, nogi, oka i ucha nie możemy doszukiwać się – z oczywistych względów – u noworodków. Nawet wtedy, gdy dziecko zaczyna już chwytać zabawkę, wyciągać po nią rączkę oraz przekładać z jednej ręki do drugiej, nie wykonuje tych czynności ręką dominującą, ale tą, która znajduje się bliżej chwytanego przedmiotu. Pierwsze symptomy preferencji lewej lub prawej ręki pojawiają się około dziewiątego miesiąca życia, kiedy dziecko zaczyna wskazywać palcem. Mechanizmy te są jednak silnie zindywidualizowane – u dzieci w konsekwencji praworęcznych dominacja ręki ujawnia się na wcześniejszym etapie rozwoju. Niekiedy dziecko leworęczne (lub lewostronne) także wcześniej wykazuje zdecydowaną preferencję ręki, ale sytuacje te są zdecydowanie rzadsze. Najczęściej okres oburęczności znacznie się w tych przypadkach wydłuża.

Dalsza specjalizacja jednej ręki w wykonywaniu czynności precyzyjnych następuje po ukończeniu przez dziecko pierwszego roku życia, wtedy gdy od manipulacji niespecyficznej przechodzi do specyficznej. Używanie narzędzi w typowych dla nich funkcjach (łyżki do jedzenia, młoteczka do uderzania, kredki do rysowania) wymaga wzrostu precyzji ruchów. Ruchy te stymulują mózg do wykształcenia przewagi jednej ręki, dziecko więc coraz częściej (choć jeszcze nie zawsze) wykonuje czynności ręką dominującą.

Pierwsze próby wchodzenia i schodzenia ze schodów w drugim roku życia wskazują również na kształtowanie się przewagi jednej nogi. Wykonując krok dostawny, dziecko rozpoczyna wchodzenie zwykle nogą dominującą. Dalsze doskonalenie tej umiejętności oraz próby kopania piłki dostarczają kolejnych dowodów preferencji prawej lub lewej nogi.

Do trzeciego roku życia trudno testami przesiewowymi sprawdzić dominację oka i ucha. Była już o tym mowa w podrozdziale czwartym niniejszego rozdziału. Aby wyniki badań były diagnostyczne, należy przeprowadzić je po ukończeniu przez dziecko trzech lat.

ĆWICZENIA

Stymulację kształtowania się dominacji stronnej należy rozpocząć już na bardzo wczesnym etapie rozwoju. Prowadzić możemy ją, wykorzystując dwa rodzaje ćwiczeń. Przewagę lewej półkuli w funkcjach mowy ćwiczymy poprzez dostarczanie dziecku odpowiednich bodźców językowych oraz wczesną naukę czytania. Wybór ręki, nogi, oka i ucha stymulujemy poprzez wykonywanie czynności zmuszających dziecko do użycia jednej z wymienionych części ciała. Nigdy nie należy sugerować dziecku prawej strony – dominacja stronna jest niezależna od woli dziecka, próby nakłaniania go do używania prawej ręki lub nogi mogą zwiększyć trudności dziecka podczas nauki w szkole i stanowią dla niego źródło negatywnych emocji oraz wpływają na niską samoocenę.

Terapeuta:

1. **w pierwszym roku życia dziecka:**
   - uczy rodziców, jakim językiem mówić do dziecka. Zachęca opiekunów do naśladowania właściwego sposobu mówienia, tak organizuje ćwiczenia, aby rodzice stopniowo włączali się do językowej stymulacji dziecka i nauczyli się programować swój język.
   - od szóstego miesiąca życia rozpoczyna czytanie książeczek razem z dzieckiem. Pokazuje początkowo swoim, potem dziecka palcem wybrane elementy na obrazkach i wypowiada ich nazwy. Jeśli jest to możliwe, używa równocześnie onomatopei oraz pełnej nazwy (lub zdrobnienia), np. *to piesek, hau hau; to kurka, ko ko.*

- od szóstego miesiąca rozpoczyna z dzieckiem naukę odczytywania samogłosek. Pokazuje kartonik z drukowaną literą i głośno ją wypowiada.
- od dziewiątego miesiąca życia, czytając z dzieckiem książeczki, reaguje podaniem nazwy na gest wskazywania palcem wykonywany przez dziecko.
- od dziewiątego do dziesiątego miesiąca życia kieruje do dziecka pytanie: *gdzie jest?, np. piesek, auto.* W ten sam sposób pyta o samogłoski.
- od jedenastego do dwunastego miesiąca życia zachęca dziecko do specyficznej manipulacji z wykorzystaniem różnych narzędzi. Pokazuje, jak należy używać przedmiotów, zachęca do naśladowania lub wykonuje czynność rączką dziecka.
- od dwunastego miesiąca rozpoczyna próby rysowania. Kredkę (lub ołówek) kładzie centralnie przed dzieckiem, aby samo mogło chwycić wybraną ręką, koryguje jedynie sposób chwytu.
- układa kolejno od lewej do prawej obrazki: zwierząt, przedmiotów, zabawek, za każdym razem wypowiadając nazwę.

2. **w drugim roku życia dziecka:**
   - urozmaica zabawy z wykorzystaniem narzędzi. Zachęca dziecko do prób samodzielnego jedzenia łyżeczką lub karmienia misia, lalki.
   - stymuluje dziecko do powtarzania sekwencji (początkowo dwóch) samogłosek, a następnie sylab otwartych, zbudowanych ze spółgłoski prymarnej i samogłoski, np. A E, U I, O A, BA MA, PO ME.
   - około dwudziestego czwartego miesiąca rozpoczyna próby łączenia kropek – początkowo powinny być trzy, ustawione w linii prostej poziomo lub pionowo. Ważny jest kierunek wykonywania ruchu zgodny z kierunkiem czytania.
   - przy próbach rysowania koła koryguje kierunek ruchu (musi być przeciwny do ruchów wskazówek zegara).
   - rozpoczyna próby liczenia z dzieckiem. Układa obok siebie początkowo trzy, potem więcej: kasztany, klocki, piłeczki i wskazując palcem dziecka, rozpoczyna liczenie – zawsze od lewej strony.
   - używając gry memory, ćwiczy z dzieckiem dobieranie takich samych obrazków.
   - czyta z dzieckiem samogłoski i wyrażenia dźwiękonaśladowcze – zachęca do samodzielnego odczytywania napisów w książeczce lub do dokładania etykietek do obrazków.

- organizuje zabawy ruchowe polegające na kopaniu i rzucaniu piłki. Zachęca dziecko do wchodzenia po schodach (początkowo zapewnia mu poczucie bezpieczeństwa, trzymając za obie rączki).
- pokazuje dziecku, jak wrzucać do butelki duże fasolki. Jeśli dziecko chwyta równocześnie kilka sztuk, terapeuta podaje mu po jednej i zachęca do wrzucania.
- podczas zabawy w piaskownicy pokazuje dziecku, jak napełniać wiaderko piaskiem za pomocą łopatki. Często zmienia zabawki, aby dziecko jak najdłużej posługiwało się łopatką.

3. **w trzecim roku życia dziecka:**
   - kontynuuje rysowanie po śladzie i łączenie kropek, tworząc coraz trudniejsze wzory.
   - wprowadza ćwiczenia typu labirynty.
   - nawleka z dzieckiem koraliki na sznurek – początkowo muszą być duże otwory, a sznurek powinien mieć usztywnioną końcówkę. Można również wprowadzać powtarzanie sekwencji kolorów.

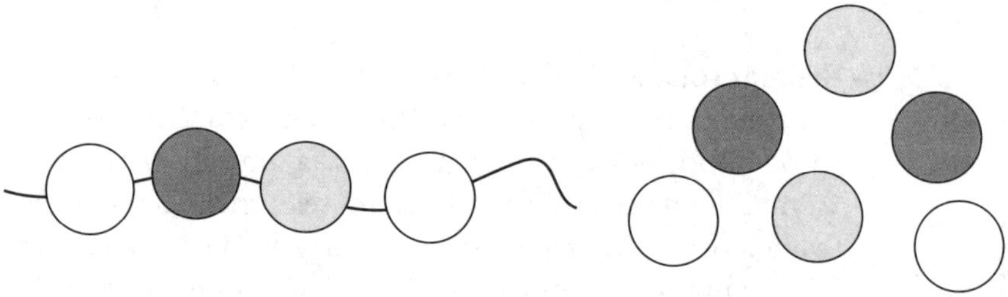

   - wprowadza pierwsze historyjki obrazkowe – początkowo powinny składać się z dwóch do trzech elementów i pokazywać następstwo czasowe, a nie przyczynowo-skutkowe.

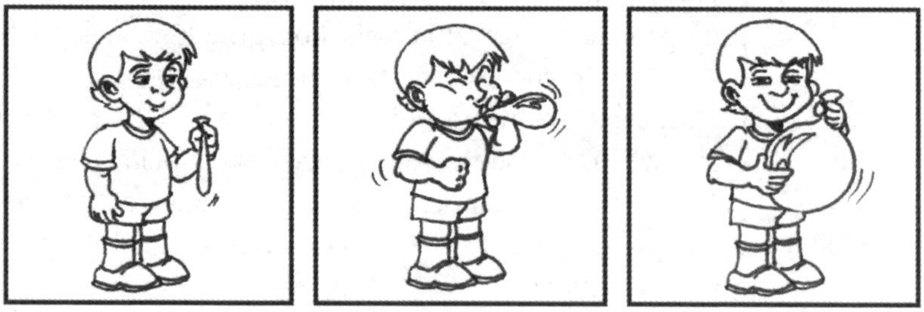

   - wprowadza historyjki obrazkowe pokazujące związki przyczynowo-skutkowe (najpierw dwa elementy, potem trzy i więcej). Pilnuje właściwego kierunku układania.

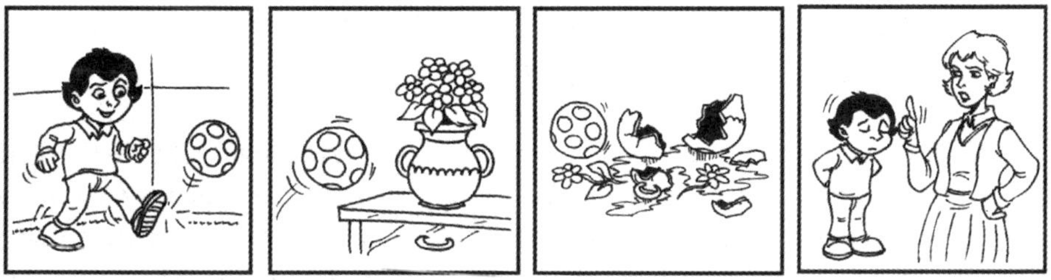

- układa sekwencję trzech figur geometrycznych i prosi dziecko o odtworzenie jej pod spodem (terapeuta i dziecko posiadają taki sam zestaw klocków). Ważne, aby dziecko układało klocki po kolei, od lewej do prawej.

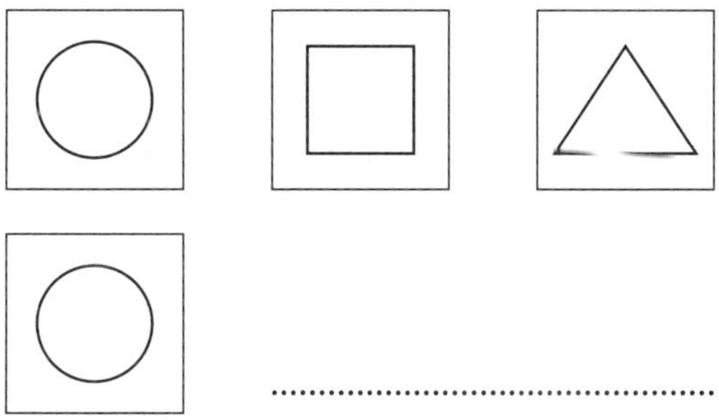

- ćwiczy pamięć sekwencyjną i symultaniczną[4].
- ćwiczy z dzieckiem układanie obrazka z dwóch i trzech części.

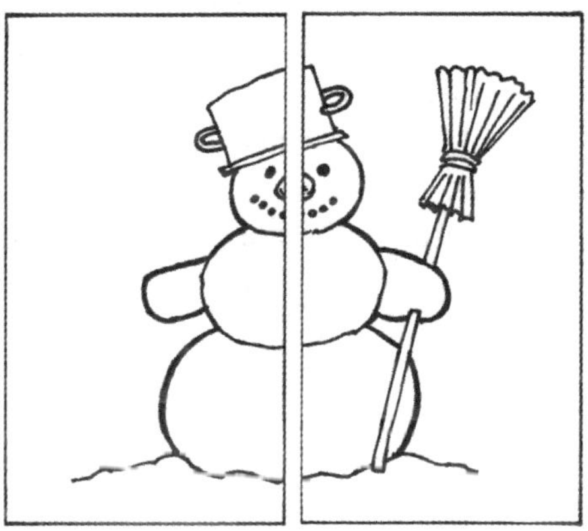

- kontynuuje wczesną naukę czytania, odczytuje z dzieckiem sylaby prymarne.

4. Dokładny opis ćwiczeń znajduje się w rozdziale VIII.

6. KSZTAŁTOWANIE SIĘ LATERALIZACJI U DZIECI W WIEKU 4–6 LAT

Prawidłowo rozwijające się dziecko na początku czwartego roku życia wykazuje już wyraźną preferencję jednej ręki, nogi, jednego oka i ucha. Zakończony proces kształtowania się formuły lateralizacji w tym wieku ujawniają najczęściej dzieci praworęczne, a ściślej mówiąc - prawostronne. Rzadziej z sytuacją ostatecznego wyboru dominujących części ciała spotykamy się u dzieci z lewostronną lub skrzyżowaną lateralizacją. Tym dzieciom od początku czwartego roku trzeba zapewnić regularne ćwiczenia ułatwiające im zakończenie procesów związanych z ustaleniem się dominacji stronnej oraz integrowanie umiejętności motorycznych i spostrzeżeniowych. Zwłaszcza dzieci leworęczne powinny wykonywać wiele zadań doskonalących małą motorykę, ponieważ muszą rozpocząć naukę w szkole z wyrobionymi właściwymi nawykami dotyczącymi chwytania przyrządów do pisania, kierunku pisania pojedynczych znaków i ich sekwencji.

Szczególną uwagę należy zwrócić także na problemy z zachowaniem właściwego kierunku analizowania przestrzeni (od lewej do prawej) u dzieci lewoocznych. Brak stymulacji kierunkowości od trzeciego do czwartego roku życia może spowodować utrwalanie się błędnych mechanizmów spostrzegania i w konsekwencji doprowadzić do poważnych trudności dyslektycznych.

Trzeba jednak pamiętać, że w wyniku ćwiczeń nie dokonuje się zmiana preferencji określonej strony ciała. Dziecko leworęczne na zawsze takim pozostanie – w wyniku ćwiczeń poprawić można jedynie mózgowe procesy analizowania bodźców, stworzyć nowe połączenia neuronalne, poprawić komunikację lewej i prawej półkuli mózgu. W ten sposób zapobiega się ewentualnym negatywnym konsekwencjom braku właściwej lateralizacji funkcji poznawczych.

Ćwiczenia dla cztero-, pięcio- i sześciolatków mają podobną formułę, różnią się natomiast stopniem trudności. Zaczynamy ćwiczyć z dzieckiem od zadań, które potrafi już wykonać, ale pokonujemy następne poziomy trudności tak szybko, jak pozwala na to rozwój dziecka i czynione przez nie postępy, bez względu na jego wiek chronologiczny.

ĆWICZENIA

Terapeuta:

- kontynuuje wykonywanie ruchów precyzyjnych, na przykład nawlekanie coraz mniejszych koralików, wrzucanie klocków w otwory (konieczne są częste zmiany ustawień otworów – terapeuta obraca trzymany pojemnik z wąskim otworem, dziecko musi doskonalić ruchy ręki, zwłaszcza nadgarstka, i koordynację wzrokowo-ruchową).

- kontynuuje ćwiczenia składania obrazka z części – trzech, czterech i więcej. Wprowadza skośne linie cięcia.

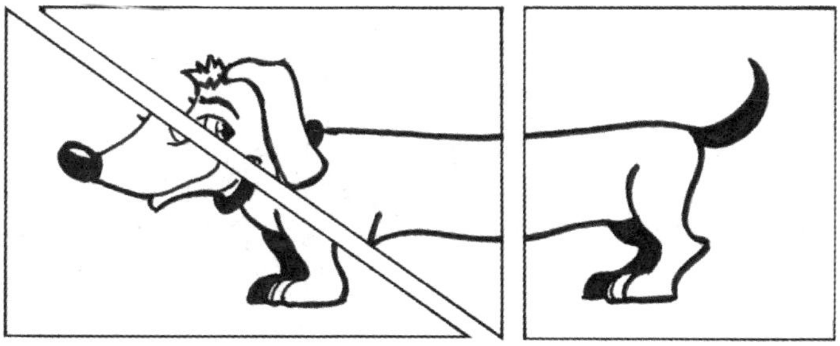

- wprowadza różne rodzaje ćwiczeń sekwencji – uzupełnianie, odwzorowywanie, kontynuowanie – na materiale tematycznym i atematycznym. Oto przykłady sekwencji (dokładny opis ćwiczeń znajduje się w rozdziale II).

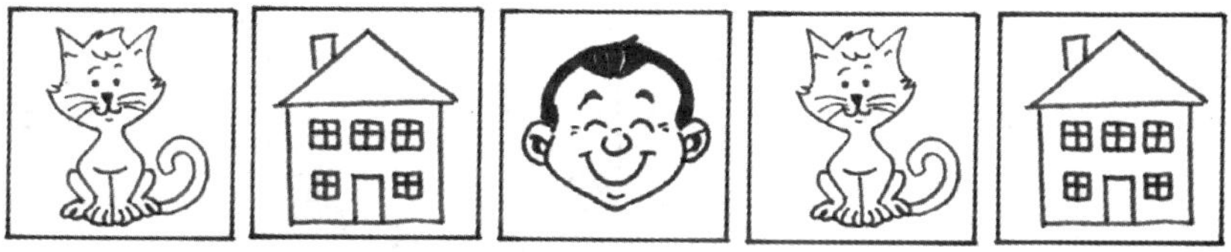

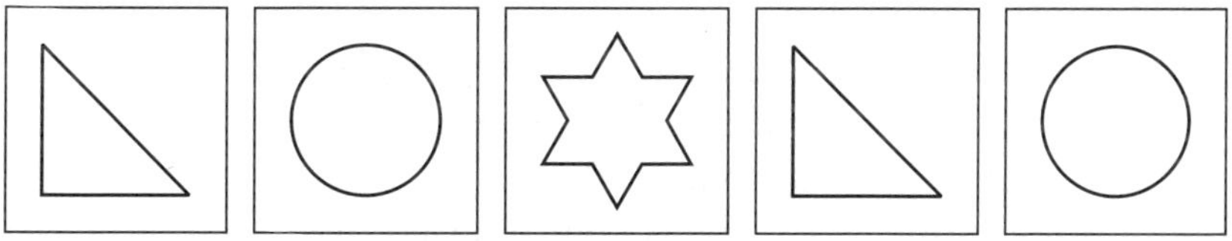

- układa z dzieckiem historyjki obrazkowe. Za każdym razem należy pilnować, aby dziecko nie tylko ułożyło, ale także opowiedziało treść. Ważne, aby werbalizować związki przyczynowo-skutkowe, a nie tylko analitycznie opowiadać treść kolejnych obrazków.
- układa z dzieckiem historyjkę obrazkową, a następnie prosi dziecko o opowiedzenie jej bez patrzenia na obrazki – chodzi o odtworzenie sekwencji zdarzeń z pamięci. Taka umiejętność konieczna jest do prawidłowego czytania książek, niezbędna jest w trakcie omawiania lektur szkolnych.

- ćwiczy z dzieckiem umiejętność obracania figur w przestrzeni.

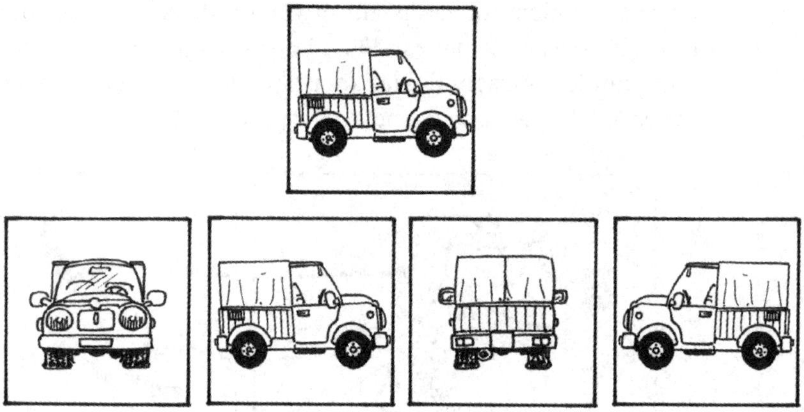

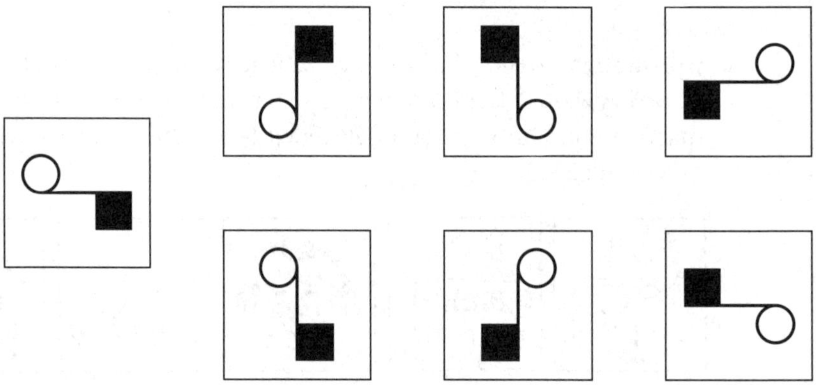

- stymuluje rozwój małej motoryki poprzez:
  - zamalowywanie wyznaczonej płaszczyzny,
  - rysowanie po śladach,
  - rysowanie wzorów literopodobnych,

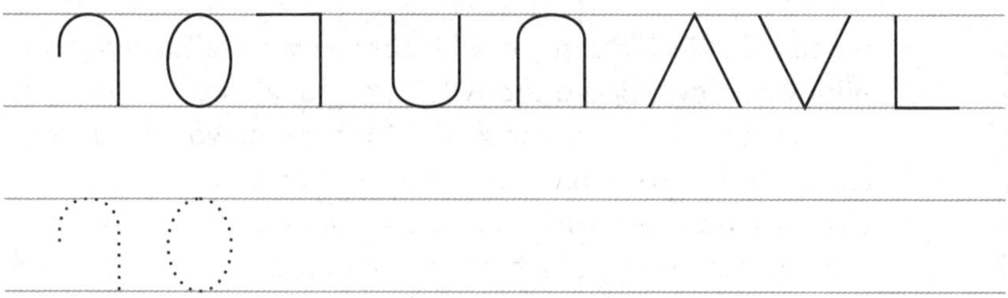

  - odwzorowywanie figur geometrycznych,
  - rysowanie labiryntów.

Należy zdawać sobie sprawę, że dzieci mające trudności motoryczne nie lubią ćwiczeń z tego zakresu. Dlatego zadaniem terapeuty jest urozmaicanie ich, a najlepszym tego sposobem jest wykorzystywanie różnych narzędzi, na przykład tablic, pojemników z piaskiem, folii i pisaków, szyb, znikopisów.

- kontynuuje naukę czytania sylabami.
- w tekstach dla dzieci już czytających stosuje tzw. falbanki (łuki pod sylabami) – może je rysować w trakcie czytania lub dawać dziecku już „zafalbankowany" tekst, np.

JAGODA JE LODY. ONA LUBI LODY OWOCOWE.

- prosi o odtworzenie wzoru z klocków z zachowaniem kierunku od lewej do prawej i od góry do dołu.

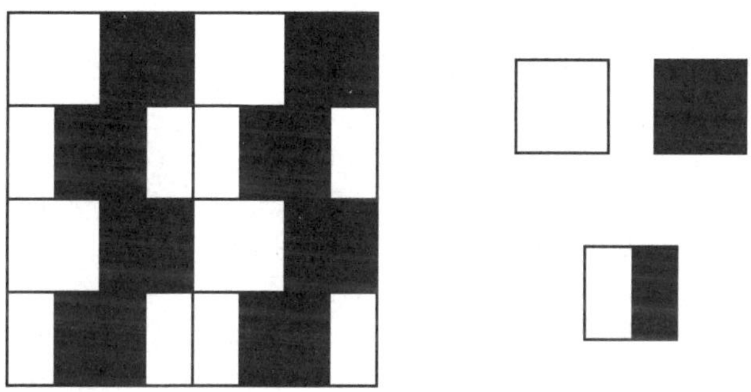

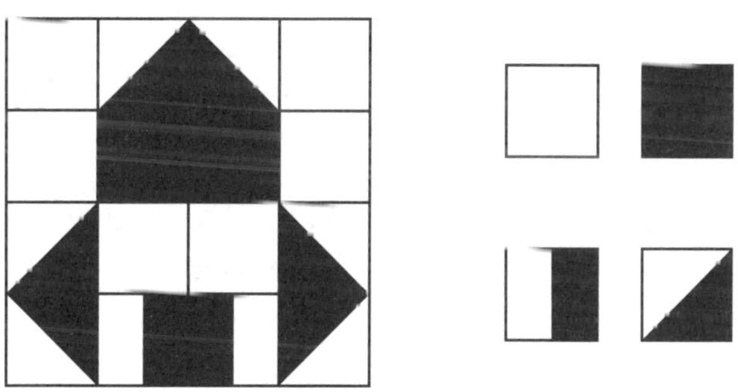

BIBLIOGRAFIA

Bednarek D., 2002, *Specyficzne trudności w czytaniu w świetle najnowszych badań*, „Kosmos", t. 51, z. 1 (254).

Budohoska W., Grabowska A., 1994, *Dwie półkule - jeden mózg*, Warszawa.

Cieszyńska J., 2001, *Nauka czytania krok po kroku. Jak przeciwdziałać dysleksji?*, Kraków.

Cieszyńska J., 2006, *Kocham uczyć czytać. Poradnik dla rodziców i nauczycieli*, Kraków.

Edelman G.M., 1998, *Przenikliwe powietrze, jasny ogień. O materii umysłu*, Warszawa.

Eysenck H. i M., 2000, *Podpatrywanie umysłu. Dlaczego ludzie zachowują się tak, jak się zachowują?*, Gdańsk.

Gazzaniga M., 1997, *O tajemnicach ludzkiego umysłu. Biologiczne korzenie myślenia, emocji, seksualności, języka i inteligencji*, Warszawa.

Grabowska A., 1997, *Asymetria półkul mózgowych*, [w:] Górska T., Grabowska A., Zagrodzka J. (red.), *Mózg a zachowanie*, Warszawa.

Grabowska A., Bednarek D., 2004, *Różnice płciowe w dysleksji*, [w:] Grabowska A., Rymarczyk K. (red.), *Dysleksja. Od badań mózgu do praktyki*, Warszawa.

Greenfield S., 1998, *Tajemnice mózgu*, Warszawa.

Herzyk A., 1993, *Mózgowa organizacja języka w ontogenezie. Ujęcie neuropsychologiczne*, „Audiofonologia", t. V.

Herzyk A., Ledwoch B., 1991, *Mózgowa organizacja funkcji językowych. Przegląd badań i teorii neuropsychologicznych*, „Logopedia" nr 13.

Kaczmarek B., 1998, *Mózg. Język. Zachowanie*, Lublin.

Kimura D., 2006, *Płeć a poznanie*, Warszawa.

Kurcz I., 2000, *Psychologia języka i komunikacji*, Warszawa.

Mroziak J., 1992, *Równoważność i asymetria funkcjonalna półkul mózgowych*, Warszawa.

Nowicka A., 2000, *Współpraca lewej i prawej półkuli: rola spoideł międzypółkulowych*, „Psychologia-Etologia-Genetyka" nr 1, Warszawa.

Poeppl E., 1989, *Granice świadomości*, Warszawa.

Szeląg E., 1997, *Neuropsychologiczne podstawy mowy*, [w:] Górska T., Grabowska A., Zagrodzka J. (red.), *Mózg a zachowanie*, Warszawa.

Szeląg E., Kowalska J., 1998, *„Zegar" naszego mózgu a kształtowanie percepcji słuchowej*, „Kosmos", t. 47, z. 3 (240).

Vasta R., Haith M., Miller S.A., 1995, *Psychologia dziecka*, Warszawa.

VIII

WYBRANE ZAGADNIENIA DOTYCZĄCE PAMIĘCI

Rozwój, od chwili narodzin do podjęcia nauki w szkole, zależy od wielu czynników. Terapeuta zajmujący się wczesną interwencją musi mieć świadomość, że tylko oddziaływanie na wszystkie funkcje psychiczne dziecka daje szanse na wspomaganie procesów rozwojowych. Uczenie się nowych zachowań, stosowanie znanych schematów działań w odmiennych sytuacjach, nabywanie systemu językowego nie byłoby możliwe bez sprawnie funkcjonujących procesów zapamiętywania.

Mózgowa organizacja procesów zapamiętywania jest bardzo skomplikowana, bowiem przechowujemy w pamięci nie tylko obrazy wzrokowe, ale i słuchowe, dotykowe, smakowe, węchowe, czucia wewnętrznego, a także nasze własne wyobrażenia i oczywiście wszystkie informacje zdobyte drogą językową. Trudno więc przypuszczać, że można by odnaleźć pojedynczą strukturę kory mózgowej odpowiedzialną za procesy pamięciowe.

Najważniejsze struktury mózgowe odpowiedzialne za pamięć to:

- wewnętrzne partie płatów skroniowych,
- zakręt hipokampa w lewej półkuli mózgu,
- dolna lewa część płatów czołowych (zapamiętywanie słów, opracowanie nowych informacji przez kojarzenie ich z tym, co już się wie – ujęcie przez relacje),
- dolna prawa część płatów czołowych (zapamiętywanie obrazów – z aktywacją lewego i prawego zakrętu hipokampa),
- tylna część lewego płata ciemieniowego (tu działa tzw. **pętla fonologiczna**[1] umożliwiająca czasowe utrzymanie informacji językowej – ważne przy uczeniu się nowych słów),

1. Badania małych dzieci wykazały, że umiejętność powtarzania nieistniejących słów stanowi miarę funkcjonowania pętli fonologicznej. „Liczba nonsensownych słów, którą dziecko może od razu powtórzyć, jest świetnym predyktorem rozwoju słownictwa" (Schacter, 2003, s. 53).

- okolice płatów czołowych (ocena i monitorowanie sygnałów docierających z innych obszarów mózgu),
- lewy płat czołowy (generowanie emocji pozytywnych, wpływających na zapamiętywanie informacji) (Schacter, 2003).

Już z przedstawionego zestawienia widać, że stymulacja procesów pamięciowych jest w terapii zaburzeń rozwojowych niezwykle ważna i w takim samym stopniu skomplikowana.

Ze względu na ramy objętościowe książki chcemy przedstawić jedynie wybrane zagadnienia dotyczące ćwiczeń pamięci symultanicznej i sekwencyjnej. Uznajemy je za bardzo ważny element zajęć stymulujących rozwój każdego dziecka, także zdrowego. W literaturze trudno jednak dotrzeć do wyczerpujących informacji na ten temat. Przedstawimy więc ćwiczenia, które są stałym elementem prowadzonych przez nas oddziaływań i zostały opracowane w ramach prac naszego zespołu[2].

Najogólniej rzecz ujmując, termin **pamięć symultaniczna** odnosi się do mechanizmów przechowywania informacji w prawej półkuli mózgu. Chodzi więc o zapamiętywanie globalne (całościowe). W taki sposób przechowywane informacje umożliwiają szybkie rozpoznawanie nowych bodźców według „prawopółkulowego programu" przez podobieństwo[3]. **Pamięć sekwencyjna** dotyczy sposobów zapamiętywania i przechowywania informacji w lewej półkuli mózgu. Program właściwy dla tej półkuli to ujmowanie relacji między elementami. Zapamiętywanie sekwencyjne jest zapamiętywaniem niejako „krok po kroku", z uwzględnieniem linearnego uporządkowania następujących po sobie elementów. Nietrudno zauważyć, że ten rodzaj pamięci warunkuje uczenie się języka.

Zaproponowane przez nas ćwiczenia pełnią także funkcję stymulującą uwagę, koncentrację i spostrzeganie wzrokowe. W rezultacie tak prowadzonych zajęć dziecko uczy się „jak się uczyć". Chodzi o sterowanie swoją uwagą, świadome zapamiętywanie i umiejętność przeszukiwania w pamięci (intencjonalne poszukiwanie informacji).

Dobre ćwiczenie dla dzieci to zapamiętywanie bezsensownych rymowanek w rodzaju: *Rumbabusa rumbabusa isi disi do komplementa mo komplementa si ka sa en den do.*

2. Ćwiczenia prowadzimy w Zespole Diagnozy i Terapii w Krakowie w ramach wczesnej interwencji z dziećmi: niesłyszącymi, autystycznymi, z zespołem Aspergera, z ADHD, obniżoną sprawnością intelektualną.
3. Więcej na temat sposobów i materiału opracowywanego przez prawą i lewą półkulę mózgu – patrz: J. Cieszyńska, 2006, *Kocham uczyć czytać. Poradnik dla rodziców i nauczycieli*, Kraków.

1. ĆWICZENIA PAMIĘCI SYMULTANICZNEJ

Pamięć symultaniczna pełni ważną rolę w funkcjonowaniu dziecka i dorosłej osoby. Przede wszystkim pozwala magazynować wszystkie informacje przestrzenne. Oznacza to, że w prawej półkuli przechowywane są obrazy:

- twarzy i sylwetek ludzi,
- układów przestrzennych pomieszczeń, przemierzanych często dróg[4],
- rozmieszczenia przedmiotów,
- figur geometrycznych,
- znaków geometrycznych (np. oznaczeń marek samochodów),
- układu wzorów (np. na dywanie, zasłonach, swetrze, bluzce),
- układów muzycznych,
- melodii mowy (cech prozodycznych),
- słuchowych i wzrokowych (graficznych) obrazów samogłosek,
- rzeczowników konkretnych w mianowniku (obrazów wzrokowych i słuchowych, a więc zapisanych i/lub usłyszanych słów),
- wyrażeń frazeologicznych, utrwalonych zwrotów, ciągów zautomatyzowanych (np. liczenie do 10, modlitwy, dane personalne, adresy).

Ćwiczenia pamięci symultanicznej są zawsze wstępnym etapem wszystkich ćwiczeń zapamiętywania. Należy więc od nich rozpoczynać, zanim przejdzie się do stymulacji sekwencyjnej. Oczywiście ta uwaga dotyczy początkowych zajęć z dziećmi. Po okresie wstępnym prowadzone są ćwiczenia pamięci symultanicznej oraz sekwencyjnej na każdym spotkaniu. Zasadność tego postępowania potwierdzają badania dotyczące rozwoju funkcji językowych w filogenezie (w rozwoju gatunku) i w ontogenezie (w rozwoju indywidualnym).

ĆWICZENIA

pamięci symultanicznej ułożone rozwojowo (od etapu wstępnego przez zadania łatwe do trudnych)

Terapeuta:

- układa przed dzieckiem pięć zdjęć przedstawiających twarze domowników. Ze swojego identycznego zestawu pokazuje jedno zdjęcie (ważne jest tutaj dwu-, trzykrotne użycie gestu wskazywania palcem)

4. Rodzice dzieci objętych przez nas opieką zwracają uwagę na umiejętności maluchów, nawet tych z dużymi problemami rozwojowymi, dotyczące zapamiętywania drogi do poradni, do babci, do sklepu. Nawet niemówiące dziecko potrafi niewerbalnie przekazać opiekunom informacje wskazujące na posiadanie „obrazu" przestrzeni, po której porusza się, jadąc samochodem.

i odkłada je odwrócone na stolik. Zadaniem dziecka jest wskazać taką samą fotografię w swoim zestawie.

- układa przed dzieckiem pięć obrazków przedstawiających zabawki. Ze swojego identycznego zestawu pokazuje jeden (ważne jest tutaj dwu-, trzykrotne użycie gestu wskazywania palcem) i odkłada go, odwracając, na stolik. Zadaniem dziecka jest ułożyć lub pokazać taki sam obrazek w swoim zestawie.
- układa przed dzieckiem pięć zdjęć przedstawiających twarze domowników. Ze swojego identycznego zestawu pokazuje **jednocześnie dwa** zdjęcia i odkłada je, odwrócone, na stolik. Zadaniem dziecka jest wskazać takie same fotografie w swoim zestawie.
- układa przed dzieckiem pięć obrazków przedstawiających zabawki. Ze swojego identycznego zestawu pokazuje **jednocześnie dwa** i odkłada je, odwracając, na stolik. Zadaniem dziecka jest wskazać dwa obrazki w swoim zestawie.
- układa przed dzieckiem dziesięć lub piętnaście obrazków przedstawiających pokarmy i napoje (lub części ubrania, zwierzęta, pojazdy). Ze swojego identycznego zestawu pokazuje **jednocześnie dwa** i odkłada je, odwracając, na stolik. Zadaniem dziecka jest wskazać dwa obrazki w swoim zestawie.
- układa przed dzieckiem dziesięć lub piętnaście obrazków przedstawiających pokarmy i napoje (lub części ubrania, zwierzęta, pojazdy). Ze swojego identycznego zestawu pokazuje **jednocześnie trzy** i odkłada je, odwracając, na stolik. Zadaniem dziecka jest wskazać trzy obrazki w swoim zestawie.
- układa z figur geometrycznych wzory, stopniując poziom trudności. Zasłania wzór kartką. Zadaniem dziecka jest odtworzenie wzoru.
- układa przed dzieckiem dziesięć lub piętnaście obrazków przedstawiających figury geometryczne. Ze swojego identycznego zestawu pokazuje **jednocześnie dwa** i odkłada je, odwracając, na stolik. Zadaniem dziecka jest wskazać dwa obrazki w swoim zestawie.
- układa przed dzieckiem dziesięć lub piętnaście obrazków przedstawiających figury geometryczne. Ze swojego identycznego zestawu pokazuje **jednocześnie trzy** i odkłada je, odwracając, na stolik. Zadaniem dziecka jest wskazać trzy obrazki w swoim zestawie.

Ważne jest, by terapeuta wyćwiczył własną umiejętność jednoczesnej prezentacji obrazków i jednoczesnego (!) odwrócenia ich. Można sobie symultaniczne pokazy przygotować w oddzielnych zestawach naklejonych na tekturki. Pisząc o dziecięcych reakcjach, uwzględniłyśmy także problemy tych dzieci z porażeniem mózgowym, które nie będą mogły samodzielnie układać wzorów. Wówczas proponujemy, by pokazywały całą dłonią lub piąstką odpowiednie rysunki. Należy dopilnować, by obrazki były odsunięte od siebie w wystarczającej odległości.

Sprawna pamięć symultaniczna ułatwia dziecku uczenie się całościowego rozpoznawania wyrazów (tzw. czytanie globalne) oraz uczenie się znaków komunikacji alternatywnej.

2. ĆWICZENIA PAMIĘCI SEKWENCYJNEJ

Pamięć sekwencyjna zależy od prawidłowego funkcjonowania struktur mózgowych lewej półkuli. Zapamiętywanie ciągów zależy od umiejętności dostrzegania relacji między elementami występującymi w danych porządku, czyli od rozumienia, który występuje **przed**, a który **po** jakimś elemencie.

Oznacza to, że w lewej półkuli przechowywane są:

- linearnie uporządkowane sekwencje czynności, tych które nie są wykonywane automatycznie,
- linearnie uporządkowane cechy dźwięków mowy (np. kolejność pojawienia się zwarcia i szczeliny w głoskach zwartoszczelinowych),
- linearnie uporządkowane sekwencje dźwięków mowy (kolejność głosek w wyrazach – np. *kto* i *kot*, sylab – np. *mata* i *tama*),
- linearnie uporządkowane sekwencje wyrazów w zdaniach,
- linearnie uporządkowane sekwencje zdań w dłuższych wypowiedzeniach.

Z przedstawionej charakterystyki bodźców wymagających zapamiętywania linearnego widać wyraźnie, iż uczenie się języka jest bezpośrednio zależne od rozwoju pamięci sekwencyjnej. Jednakże trzeba w tym miejscu jeszcze raz mocno podkreślić fakt, że ćwiczenia pamięci symultanicznej (globalnej) są koniecznym etapem wstępnym podczas wszystkich ćwiczeń ogólnorozwojowych.

ĆWICZENIA

pamięci sekwencyjnej ułożone rozwojowo (od etapu wstępnego przez zadania łatwe do trudnych)

Terapeuta:

- układa przed dzieckiem pięć zdjęć przedstawiających twarze domowników. Ze swojego identycznego zestawu pokazuje **kolejno dwa** zdjęcia i odkłada je, odwrócone, na stolik. Zadaniem dziecka jest ułożyć we właściwym porządku (w tej samej kolejności) takie same fotografie ze swojego zestawu.

- układa przed dzieckiem pięć obrazków przedstawiających zabawki. Ze swojego identycznego zestawu pokazuje **kolejno dwa** i odkłada je, odwracając, na stolik. Zadaniem dziecka jest ułożyć we właściwym porządku takie same fotografie ze swojego zestawu. Należy zwrócić uwagę, by dziecko układało w kierunku od lewej do prawej i rozpoczynało od pierwszego pokazanego obrazka.
- układa przed dzieckiem dziesięć lub piętnaście obrazków przedstawiających pokarmy i napoje (lub części ubrania, zwierzęta, pojazdy). Ze swojego identycznego zestawu pokazuje **kolejno dwa** i odkłada je, odwracając, na stolik. Zadaniem dziecka jest ułożyć we właściwym porządku takie same obrazki ze swojego zestawu. Należy zwrócić uwagę, by dziecko układało w kierunku od lewej do prawej i rozpoczynało od pierwszego pokazanego obrazka.
- układa przed dzieckiem dziesięć lub piętnaście obrazków przedstawiających pokarmy i napoje (lub części ubrania, zwierzęta, pojazdy). Ze swojego identycznego zestawu pokazuje **kolejno trzy** i odkłada je, odwracając, na stolik. Zadaniem dziecka jest ułożyć we właściwym porządku takie same obrazki ze swojego zestawu. Należy zwrócić uwagę, by dziecko układało w kierunku od lewej do prawej i rozpoczynało od pierwszego pokazanego obrazka.
- układa przed dzieckiem dziesięć lub piętnaście obrazków przedstawiających figury geometryczne. Ze swojego identycznego zestawu pokazuje **kolejno dwa** i odkłada je, odwracając, na stolik. Zadaniem dziecka jest ułożyć we właściwym porządku takie same obrazki ze swojego zestawu. Należy zwrócić uwagę, by dziecko układało w kierunku od lewej do prawej i rozpoczynało od pierwszego pokazanego obrazka.
- układa przed dzieckiem dziesięć lub piętnaście obrazków przedstawiających figury geometryczne. Ze swojego identycznego zestawu pokazuje **kolejno trzy** i odkłada je, odwracając, na stolik. Zadaniem dziecka jest ułożyć we właściwym porządku takie same obrazki ze swojego zestawu. Należy zwrócić uwagę, by dziecko układało w kierunku od lewej do prawej i rozpoczynało od pierwszego pokazanego obrazka.
- układa na stoliku sześć, osiem lub dziesięć obrazków przedstawiających pokarmy. Mogą to być zdjęcia owoców, słodkich przysmaków lub wycięte fotografie z ulotek reklamowych. Chodzi o ilustracje wywołujące u dzieci pozytywne odczucia. Po nazwaniu wszystkich obrazków są one odwracane. Terapeuta pyta (jak podczas gry memory): *Gdzie jabłko?*, *Gdzie lody?* itd.

Ponieważ poziom pamięci sekwencyjnej warunkuje skuteczność uczenia się języka w formie mówionej i pisanej, konieczne są także ćwiczenia uwzględniające linearny odbiór bodźców słuchowych oraz proprioceptywnych[5].

ĆWICZENIA

pamięci sekwencyjnej (percepcja obrazu i ułożenia ciała)

Terapeuta:

- przygotowuje cztery klocki w różnych kolorach oraz drewniany młoteczek. Pokazuje dziecku sekwencje dwóch lub trzech uderzeń (stuka młoteczkiem w wybrane dwa lub trzy klocki), zachęca dziecko do powtórzenia sekwencji.
- przygotowuje cztery klocki tego samego koloru oraz drewniany młoteczek. Pokazuje dziecku sekwencje dwóch lub trzech uderzeń (stuka młoteczkiem w wybrane dwa lub trzy klocki), zachęca dziecko do powtórzenia sekwencji.
- śpiewa wielokrotnie podczas kilku kolejnych zajęć piosenkę, której towarzyszą gesty. Kiedy dziecko opanuje już naśladowanie gestów, terapeuta śpiewa i czeka na reakcje ruchowe dziecka.
- pokazuje dziecku sekwencje ruchów (dwóch, trzech itd.) koniecznych do wykonania jakiejś czynności (dla lepszej komunikacji można dziecku pokazać ilustrację osoby wykonującej daną czynność), prosi dziecko o powtórzenie układu.

Ćwiczenia te mają duże znaczenie dla stymulacji rozwoju koordynacji wzrokowo-ruchowej, są więc doskonałym przygotowaniem do nauki pisania.

ĆWICZENIA

pamięci sekwencyjnej (bodźce słuchowe)

Terapeuta:

- uderza rytmicznie w stolik drewnianym młoteczkiem, dłoń ukryta jest za kartonową zasłoną tak, by dziecko nie miało możliwości śledzenia wzrokiem liczby wykonanych uderzeń. Przykładowe rytmy:
  - 0 0
  - 0   0

5. Propriocepcja – czucie ułożenia części własnego ciała.

- 0 0 0
- 0 0 0
- 0 0 0
- 0 0 0
- 0 0 0 0
- 0 0 0 0
- 0 0 0 0
- 0 0 0 0

- prosi dziecko o powtórzenie kolejnych wersów wierszyka. W wersji ułatwionej jest to połowa wersu, np.:

  Wpadła gruszka # do fartuszka,
  a za gruszką # dwa jabłuszka,
  a śliweczka # wpaść nie chciała,
  była jeszcze # niedojrzała.

  Krowa pasie się na łące
  #
  i tak zwierza się biedronce,
  #
  że choć sama mleko daje,
  #
  to go nigdy nie dostaje.

- przygotowuje ilustrację tematyczną, np. *W parku, W przedszkolu, Na ulicy, W lesie.* Na ilustracjach powinna znajdować się różna liczba identycznych przedmiotów (cztery takie same skutery, trzy jeżyki, dwa kosze, cztery piłki itp.). Ogląda z dzieckiem ilustrację, tworząc kolejne ciągi i prosząc dziecko o powtarzanie[6]. Np.:
  W parku:
  - dwie dziewczynki,
  - dwie dziewczynki, trzy jeżyki,
  - dwie dziewczynki, trzy jeżyki, jeden ptaszek,
  - dwie dziewczynki, trzy jeżyki, jeden ptaszek, dwa koty.

  Na ulicy:
  - cztery skutery,
  - cztery skutery, dwa autobusy,

6. To ćwiczenie inspirowane jest sposobami zapamiętywania informacji w kulturach oralnych.

- cztery skutery, dwa autobusy, trzy karetki pogotowia,
- cztery skutery, dwa autobusy, trzy karetki pogotowia, jedna straż pożarna.

Ćwiczenia pamięci symultanicznej i sekwencyjnej pojawiają się podczas każdych zajęć prowadzonych w naszej poradni. Dzieci bardzo szybko uczą się dzięki tym zajęciom zamiany ról. Wówczas to one wymyślają dla terapeuty układy do zapamiętania. Taka forma wspólnej zabawy jest bardzo ważna, szczególnie w sytuacji terapii dzieci z zaburzeniami komunikacji. Naprzemienność pełnionych ról jest swoistym dialogiem, uczy bycia razem z drugim człowiekiem. Pozwala dziecku zrozumieć, że nie tylko ono się myli i ma trudności z zapamiętywaniem sekwencji.

BIBLIOGRAFIA

Cieszyńska J., 2001, *Nauka czytania krok po kroku. Jak przeciwdziałać dysleksji*, Kraków.

Cieszyńska J., 2006, *Kocham uczyć czytać. Poradnik dla rodziców i nauczycieli, Kraków.*

Lindsay P.H., Norman D.A., 1991, *Procesy przetwarzania informacji u człowieka*, Warszawa.

Nowicka A., 2000, *Współpraca lewej i prawej półkuli: rola spoideł międzypółkulowych*, „Psychologia-Etologia-Genetyka" nr 1.

Schacter D.L., 2003, *Siedem grzechów pamięci. Jak zapominamy i zapamiętujemy*, Warszawa.

Tomasello M., 2002, *Kulturowe źródła ludzkiego poznawania*, Warszawa.

Vasta R., Haith M., Miller S.A., 1995, *Psychologia dziecka*, Warszawa.

IX

WCZESNA NAUKA CZYTANIA JAKO STYMULACJA ROZWOJU DZIECKA W WIEKU PONIEMOWLĘCYM I PRZEDSZKOLNYM

Doświadczenia kliniczne autorek pokazują, że wczesna nauka czytania ma ogromny wpływ na wszystkie funkcje psychiczne małego dziecka. Wielokrotnie to właśnie zainicjowanie nauki czytania pozwoliło nam rozpocząć intensywną stymulację rozwojową. Metoda oparta jest na założeniu, że we wczesnych etapach rozwoju dziecka konieczna jest równomierna stymulacja obu półkul mózgowych. Proponujemy więc strategie prawo- i lewopółkulowe.

Poznanie świata przez dziecko dokonuje się także poza jego mózgiem, w środowisku kształtowanym przez rodziców i terapeutów. Ta koncepcja „umysłu rozszerzonego" o najbliższe otoczenie człowieka wydaje się być przydatna do konstruowania optymalnych strategii terapeutycznych dla dzieci z zaburzeniami rozwojowymi. **Język jest ewolucyjnie ukształtowanym narzędziem kognitywnego rozszerzania umysłu.** Innymi słowy, im bardziej rozbudowany zasób słownictwa dziecka, im lepsze jego językowe umiejętności, tym większe szanse na kształtowanie funkcji poznawczych. Szczególnie, wobec rozwijającego się intelektu dziecka, rozumienie, że „proces poznawczy nie jest cały w głowie", okazuje się istotne dla organizowania stymulującego środowiska zewnętrznego[1]. Oznacza to konieczność świadomego kształtowania procesów poznawczych dziecka od początku jego rozwoju.

Teoretyczne podstawy metody symultaniczno-sekwencyjnej wczesnej nauki czytania oparte są na:

- wynikach badań neuropsychologicznych, dotyczących powiązań intermodalnych, budowanych podczas przetwarzania bodźców słuchowych i wzrokowych;

1. Por. co na ten temat pisze Z. Muszyński (patrz: bibliografia).

- badaniach neurofizjologicznych potwierdzających, iż **sylaba**, a nie fonem, **jest najmniejszą jednostką percepcyjną**[2];
- wiedzy na temat funkcji symultanicznych (prawopółkulowych) i sekwencyjnych (lewopółkulowych) oraz kształtowania się struktur umożliwiających przesyłanie informacji między półkulami mózgu (spoidło wielkie[3]);
- powtórzeniu sekwencji rozwoju mowy dziecka (od samogłosek, wyrażeń dźwiękonaśladowczych, sylab do wyrazów);
- naśladowaniu trzech etapów nabywania systemu językowego: **powtarzania, rozumienia, nazywania** (samodzielnego czytania).

Nauka czytania już w wieku poniemowlęcym ma także swoje uzasadnienie neuropsychologiczne. Badania z tej dziedziny potwierdzają fakt, że posługiwanie się językiem pisanym może być czynnikiem modyfikującym mózgową organizację funkcji językowych, a także może wpływać na kształtowanie się pewnych, istotnych dla rozwoju intelektualnego, struktur spoidła wielkiego[4].

Ciało modzelowate, zwane też spoidłem wielkim, pojawia się późno zarówno w filogenezie (w rozwoju gatunku), jak i w ontogenezie (w rozwoju osobniczym). Jest ono zbudowane z włókien nerwowych spoidłowych, a jego zadaniem jest przesyłanie informacji między półkulami mózgu[5]. Formuje się ono już w życiu płodowym, ale najszybszy wzrost dokonuje się między narodzinami a drugim rokiem życia. Wówczas spoidło wielkie podwaja swą wielkość i osiąga rozmiar najmniejszego ciała modzelowatego obserwowanego u dorosłych. Dla osób zajmujących się nauką czytania ważna jest informacja dotycząca kształtowania się środkowej części spoidła wielkiego, zwanej **istmus** (cieśń). Istmus łączy ze sobą struktury mózgowe odpowiedzialne za czynność czytania i pisania. Zaobserwowano, iż w okresie wczesnoszkolnym na skutek nauczania języka pisanego następuje znaczny wzrost tej struktury w spoidle wielkim. Rozpoczęcie nauki czytania już w wieku niemowlęcym lub poniemowlęcym pozwoli na wykorzystanie tej drogi do budowania nowych połączeń intermodalnych.

Naukę czytania rozpoczyna się od poznania liter odpowiadających wszystkim samogłoskom ustnym. W ten sposób powraca się do prymarnych artykulacji niemowlęcia.

---

2. D.W. Massaro, 1994, *Psychological aspects of speech perception*, [w:] M.A. Gernsbacher (red.), *Handbook of Psycholinguistics*, San Diego.
3. W terminologii medycznej ciało modzelowate
4. Por. co na ten temat pisze: E. Szeląg (patrz: bibliografia).
5. Nowicka A., 2000, *Współpraca lewej i prawej półkuli: rola spoideł międzypółkulowych*, „Psychologia–Etologia–Genetyka", nr 1.

Umiejętność odczytywania samogłosek umożliwi potem wprowadzenie zapisu spółgłosek w sylabach otwartych. Rozpoznawanie samogłosek nie jest trudne, bowiem zarówno obraz wzrokowy, jak i słuchowy przetwarzany i zapamiętywany jest w strukturach półkuli prawej, czyli globalnie, symultanicznie. Koordynacja percepcji wzrokowej i słuchowej wspomaga także procesy zapamiętywania.

Człowiek od dawna wykorzystywał globalne (całościowe) sposoby przechowywania informacji. Niewątpliwie taka forma „zapisu" była prymarna, oparto ją na rysunku, symultanicznie ujmującym cechy zapamiętywanego w tym wypadku zapisywanego bodźca. Już około 6000 lat p.n.e. używano specjalnie oznaczanych (geometrycznym wzorem) kamieni do liczenia zwierząt w stadach (Kuckenburg, 2006).

Znane z badań archeologicznych naskalne rysunki są również takim zapisem całościowym ważnych dla społeczności informacji. Właściwie były to **mitogramy**, czyli przedstawienia symboliczne, których sens musiał być jednak wyjaśniany językowo. Te malowidła i symbole były formą symultanicznego zapisu ogólnej idei, myśli, która mogła być rozumiana przez każdego nieco inaczej. Odczytanie owych „zapisów" z perspektywy naszej współczesnej kultury nie jest w żadnym wypadku możliwe, choć badacze próbują językowo interpretować te symultaniczne przesłania. Należałoby jednak znać kontekst, aby zrozumieć naskalne obrazy i oczywiście posługiwać się używanym przez „zapisującego" językiem. „Odczytywanie" dosłowne zdań z takich obrazowych idei jest właściwie zbędne. Te obrazy nie są jeszcze formą pisma.

Człowiek próbował także w inny sposób zapisywać, a właściwie zapamiętywać ważne informacje. Już 5000 lat temu w Mezopotamii i Egipcie stosowano logogramy i ideogramy. Logogram był to znak zastępujący słowo, ideogram – znak zastępujący pojęcie. Warto podkreślić, że logogramy i ideogramy wyrażały znaczenie, a nie brzmienie. Teksty te można zrozumieć, ale nie możemy ich przeczytać.

Jednakże do dziś istnieją w naszej kulturze relikty tego asocjacyjnego języka obrazowego, np. krzyż, dzida, trzcina z gąbką oznaczają: 'męka' lub wprost 'Chrystus', serce przebite strzałą 'miłość', wąż Eskulapa 'lekarz', gołąbek 'pokój' (Kuckenburg, 2006).

Wspominamy o tym z ważnych powodów. Chodzi mianowicie o wykorzystanie do komunikacji rysunków (piktogramów) lub symboli (ideogramów) – jak to się dzieje w metodach alternatywnych sposobów komunikowania się z osobami niemówiącymi. Trzeba jednak zdawać sobie sprawę i uświadomić to rodzicom, że bez językowych interpretacji „zapisy" obrazkowe i ideograficzne nie są dla każdego użytkownika jednoznaczne. Muszą być w pewnym sensie **opowiadane** przez „czytającego". Oczywiście w sytuacji braku możliwości kształtowania się mowy u dzieci z mózgowym porażeniem czy autyzmem, takie postępowanie jest jak najbardziej uzasadnione. Nie przybliża ono jednak dziecka do pisma, nie ułatwia jego wprowadzenia, bowiem metody bazujące na rysunku, symbolu są przetwarzane w prawej półkuli mózgu, a język zapisywany literami wybranymi w sposób arbitralny jest przetwarzany lewopółkulowo.

W sytuacji dzieci z mózgowym porażeniem, także w terapii osób autystycznych należy przede wszystkim dążyć do komunikacji z otoczeniem, a takie symultaniczne (prawopółkulowe) przekazywanie i przechowywanie informacji jest przecież skuteczne. Dla dzieci, uczących się alternatywnych sposobów komunikacji, niezbędne są ćwiczenia pamięci symultanicznej.

Dla wielu dzieci nauka czytania jest **jedyną** drogą do rozpoczęcia budowania systemu fonetyczno-fonologicznego. U trzylatków, które do tej pory nie komunikowały się werbalnie, obserwowałyśmy rozwój mowy dopiero po opanowaniu umiejętności **samodzielnego odczytywania samogłosek w sekwencjach**. Jest to niezwykle ważne doświadczenie kliniczne, dzięki któremu można także lepiej zrozumieć przebieg nauki czytania u dzieci z prawidłowym rozwojem systemu językowego.

W filogenezie rozwój pisma przebiegał w uporządkowaniu od całości do sekwencji. Najpierw stosowano znaki na owalnych kamieniach (calculi), potem piktogramy i logogramy. Można było zrozumieć znaczenia symboli, ale tego procesu nie sposób nazwać czytaniem. Dopiero wprowadzenie pisma fonetycznego, za pomocą sylabariuszy i alfabetu – otworzyło drogę do zapisywania doświadczeń ludzkości.

Badania neurologiczne pokazują, że przy czytaniu pisma znaczeniowego aktywność obszarów mózgu rozkłada się inaczej niż przy czytaniu pisma fonetycznego. Pismem fonetycznym zajmuje się głównie lewa półkula, natomiast znaczeniowym – prawa (w naszej kulturze zapis cyfr, znaki drogowe, znaki ikoniczne, logo firm).

Można sformułować taką oto ogólną zasadę: powinniśmy uczyć dzieci czytać zgodnie z kolejnością rozwoju pisma w dziejach ludzkości. Od symultanicznych całości (piktogramy, ideogramy, samogłoski, wyrażenia dźwiękonaśladowcze, rzeczowniki rozpoznawane globalnie) do linearnych sekwencji (przez zapis sylabiczny do alfabetycznego).

1. NAUKA POWTARZANIA, ROZPOZNAWANIA I ODCZYTYWANIA SAMOGŁOSEK

Nauka odczytywania samogłosek oparta jest przede wszystkim o prawopółkulowy, symultaniczny sposób przetwarzania informacji. Polega on na całościowym ujmowaniu obrazu graficznego. Niezmiernie przydatne okazują się wtedy wizualizacje, które w działaniu (poprzez wykonywanie ruchu dłonią lub rękami) tworzą w pamięci dziecka **związek obrazu i ruchu z dźwiękiem**. Zrozumienie takiego związku, czyli wzajemnej relacji znaku i dźwięku, jest pierwszym etapem nauki czytania. Wizualizacje oparte są na **programie przez podobieństwo**, a więc uaktywniają prawopółkulowe przetwarzanie informacji.

Obrazy liter łączą się w umyśle dziecka z odczuciami kinestetycznymi, które przywołane z pamięci, pozwalają prawidłowo odczytać samogłoski. Wtedy to właśnie, poprzez obraz kreślony dłonią w przestrzeni i czucie kinestetyczne układu własnego ciała, uruchomiona zostaje asocjacja (połączenie) – ruch: dźwięk (wykonanie ruchu:wydanie dźwięku). Tak więc, na przykład uniesienie rąk ku górze, naśladujące obraz litery Y, przywołuje jej brzmienie. Oczywiście takie połączenia muszą być wielokrotnie, wspólnie z terapeutą powtarzane. Integracja ruchu i dźwięku jest łatwa do przetwarzania, bowiem opiera się na schematach wzrokowo-słuchowych kształtowanych już w wieku niemowlęcym.

Naukę czytania samogłosek można już rozpocząć od dwunastego miesiąca życia. Należy pamiętać, aby podczas ćwiczeń siedzieć obok dziecka, zapewniając swobodę swojej dominującej ręce. Zajęcia powinny odbywać się w domu rodzinnym regularnie, trwać około piętnastu minut, zawsze przy tym samym stoliku, w pokoju dziecięcym[6]. Ważna jest tu ilość powtórzeń, atmosfera zabawy, wspólnota odczuć i dzielenie się radością. Koniecznie trzeba zadbać o to, by córka lub synek mieli okazję pochwalić się swoimi umiejętnościami przed ojcem, dziadkami, ciocią, wujkiem lub sąsiadką. Maluch musi usłyszeć słowa pochwały (*brawo*, *super*, *pięknie*), zobaczyć autentyczną radość rodziców ze swoich dokonań. Z umiejętnością czytania jest bowiem tak, jak z czynnością chodzenia. Kiedy dziecko ma okazję spostrzec pozytywne reakcje otoczenia, podejmuje częściej nagradzane działania i dochodzi do coraz większych sprawności.

Przedstawione w tym rozdziale sposoby nauki czytania odnoszą się do dzieci w wieku od dwunastego miesiąca do czwartego roku życia. Optymalny czas na naukę czytania przypada na okres od pierwszego do czwartego roku życia.

1.1. Samogłoski A, U, I

Niemowlę, które między ósmym a dziewiątym miesiącem życia wykształciło już gest wskazywania palcem, słyszy wielokrotnie nazwy przedmiotów, zwierząt lub osób. Taka jest prawidłowa reakcja dorosłych na zachowania świadczące

6. Podczas zajęć w naszej poradni zajęcia ze wszystkimi dziećmi trwają 60 minut, ale obejmują zróżnicowany materiał i dotyczą stymulacji wszystkich funkcji psychicznych.

o wspólnym polu uwagi dziecka i dorosłego. Wówczas nikt nie ma wątpliwości, iż słuszne jest dostarczanie maluchowi nazw obiektów rzeczywistości. Używamy więc słowa *lampa*, gdy dziecko wskazuje na kinkiet, lampę stojącą, wiszącą, latarnię uliczną czy nawet latarkę. Niemowlę uczy się w ten sposób kategoryzowania, uogólniania, klasyfikowania. Choć są to skomplikowane czynności umysłowe, widzimy, że zdrowe dziecko radzi sobie dobrze z takimi zadaniami. Sytuacja pokazywania graficznego obrazu wypowiadanych przez nas samogłosek nie jest znacząco inna czy trudniejsza od tej sytuacji.

Przygotowujemy kartoniki lub plastikowe tabliczki, na których umieszczamy wielkim drukiem zapisane trzy prymarne samogłoski. Nazywamy je, pokazując jednocześnie palcem dziecka każdą literę.

Nakładamy na kartoniki pary takich samych liter, odczytując je głośno. Stosujemy równocześnie wizualizacje[7] tych głosek, zachęcając dziecko do powtarzania naszych ruchów.

Wykorzystujemy kolorowe pudełko, szeleszczący, kolorowy worek foliowy, wiaderko, garnek z pokrywką. Zwracamy się do dziecka z poleceniami *daj A, daj U, daj I*. Wrzucamy ręką dziecka kartoniki z literami do pudełka, worka, wiaderka, garnka, mówiąc: *bach*. Włączamy elementy zabawy ruchowej, na przykład podnosimy i opuszczamy pokrywkę garnka, szeleścimy workiem, otwieramy i zamykamy pudełko. Zachęcamy dziecko do naśladowania tych działań, a także do powtarzania samogłosek.

Celem tak prowadzonych zabaw jest nauczenie rozpoznawania graficznych obrazów wypowiadanych przez terapeutę dźwięków. Czas trwania samogłosek (około 50 milisekund, dla porównania - czas trwania spółgłosek wynosi około 10 milisekund) pozwala na przedłużoną w czasie percepcję słuchową, której powinna towarzyszyć percepcja wzrokowa. Asocjacja bodźców słuchowych i wzrokowych sprzyja powstawaniu trwałych śladów pamięciowych.

Przygotowujemy zafoliowane obrazki (można użyć pojedynczych kart z albumów fotograficznych), po jednej stronie umieszczona jest litera, po drugiej jej znaczenie.

Oto propozycje znaczeń przypisanych trzem prymarnym samogłoskom:

A - pan w łóżku, usta ziewające, jak podczas wymawiania głoski „*a*”,

U - samolot,

I - świnka.

Pokazujemy dziecku znak samogłoski, a potem obrazek. Podczas następnych zajęć rozpoczynamy od prezentacji obrazka, zachęcamy dziecko do odwrócenia kartonika.

---

7. Wizualizacje wszystkich samogłosek znaleźć można w książce: J. Cieszyńska, 2006, *Kocham uczyć czytać. Poradnik dla rodziców i nauczycieli*, Kraków, s. 56.

Prezentujemy rysunki twarzy chłopca lub dziewczynki[8], pod ilustracjami umieszczamy odpowiadające układowi ust litery. Pytamy dziecko: *Co mówi Jędruś?, Co mówi Martusia?*

Układamy sekwencje dwóch, potem trzech identycznych samogłosek i odczytujemy je dziecku. Zachęcamy do powtarzania: A A, U U, I I, A A A, U U U, I I I.

Naklejamy litery oznaczające samogłoski „*a*", „*u*", „*i*" na klockach, na wewnętrznych stronach dziecięcych drewnianych układanek-wkładanek, na stoliku w kuchni, na wieszakach w przedpokoju. Wykorzystujemy wszystkie momenty do powtarzania, sprawdzania rozumienia i samodzielnego odczytywania przez dziecko samogłosek. Chodzi o to, by dziecko wciąż miało okazję do czytania i równie często było odbiorcą pozytywnych emocji dorosłych. Małe dziecko, które samodzielnie rozpoznaje i odczytuje litery wywołuje spontaniczne, emocjonalne reakcje otoczenia, zarówno werbalne, jak i niewerbalne. To z kolei ma silny walor wzmocnienia zachowań językowych dziecka. Rodzice bardzo żywo reagują na objawy sprawności intelektualnej swoich dzieci, chwalą je, opowiadają o tym innym członkom rodziny. Dziecko odbiera te pozytywnie nacechowane informacje, a to z kolei wpływa na powtarzanie zachowań i utrwalanie ich.

Ponownie przygotowujemy zafoliowane obrazki (można użyć pojedynczych kart z albumów fotograficznych), po jednej stronie umieszczona jest litera, po drugiej jej znaczenie.

Oto propozycje znaczeń przypisanych trzem sekundarnym samogłoskom:

O – zdziwiona dziewczynka – na widok dużej piłki,

E – płaczące niemowlę,

Y – chłopczyk lub dziewczynka z uniesionymi w górę ramionami.

Pokazujemy dziecku znak samogłoski, a potem obrazek. Podczas następnych zajęć rozpoczynamy od prezentacji obrazka, zachęcamy dziecko do odwrócenia ilustracji i powtórzenia wypowiadanej przez nas samogłoski. Czytaniu powinien towarzyszyć gest wskazywania litery palcem.

Prezentujemy rysunki twarzy chłopca lub dziewczynki, pod ilustracjami umieszczamy odpowiadające układowi ust litery. Pytamy dziecko: *Co mówi Jędruś?, Co mówi Martusia?*

Układamy sekwencje dwóch, potem trzech samogłosek i odczytujemy je dziecku. Zachęcamy do powtarzania: O O, E E, Y Y, O O O, E E E, Y Y Y.

---

8. Rysunki twarzy dzieci można znaleźć w: J. Cieszyńska, 2004, *Seria logopedyczna Kocham Czytać. Zeszyt 1. Samogłoski*, Kraków, s. 5–6.

Naklejamy litery oznaczające samogłoski *„o”*, *„e”*, *„y”* na klockach, na wewnętrznych stronach dziecięcych drewnianych układanek-wkładanek. Wykorzystujemy wszystkie momenty do powtarzania, sprawdzania rozumienia i samodzielnego odczytywania przez dziecko samogłosek.

Przygotowujemy karty, na których umieszczamy sześć poznanych przez dziecko samogłosek, i wieszamy je na firance w pokoju dziecka. Odczytujemy samogłoski razem z dzieckiem kilkakrotnie w ciągu dnia. Po kilku dniach zmieniamy umiejscowienie kart. Mogą to być meble w kuchni lub ściana w łazience. Istotna jest częstotliwość powtórzeń, a nie długość sesji. Są to dobre ćwiczenia dla domowników, proste do przeprowadzenia, nie wymagają wysiłku ze strony dorosłego i dziecka. Stymulują rozwój systemu językowego, ćwiczą słuch fonemowy, poprawiają artykulację.

Odczytywanie liter odpowiadających samogłoskom w kontekstach jest właściwe dla prawopółkulowego przetwarzania informacji wzrokowej i słuchowej. Innymi słowy, połączenie obrazu graficznego ze znaczeniem związane jest z ujęciem globalnym. Takie podejście jest także zgodne ze strategiami proponowanymi przez glottodydaktykę. Oczywiście dziecko nie jest w stanie samodzielnie dostrzec relacji między literami i dźwiękami a sytuacjami (znaczeniami). Należy pokazać związki – samogłoska:zdarzenie przedstawione na ilustracji. Istotne w proponowanym podejściu metodologicznym jest także przygotowanie dziecka do zrozumienia, że różne sytuacje mogą być nazwane przez taką samą samogłoskę. Jest to ważny etap umożliwiający późniejsze samodzielne czytanie tekstów.

Jeszcze raz należy w tym miejscu podkreślić, że obraz samogłoski (litera) odnosi się do całej przedstawionej na ilustracji sytuacji, nie do pojedynczego rysunku. Nie może to być rysunek na przykład auta do ilustracji głoski *„a”*. Takie propozycje spotyka się czasem na rynku wydawniczym. Jest to niczym nieuzasadnione, merytorycznie fałszywe odwoływanie się do wiedzy metajęzykowej dziecka, której ono przecież żadną miarą posiadać nie może. A więc powtórzmy dla jasności wywodu – **wypowiedziana i zapisana samogłoska nazywa całą sytuację spostrzeganą globalnie.**

Jak pamiętamy, samogłoski odbierane są w strukturach półkuli prawej – symultanicznej (globalnie przetwarzającej). Dotyczy to nie tylko percepcji wzrokowej (czytania liter), ale także słuchowej (identyfikowania, różnicowania dźwięków). Dlatego zastosowano połączenia samogłosek z globalnie ujmowanymi sytuacjami, które mogą być nazwane przez odpowiednio dobraną samogłoskę. Do linearnego uporządkowania, właściwego dla języka, przechodzi się podczas ćwiczeń przetwarzania lewopółkulowego, to znaczy odczytywania sekwencji głosek, na przykład: A A A lub A O U.

Dla przypomnienia – naukę czytania samogłosek realizujemy w trzech etapach: powtarzania, rozumienia i samodzielnego nazywania.

Na pierwszym etapie zadaniem uczącego się jest **powtarzanie** głosek, odczytywanych przez terapeutę lub rodzica. Zwrócenie uwagi dziecka na układ ust podczas wymawiania samogłosek ma ułatwić proces zapamiętywania, jaki dźwięk przyporządkowany jest poszczególnym obrazom graficznym (literom). Odczytując samogłoskę, dziecko zapoznaje się jednocześnie z jej ruchową wizualizacją.

Etap rozumienia realizowany jest poprzez wskazywanie lub podawanie odczytywanych przez dorosłego samogłosek. Jeśli obserwujemy trudności z rozpoznaniem samogłoski, terapeuta może zastosować wizualizację, ujmującą relację między literą a działaniem (ruchem dłoni). Jako podpowiedź służy także odwołanie się do układu ust podczas wypowiadania głoski. Wówczas dziecko może samodzielnie odnaleźć odczytaną lub pokazaną przez dorosłego literę. Aktywność własna zakończona sukcesem jest koniecznym warunkiem utrwalania śladów pamięciowych, wzbudza motywację do kontynuowania działania. Samodzielne dochodzenie do rozwiązania zadania buduje wiarę we własne możliwości. Bez pozytywnych emocji trudno jest optymalizować proces nauczania czytania.

Dalszy etap nauki czytania to zamiana ról, umożliwiająca osiągnięcie **etapu nazywania** samogłosek, czyli samodzielnego czytania. Dziecko odczytuje samogłoski lub nazywa przedstawione na ilustracjach sytuacje. Zadaniem terapeuty jest wskazanie odpowiadającej głosce litery. Przemienność pełnionych w diadzie ról powoduje, że maluch chętnie powtarza wiele razy głoski, aby „uczyć" drugą osobę. Trzyletnia, niesłysząca Ola, dziś uczennica powszechnego gimnazjum, powtarzała wizualizacje, „ucząc" swoje lalki i babcię. Motywacją do wielokrotnych powtórzeń jest właśnie zabawa w nauczanie drugiej osoby.

Najpierw dziecko odczytuje pojedyncze litery oznaczające wypowiadane samogłoski. Potem wprowadzone zostają sekwencje liter – najpierw tych samych, na przykład dziewczynka śpiewa *A A A* lub chłopiec mówi *E E*, potem także różnych, na przykład kotek czyta *Y I E U O A*. Jest to bardzo ważny etap stopniowego przechodzenia od całościowego (globalnego, symultanicznego) czytania prawopółkulowego do sekwencyjnego (analitycznego) czytania lewopółkulowego. Oczywiście sekwencje te są łatwe do identyfikowania, chodzi jednak także o kształtowanie odpowiedniego kierunku czytania (od lewej strony kartki do prawej) oraz o **dokładne** odczytanie tylu samogłosek, ile zostało zapisanych. Często dzieci, widząc większą liczbę liter, czytają cztery (gdy są tylko trzy) lub trzy (gdy zapisano dwie). Zwrócenie uwagi dziecka na konieczność czytania jedynie tego, co zostało rzeczywiście zapisane, pozwoli wypracować strategię niezwykle ważną podczas czytania poleceń w podręczniku.

To właśnie samodzielne czytanie jest najefektywniejszym ćwiczeniem artykulacyjnym i słuchowym. **Dziecko bowiem musi słuchać własnych realizacji, by skutecznie uczyć się języka.**

2. NAUKA GLOBALNEGO ROZPOZNAWANIA I ODCZYTYWANIA WYRAŻEŃ DŹWIĘKONAŚLADOWCZYCH

W rozwoju mowy dziecka wyrażenia dźwiękonaśladowcze pojawiają się jeszcze przed ukończeniem pierwszego roku życia. Niemowlę chętnie powtarza wówczas imitowane przez rodziców głosy zwierząt, pojazdów, narzędzi. Większość użytych w proponowanych przez nas materiałach[9] wyrażeń, naśladujących dźwięki płynące z otoczenia, zbudowana została z sylab otwartych (kończących się samogłoską), a więc takich, które pojawiają się w języku małego dziecka jako pierwsze wyrazy. Dźwięki te, o dużej melodyjności, wypowiadane zwykle z charakterystycznym akcentem i wznoszącą intonacją, odbierane są, przetwarzane i zapamiętywane przez prawą półkulę mózgu. Rozpoznawane wzrokowo i słuchowo jako całości mogą być z łatwością różnicowane i odczytywane globalnie już w początkowym etapie nauki. Dlatego warto wykorzystać wyrażenia dźwiękonaśladowcze jako przygotowanie do późniejszego etapu czytania wyrazów. Szybkie rozpoznawanie zapisów MU, BE, UHU, KU KU itp., ma ogromną moc oddziaływania psychologicznego. Różnorodność zilustrowanych sytuacji, wybranych do użytych wyrażeń uczy także kreacji i pozwoli w przyszłości przedszkolakowi odkryć wieloznaczność słów, zrozumieć wyrażenia metaforyczne oraz związki frazeologiczne. Umożliwi także odkrycie rytmu i rymu.

Praca nad opanowaniem umiejętności odczytywania wyrażeń dźwiękonaśladowczych opiera się na trzech etapach: powtarzania, rozumienia i nazywania (samodzielnego odczytywania). W tym przypadku nauka jest ułatwiona poprzez obrazki przywołujące odpowiednie dźwięki, towarzyszące osobom i przedmiotom na nich umieszczonym. Czytając zapisane sekwencje sylab, poleca się dziecku, by także „czytało" – jest to etap powtarzania. Wiele dzieci samodzielnie odnajduje znane samogłoski w wyrażeniach dźwiękonaśladowczych. To bardzo ważna umiejętność dokonywania analizy materiału literowego, jest ona doskonałym przygotowaniem do opanowania w przyszłości umiejętności prawidłowego pisania.

Należy przygotować ilustracje przedstawiające: krowę, baranka i kurczątko oraz kartoniki z zapisanymi wielkim drukiem onomatopejami: MU, BE, PI. Chodzi o maksymalny kontrast między wyrażeniami dźwiękonaśladowczymi. Układamy, **po kolei** odczytując sylaby, kartoniki pod obrazkami. Używamy gestu wskazywania palcem, dwukrotnie pokazując ilustrację zwierzątka, i dwukrotnie wskazujemy na podpis.

---

9. J. Cieszyńska, 2004, *Seria logopedyczna Kocham Czytać. Zeszyt 2. Wyrażenia dźwiękonaśladowcze*, Kraków.

Wykonujemy także zafoliowane (lub włożone do koszulek z albumów fotograficznych) zestawy – ilustracja po jednej stronie, napis po drugiej stronie **oddzielnych** kartek. Pokazujemy ilustrację, obracamy kartkę i odczytujemy wyrażenie dźwiękonaśladowcze. Zachęcamy do powtórzenia naszych działań. Należy sobie uświadomić, że podczas gdy dziecko ogląda nasze zachowania (ruch palca wskazującego, obrót kartki w dłoni, układ ust), jego neurony zwierciadlane (patrz rozdział V) „wykonują" tę czynność w umyśle. Ważne jest więc, aby tak organizować pokaz, by percepcja malucha była pełna. Pobudzenie neuronów zwierciadlanych i ciągłe ich stymulowanie jest przecież warunkiem skuteczności prowadzonej terapii. Te umysłowe reprezentacje formowane u dziecka przez terapeutę będą realizowane w działaniu, dzięki temu zapamiętywane i aktywowane w powtarzających się sytuacjach, a potem także podczas rozwiązywania nowych zadań.

W taki sposób, jak w przypadku wprowadzania wyrażeń MU, BE, PI postępujemy z kolejnymi onomatopejami, zwiększając równocześnie liczbę prezentowanych jednorazowo bodźców. I tutaj ważna jest ilość powtórzeń w ciągu całego dnia. Podczas etapu powtarzania, angażującego obie półkule mózgu, dziecko zapamiętuje sylaby w powiązaniu z sytuacją. Globalne zapamiętywanie zapisanych wyrażeń dźwiękonaśladowczych jest jednoczesnym ćwiczeniem pamięci symultanicznej (prawopółkulowej).

Aby urozmaicić ćwiczenia, a także wprowadzić nowe elementy do znanych zadań, przygotowujemy planszę z dużą ilustracją sytuacyjną pośrodku. Wokół niej, na oddzielnych polach, umieszczamy zapisane wielkim drukiem wyrażenia dźwiękonaśladowcze. Dziecko otrzymuje małe kartoniki, na których z jednej strony znajduje się napis, z drugiej obrazek przedstawiający odpowiednie zwierzątko. Zadaniem uczącego się jest odszukanie identycznego napisu na planszy (jednocześnie jest to ćwiczenie identyfikacji obrazów wzrokowych), a potem odwrócenie kartonika, tak by ukazał się obrazek. Oczywiście takie zadanie trzeba **wielokrotnie** pokazać.

Warto także przygotować karty do gry (jak w popularnego Piotrusia), by można było dobierać pary: obrazek–wyrażenie dźwiękonaśladowcze. Ciekawą formą są też plansze z konturami zwierzątek, do których dobiera się obrazek, a potem podpis.

Wykorzystując dostępne w sprzedaży drewniane układanki, można napisać z drugiej strony obrazka odpowiadające mu wyrażenie dźwiękonaśladowcze, starając się je tworzyć przede wszystkim z sylab otwartych. Koniecznie należy przypominać domownikom i rodzeństwu, aby wprowadzane onomatopeje pojawiały się w trakcie zabaw, spacerów, oglądania książeczek i bajek filmowych. Wyrażenia dźwiękonaśladowcze, które dziecko czyta, muszą się utrwalić w percepcji słuchowej. To istotne nie tylko dla dzieci niesłyszących i z opóźnionym rozwojem mowy, ale dla wszystkich uczących się mówić, także tych zdrowych.

Podczas tak prowadzonych ćwiczeń urzeczywistniają się równolegle dwa etapy nauki czytania: powtarzanie i rozumienie. Mamy tu na myśli powtarzanie działań i powtarzanie dźwięków oraz rozumienie ich. Ten drugi etap osiąga dziecko wówczas, gdy potrafi samodzielnie dobrać kartonik z wyrażeniem dźwiękonaśladowczym do odpowiedniej ilustracji.

Ostatni etap to „samodzielne" czytanie książeczki (*Kocham czytać. Zeszyt 2. Wyrażenia dźwiękonaśladowcze*). Ta samodzielność jest oczywiście jedynie umowna, bowiem ilustracja każdorazowo „podpowiada", co powinno zostać przeczytane.

3. NAUKA POWTARZANIA, ROZPOZNAWANIA I ODCZYTYWANIA SYLAB OTWARTYCH

Czytanie sylab wymaga sekwencyjnego, lewopółkulowego przetwarzania informacji. Jest czytaniem abstrakcyjnych, liniowo (linearnie) uporządkowanych dźwięków mowy. Istotne jest tu bowiem ujęcie relacji między zmieniającymi się samogłoskami a stałym elementem, jakim jest znak spółgłoski w każdym zestawie (paradygmacie). Kontrolowanie kierunku czytania od lewej do prawej jest możliwie dzięki pracy struktur prawej, „przestrzennej" półkuli mózgu, natomiast zachowanie sekwencji (wzajemnego następstwa liter w sylabie) dzięki pracy półkuli lewej. Widać więc wyraźnie, jak istotne są każdorazowe ćwiczenia pobudzające pracę obu półkul mózgu i jak ważna dla opanowania systemu językowego jest umiejętność rozwiązywania zadań prawo- i lewopółkulowych.

Rozpoczynamy wprowadzanie sylab zgodnie z zasadą rozwojową[10]. Jako przykład omówimy sposoby zaznajamiania z paradygmatem sylab z literą P. Konieczne jest przygotowanie podłużnej planszy z zapisanymi na niej wielkim drukiem sylabami: PA PO PU PE PI PY. Na oddzielnych kartonikach dziecko otrzymuje pojedyncze sylaby, które układamy wspólnie na podłużnej planszy.

Takiej zabawie towarzyszy zawsze głośne, melodyjne odczytywanie układanych sylab. Użycie szczególnej melodii zwykle prowokuje do powtarzania za

10. Więcej na ten temat w: J. Cieszyńska, 2001, *Nauka czytania krok po kroku. Jak przeciwdziałać dysleksji*, Kraków; J. Cieszyńska, 2006, *Kocham uczyć czytać. Poradnik dla rodziców i nauczycieli*, Kraków.

dorosłym usłyszanych wypowiedzi. Etap powtarzania i uczenia się wzrokowych reprezentacji słyszanych sylab można urozmaicić, dobierając takie same sylaby w pary, odczytując sylaby przyklejone na klockach, wkładając do pudełek sygnowanych odpowiednią głoską. Jednocześnie będzie to etap rozumienia, czyli rozpoznawania sylab.

Podczas ćwiczeń rozpoznawania sylab stosujemy technikę wykorzystywaną przy nauce samogłosek. Prosimy dziecko o podanie lub wrzucenie do pudełka (lub koszyczka, wiaderka) odczytanej przez terapeutę sylaby.

Zachęcamy do spontanicznego czytania sylab, które wyciągamy z kolorowych pudełek, woreczków, kubeczków. Odczytujemy wspólnie sylaby otwarte w *Kocham czytać. Zeszyt 3.*

Rozpoznawaniu i czytaniu sylab w kolejnych paradygmatach (zestawach) towarzyszy nauka globalnego rozpoznawania wyrazów. W ten sposób prowadzona jest stymulacja lewo- i prawopółkulowa.

4. NAUKA GLOBALNEGO ROZPOZNAWANIA WYRAZÓW

Zapoznanie dziecka z globalnymi, wzrokowymi reprezentacjami słyszanych słów następuje równolegle z nauką sylab otwartych. Za tzw. globalne czytanie odpowiedzialne są struktury półkuli prawej, opracowującej całościowo spostrzegane bodźce. Natomiast, jak już było powiedziane, czytanie sylab urzeczywistnia się w sekwencyjnie pracującej lewej półkuli mózgu. Dzięki ćwiczeniom czytania sylab i rozpoznawania wyrazów uzyskujemy efekt stymulowania obu części mózgu.

Konieczne jest w tym miejscu wyjaśnienie, że czytanie globalne, czyli rozpoznawanie znaczenia wyrazów ujmowanych całościowo, dotyczy wyłącznie rzeczowników konkretnych, w mianowniku. Trudno więc taką umiejętność uznać za czytanie. Fleksyjny język polski zupełnie uniemożliwia skuteczne czytanie (ze zrozumieniem), jeśli jest ono jedynie globalnym rozpoznawaniem wyrazów.

Naukę całościowego czytania rozumiemy, we wczesnej interwencji, jako swoistą stymulację funkcji prawopółkulowych. Nie bez znaczenia jest również fakt, że takie prawopółkulowe czytanie spotykamy w zaraniu powstania pisma. Wydaje się więc, że podążanie drogą naśladowania rozwoju ludzkości nadaje naszemu podejściu metodologicznemu uniwersalne wartości kulturowe.

Rozpoczynamy naukę od zapoznania dziecka z obrazem słów: MAMA, TATA, JĘDRUŚ (imię dziecka), MIŁOSZ (imię rodzeństwa), MARTA (imię terapeuty).

Będą potrzebne zdjęcia członków rodziny i wykonane wielkim drukiem podpisy. Układając fotografie, jednocześnie umieszczamy pod nimi karteczki z napisami, następnie głośno je odczytujemy. Po kilkukrotnym powtórzeniu tej czynności wspólnie próbujemy prawidłowo dobrać etykietki.

Wykonujemy identyfikatory dla członków rodziny oraz dla dziecka i przypinamy je na czas ćwiczeń.

Rozumienie, czyli identyfikowanie wyrazów, sprawdzamy poprzez wykonanie poleceń prezentowanych niewerbalnie. Wyciągamy rękę (w geście oznaczającym *podaj mi*) i odczytujemy jeden z napisów. Oczekujemy spontanicznej reakcji i podania kartonika z odczytaną przez nas nazwą lub imieniem. Jeśli brak takiego działania, wykonujemy zadanie ręką dziecka.

Na trzecim etapie próbujemy zachęcić malucha do samodzielnego odczytywania wyrazów. W razie trudności układamy podpisy pod zdjęciami i wspólnie odczytujemy.

Taki sposób postępowania powtarzamy z nowymi rzeczownikami pochodzącymi z bliskich dziecku pól semantycznych, np. zabawki, napoje, pokarmy, części ubrania, pojazdy.

Koniecznie trzeba zachęcić rodziców, by podczas codziennych czynności wykorzystywali poznawane i już znane dziecku zapisane wyrazy. Można umieścić kartki z nazwami napojów i pokarmów na magnesach na drzwiach lodówki i położyć je podczas posiłków na stole. Przygotowując się do wyjścia na spacer, pokazywać, nazywać części ubrania i kłaść na nich, wspólnie z dzieckiem, kartoniki z podpisami.

Dzieci dość szybko uczą się rozpoznawać te wyrazy, którym towarzyszą przyjemne doznania, i które są odbierane polisensorycznie. Radość okazywana w momentach, kiedy zostanie odnaleziony właściwy kartonik, jest ważnym elementem prowadzonej terapii.

BIBLIOGRAFIA

Bogdanowicz M., 2004, *Niespecyficzne i specyficzne trudności w uczeniu się języków obcych,* [w:] Bogdanowicz M., Smoleń M. (red.), *Dysleksja w kontekście nauczania języków obcych,* Gdańsk.

Cieszyńska J., 2001, *Nauka czytania krok po kroku. Jak przeciwdziałać dysleksji,* Kraków.

Cieszyńska J., 2003, *Metody wywoływania głosek,* Kraków.

Cieszyńska J., 2004–2006, *Seria logopedyczna Kocham Czytać,* Kraków.

Cieszyńska J., 2006, *Kocham uczyć czytać. Poradnik dla rodziców i nauczycieli,* Kraków.

Edelman G.H., 1998, *Przenikliwe powietrze, jasny ogień. O materii umysłu.* Warszawa.

Facoetti A., Lorusso M.L., Cattaneo C., Galli R., Molteni M., 2004, *Spowolnienie skupiania uwagi wzrokowej i słuchowej u dzieci z dysleksją rozwojową,* [w:] Grabowska A., Rymarczyk K. (red.), *Dysleksja. Od badań mózgu do praktyki,* Warszawa.

Grabias S., 1992, *Zasady minimalizacji zasobów leksykalnych dla potrzeb glottody daktyki. Podstawowy zasób słów,* [w:] Grabias S. (red.), *Język polski jako język obcy,* t. 4, Lublin.

Grabias S., 1997, *Język w zachowaniach społecznych,* Lublin.

Grabowska A., Bednarek D., 2004, *Różnice płciowe w dysleksji,* [w:] Grabowska A., Rymarczyk K. (red.), *Dysleksja. Od badań mózgu do praktyki,* Warszawa.

Habib M., 2004, *Zaburzenia nabywania zdolności językowych i pisania: najnowsze osiągnięcia neurobiologii,* [w:] Grabowska A., Rymarczyk K. (red.), *Dysleksja. Od badań mózgu do praktyki,* Warszawa.

Heim S., 2004, *Struktura i dynamika przetwarzania języka: co wnosi neuroobrazowanie?,* [w:] Grabowska A., Rymarczyk K. (red.), *Dysleksja. Od badań mózgu do praktyki,* Warszawa.

Herzyk A., Ledwoch B., 1991, *Mózgowa organizacja funkcji językowych. Przegląd badań i teorii neuropsychologicznych,* „Logopedia" nr 13.

Herzyk A., 1993, *Mózgowa organizacja języka w ontogenezie. Ujęcie neuropsychologiczne,* „Audiofonolgia", t. V.

Herzyk A., 2004, *Neuropsychologiczna analiza zaburzeń emocjonalnych,* „Logopedia" nr 33.

Jakobson R., Halle M., 1964, *Podstawy języka,* Wrocław.

Kuckenburg M., 2006, *Mowa i pismo. Narodziny mowy i pisma,* Warszawa.

Kurcz I., 1992, *Język a psychologia. Podstawy psycholingwistyki,* Warszawa.

Kurcz I., 2000, *Psychologia języka i komunikacji,* Warszawa.

Langacker R.W., 2003, *Model dynamiczny oparty na uzusie językowym*, [w:] Dąbrowska E., Kubiński W. (red.), *Akwizycja języka w świetle językoznawstwa kognitywnego*, Kraków.

Lipowska M., 2001, *Profil rozwoju kompetencji fonologicznej dzieci w wieku przedszkolnym*, Kraków.

Łobacz P., 1985, *Fonetyczno-leksykalne interakcje w percepcji mowy*, Poznań.

Łobacz P., 1996, *Polska fonologia dziecięca - studia fonetyczno-akustyczne*, Warszawa.

Łobacz P., 1997, *Nabywanie systemu fonologicznego a świadomość fonologiczna dzieci*, [w:] Mierzejewska H., Przybysz-Piwkowa M. (red.), *Rozwój poznawczy i rozwój językowy dzieci z trudnościami w komunikacji werbalnej*, Warszawa.

Łobacz P., 2001, *Wymowa patologiczna a norma fonetyczna w świetle analizy akustycznej*, [w:] Grabias S. (red.), *Zaburzenia mowy*, Lublin.

Miodunka W.T., 1980, *Teoria pól językowych. Społeczne i indywidualne ich uwarunkowania*, Kraków.

Miodunka W.T., 1980, *Lingwistyczne podstawy nauczania języka polskiego jako obcego*, [w:] *Poradnik metodyczny dla nauczycieli polonijnych*, Lublin.

Miodunka W.T., 1990, *Moc języka i jej znaczenie w kontaktach językowych i kulturowych. Język jako wartość podstawowa kultury* [w:] Miodunka W. (red.), *Język polski w świecie*, Kraków.

Miodunka W.T., 1992, *Język polski jako obcy. Programy nauczania na tle badań współczesnej polszczyzny*, Kraków.

Miodunka W.T. (red.), 1997, *Nauczanie języka polskiego jako obcego*, Kraków.

Miodunka W.T. (red.), 1998, *Edukacja językowa Polaków*, Kraków.

Muszyński Z., 2004, *Język a umysł rozszerzony*, „Logopedia" nr 33.

Nowicka A., 2000, *Współpraca lewej i prawej półkuli: rola spoideł międzypółkulowych*, „Psychologia-Etologia-Genetyka" nr 1.

Pennington B.F. i Olson R.K., 2004, *Genetyka dysleksji*, [w:] Grabowska A., Rymarczyk K., *Dysleksja. Od badań mózgu do praktyki*, Warszawa.

Poeppl E., 1989, *Granice świadomości*, Warszawa.

Stein J., 2004, *Wielkokomórkowa teoria dysleksji rozwojowej*, [w:] Grabowska A., Rymarczyk K., *Dysleksja. Od badań mózgu do praktyki*, Warszawa.

Snowling M.J., 2004, *Różnice indywidualne w rozwoju umiejętności czytania u dzieci*, [w:] Grabowska A., Rymarczyk K. (red.), *Dysleksja. Od badań mózgu do praktyki*, Warszawa.

Strutyński J., 2000, *Gramatyka polska*, Warszawa.

Szeląg E., 1996, *Różnice indywidualne a mózgowe mechanizmy mowy. Przegląd badań własnych*, „Logopedia" nr 23.

Szeląg E., 1997, *Neuropsychologiczne podłoże mowy,* [w:] Górska T., Grabowska A., Zagrodzka J. (red.), *Mózg a zachowanie*, Warszawa.

Tabakowska E., 2001, *Kognitywne podstawy języka i językoznawstwa*, Kraków.

Zarębina M., 1965, *Kształtowanie się systemu językowego dziecka*, Wrocław.

Zarębina M., 1970, *Rola wyrazów w języku i w tekście,* „Język Polski", styczeń–luty, Kraków.

Zarębina M., 1980, *Język polski w rozwoju jednostki. Analiza tekstów dzieci do wieku szkolnego. Rozwój semantyczny języka dziecka*, Kraków.

Zarębina M., 1985, *Próba statystycznej analizy słownictwa polszczyzny mówionej.* (*Synteza danych liczbowych*), Wrocław–Warszawa–Kraków–Gdańsk.

Zarębina M., 1994, *Język polski w rozwoju jednostki. Analiza tekstów dzieci. Rozwój semantyczny. Dyskusja nad teorią Chomskiego,* Gdańsk.

Zelech W., 1997, *Zaburzenia czytania i pisania u dzieci afatycznych, głuchych i dyslektycznych,* Kraków.

Zgółka H., 1986, *Czym język za młodu nasiąknie...*, Poznań.

Zgółkowa H., Bułczyńska K., 1987, *Słownictwo dzieci w wieku przedszkolnym. Listy frekwencyjne,* Warszawa.

ZAKOŃCZENIE

Wczesna interwencja terapeutyczna, pojmowana jako zinstytucjonalizowana działalność diagnostyczno-rehabilitacyjna, mająca na celu objęcie opieką dzieci na bardzo wczesnym etapie rozwoju, nie ma w Polsce zbyt długiej tradycji. Do tej pory bowiem większość procesów diagnostycznych przedłużała się znacznie, odsuwając w czasie również terapię, bowiem wielokrotnie wychodzono z błędnego założenia, że dopiero po ostatecznym rozpoznaniu problemu należy rozpocząć zajęcia stymulujące. Ostatnie lata dostarczyły jednak dowodów naukowych na znaczenie pierwszych lat życia dziecka w kształtowaniu się wielu zdolności poznawczych, wpływ braku bodźców we wczesnej fazie rozwoju na uszkodzenie określonych struktur mózgowych oraz szanse na niwelowanie problemów rozwojowych pod warunkiem wczesnej, właściwej stymulacji. Stąd rodzi się potrzeba zdobywania wiedzy, która pozwoli diagnozować dzieci już od pierwszych miesięcy życia i budować dla nich programy terapeutyczne. Aby jednak sprostać temu zadaniu, trzeba zdawać sobie sprawę z faktu, że rehabilitacja małego dziecka z zaburzeniem rozwoju oznacza związanie się z nim i jego rodziną na wiele lat. Daje to możliwość długofalowej, konsekwentnie prowadzonej i przemyślanej terapii, niesie jednak zagrożenie zbyt trwałego „wrośnięcia" w struktury rodziny. Prowadzenie stymulacji rozwojowej w ramach wczesnej interwencji psychologicznej i logopedycznej wiąże się z pewnym niebezpieczeństwem ciągłego naruszania tejże struktury. Wielokrotnie bowiem jest tak, że młody, nierzadko młodszy od rodziców dziecka terapeuta pełni rolę eksperta wobec rodziców.

Matki dzieci z zaburzeniami rozwojowymi boleśnie odczuwają fakt, że młoda terapeutka wie lepiej, jak mówić do dziecka, jak je wprawić w dobry nastrój, jak uspokoić, jak wyegzekwować polecenie. Młode kobiety czują się tak, jakby nie zdały egzaminu ze swojego macierzyństwa. Muszą być oto nauczane przez terapeutę, jak postępować z własnym dzieckiem. Dzieje się to wobec całej rodziny – męża, rodzeństwa, dziadków. Sytuacja taka odczuwana jest jako napiętnowanie.

Terapeuta przychodzący do domu jest osobą obcą, która jednak zachowuje się jak domownik. To nie jest naturalna sytuacja i wcale nie ułatwia uczenia się przez matkę sposobów stymulacji rozwoju dziecka. Ten niechciany domownik-ekspert przesuwa matkę na drugi plan. A kiedy ona ma takie odczucia, nie może włączyć się aktywnie i kreatywnie w przebieg terapii.

Nasze doświadczenia kliniczne potwierdzają, że rodzice efektywniej pracują z własnymi dziećmi, jeśli przyjeżdżają do poradni. Wówczas to oni wkładają wysiłek w organizację pomocy swojemu dziecku, są dzielnymi matkami i ojcami, którzy w każdą pogodę, i to nie tylko podróżując samochodem, zjawiają się na zajęciach. Korzystanie z usług poradni jest kulturowo inaczej postrzegane, niż uzyskiwanie pomocy w domu. Terapia w domu oferowana jest osobom w jakimś sensie niepełnosprawnym, dlatego odczuwana jest tak traumatycznie. Terapeuta prowadzący zajęcia w poradni pełni rolę służebną, jak każdy dostarczyciel usług. Jest niezwykle ważne, by sobie to uświadomić na początku swojej pracy.

Kiedy rodzice decydują się uczęszczać na zajęcia, czują, że robią coś **sami** dla swojego dziecka. To poczucie adekwatności u rodziców jest nam, terapeutom, niezmiernie potrzebne. Tylko wówczas możemy skutecznie **współdziałać**.

Wiemy z doświadczenia, że najlepszym wsparciem dla matek są te chwile, kiedy terapeuta uświadamia im, co zdołały samodzielnie wypracować. Oczywiście potrzebna jest im pomoc osoby obdarzonej wiedzą, ale forma w jakiej ta wiedza jest przekazywana, wpływa na powodzenie oddziaływań. Tego wszystkiego uczy nas podejście franklowskie w terapii.

Ważnym czynnikiem terapeutycznym są także spotkania z innymi matkami dzieci niepełnosprawnych. Choćby nawet tylko wirtualnie, w Internecie. To właśnie Inny dotknięty takim samym doświadczeniem nadaje mojemu cierpieniu uniwersalny sens. Ten Inny nie jest już Obcy, odczuwa podobnie, myśli podobnie, płacze z tych samych powodów, poszukuje wyjaśnień, odnajduje znaczenie podjętych trudów, czasem potrzebuje mojego wsparcia, gdy sam traci wiarę. Miłość do dziecka niepełnosprawnego nie jest w łatwy sposób dana, ona jest **zadana** rodzicom, rodzeństwu, najbliższej rodzinie i terapeutom.

Bez odnalezienia sensu odczuwanego bólu niemożliwe jest prowadzenie normalnego życia w rodzinach dzieci niepełnosprawnych. Wielokrotnie widziałyśmy zatratę matek, rzadziej ojców, prowadzącą do całkowitego zanegowania istnienia własnej osoby, partnera i pozostałych dzieci cierpiących niezmiernie z powodu poczucia odrzucenia.

Terapeuta musi wiedzieć, że powodzenie terapii zależy od radości współmałżonków z udanego związku i poczucia szczęścia płynącego z obserwacji prawidłowego rozwoju pozostałych dzieci. Matki nie mogą mieć poczucia winy z powodu swoich drobnych i dużych codziennych radości. Szczególnie wtedy, gdy w sytuacji ciężkich uszkodzeń u swojego dziecka musiały zrezygnować z pracy. Terapeuta wczesnej interwencji musi mieć świadomość, że jego rola jest rolą służebną.

Podejmując się terapii małego dziecka z zaburzonym rozwojem, musimy zdawać sobie sprawę z tego, że w pewnym stopniu podejmujemy się terapii całej rodziny. Razem z kolejnymi etapami rozwoju malucha postępują także etapy powrotu do normalnego, choć innego niż wcześniej, życia rodziców i rodzeństwa naszego podopiecznego. Wiedząc, jak trudne są dla wszystkich bliskich dziecka niepełnosprawnego pierwsze lata jego życia, musimy tak budować programy terapii, aby uwzględniały problemy wszystkich członków rodziny. Trzeba bowiem pamiętać, że jako terapeuci wczesnej interwencji wkraczamy w życie osób dotkniętych problemem niepełnosprawności w najtrudniejszym dla nich okresie poczucia straty, żałoby, często niezgody i buntu, silnych napięć, poczucia winy, depresji i niemocy działania.

Ważne dla każdej rodziny posiadającej dziecko z zaburzonym rozwojem jest zakończenie procesu diagnostycznego. Dla wielu osób jest to wyraźna granica oddzielająca czas stawiania pytań od etapu działania oraz istotny moment oswajania niewiadomego. Musimy pamiętać, że problem nazwany jest łatwiejszy do zaakceptowania, co zgodne jest z ogólnymi prawami psychologii i nie dotyczy tylko problemów związanych z niepełnosprawnością.

Przychodząc do gabinetu terapeutycznego, matka poszukuje pomocy dla swojego dziecka, ale także dla siebie. Spotkanie z terapeutą jest dla niej niezwykle ważne, zgodnie z działaniem prawa pierwszego połączenia. Wtedy bowiem ocenia kompetencje specjalisty, jego stosunek do chorego dziecka oraz jakość komunikacji dziecko–terapeuta i matka–terapeuta. Wrażenia po spotkaniu pozostają z rodzicami na długo, a jeśli są pozytywne, dają im siłę do podjęcia trudu rehabilitacji.

Wiedząc o tym, musimy odpowiednio zaplanować pierwsze zajęcia. Odczucia rodziców są tym bardziej pozytywne, im więcej czasu terapeuta poświęci dziecku, a mniej opiekunom. Negatywnie przez matki oceniane są zwłaszcza kwestionariusze zawierające szczegółowe pytania dotyczące przyczyn uszkodzenia dziecka, przebiegu ciąży, porodu, sytuacji rodzinnej itp. Takie postępowanie na nowo wzbudza w nich poczucie winy oraz towarzyszące mu negatywne emocje. Wiemy także z naszych licznych doświadczeń, że kwestionariusze nie stanowią do końca rzetelnego źródła informacji, zwłaszcza wtedy, kiedy wypełniane są podczas pierwszego spotkania.

Najlepszym sposobem poznania drugiego człowieka oraz jego problemów jest rozmowa. To wtedy ujawniają i uwalniają się negatywne emocje, które dzięki temu zostają złagodzone. Każde spotkanie daje okazję do wymiany kilku zdań, które mogą mieć ogromną wartość terapeutyczną. Otwieranie się matek (czasami również ojców, choć mechanizmy kierujące zachowaniami kobiet i mężczyzn zdecydowanie różnią się od siebie) to proces wymagający czasu. Jest on tym krótszy, im wyższe są kompetencje terapeuty i jego zdolność empatii.

Jedna z najważniejszych zasad obowiązujących w terapii głosi, że pomoc rodzinie musi opierać się na prawdzie. Widząc trudną sytuację matek i ojców, ich rozpacz i niepewność, nie wolno budzić w nich fałszywych nadziei. Musimy bowiem pamiętać, że w trudnej sytuacji emocjonalnej słowa terapeuty dotyczące pozytywnych rokowań rehabilitacji mogą być rozumiane jako zapewnienie całkowitego wyleczenia dziecka. Rozmawiając zatem z rodzicami, należy zawsze dbać o to, aby dobrze rozumieli nasze komunikaty. Waga naszych słów w sytuacji terapeutycznej zmienia się radykalnie – zarówno pochwała, jak i nagana dziecka, która trafia do mających inną wrażliwość rodziców, potęguje się w ich odbiorze. Celem terapeuty jest bowiem doprowadzenie do zaakceptowania niepełnosprawności dziecka oraz przyjęcia przez rodziców zadania wychowania go i rehabilitowania. Budowanie błędnych wyobrażeń co do rozwoju, możliwości i osiągnięć dziecka uniemożliwia rodzicom pogodzenie się z nową, skomplikowaną sytuacją i utrudnia próbę powrotu do życia, w którym, oprócz wizyt u lekarzy, rehabilitacji, terapii, badań i konsultacji, jest czas dla pozostałych członków rodziny i dla siebie. Odbieranie sobie prawa do szczęścia jest częstym zjawiskiem w rodzinach wychowujących niepełnosprawne dzieci.

Zadania terapeuty wczesnej interwencji są skomplikowane i złożone. Wielokrotnie musi on walczyć z powszechnymi niestety jeszcze stereotypami, które każą czekać na pojawienie się określonych umiejętności dziecka „we właściwym czasie". Uspokajani przez najbliższych oraz wprowadzani w błąd przez nierzetelnych „specjalistów", rodzice często długo i nieskutecznie poszukują pomocy, przemierzając daleką drogę naznaczoną strachem, niepewnością, zwątpieniem. Współczesna nauka dowodzi tymczasem, że przeoczenie określonych granic czasowych w rozwoju dziecka nieodwracalnie odbiera mu szanse na prawidłowe funkcjonowanie zarówno motoryczne, jak i poznawcze. Kilka pierwszych lat życia jest zwykle najcenniejszym czasem dla terapii, kiedy to radykalnie w wielu przypadkach udaje się przesunąć granice możliwości dziecka. Stworzone przez pierwsze dwa do trzech lat podstawy rozwoju warunkują sukces zabiegów terapeutycznych. Miara tego sukcesu jest jednak inna dla każdego dziecka – w zależności od rodzaju jego problemów i stopnia zaburzenia.

Oddając w ręce Czytelników tę publikację, mamy nadzieję na intensywny rozwój w Polsce dziedziny określanej mianem wczesnej interwencji, która pozwoli dzieciom z zaburzeniami rozwoju oraz ich rodzinom osiągać satysfakcjonujące wyniki terapii. Konieczność stworzenia wykwalifikowanej kadry terapeutycznej z zakresu wczesnej interwencji jest palącą potrzebą społeczną, a jej dostrzeżenie zainspirowało nas do napisania tej książki.